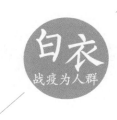

白衣
战疫为人群

复旦大学上海医学院
院歌

人生意义何在乎？为人群服务。

服务价值何在乎？为人群灭除病苦。

可喜！可喜！病日新兮医亦日进，

可惧！可惧！医日新兮病亦日进。噫！

其何以完我医家责任？

歇浦兮汤汤，古塔兮朝阳，

院之旗兮飘扬，院之宇兮辉煌。

勖哉诸君！利何有？功何有？

其有此亚东几千万人托命之场、托命之场。

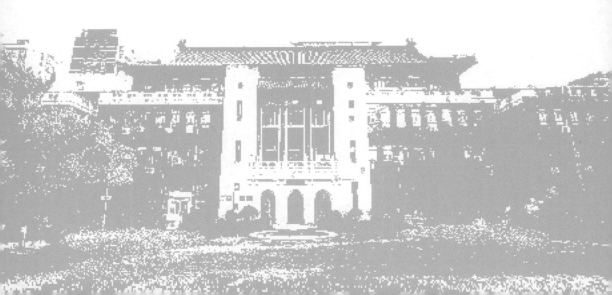

白衣战疫

为人群 复旦上医
抗击新冠肺炎疫情纪实

○
袁正宏 桂永浩 主审
张艳萍 徐 军 主编

复旦大学
出版社

本书编委会

序

为服务人群健康矢志奋斗

2020 年让人刻骨铭心。面对突如其来、席卷全国、肆虐全球的新冠疫情，以习近平同志为核心的党中央团结带领全党、全军、全国各族人民，万众一心、众志成城，坚决打响疫情防控的人民战争、总体战、阻击战，坚决保卫人民群众生命安全和身体健康。在伟大的抗疫斗争中，复旦大学闻令而动、全力以赴，复旦白衣勇士为人群健康和国家安全，尽锐出战、不辱使命。

疫情暴发后，复旦大学党委坚决落实中央和上级决策部署，将党的领导贯通到一线、将政治优势覆盖到一线、将防控网络布置到一线、将所需各种资源配置到一线、将关心关爱汇聚到一线。"党员先上"成为复旦党员在抗疫中最鲜明的标识，党组织的先进性和战斗力充分彰显。526 人递交入党申请，56 人"火线入党"，师生和医护党员理想信念更加坚强，干部群众对党更加信任、制度自信更加坚定。

疫情暴发后，根据上级指令，学校先后选派 13 批次 511 名医护人员奔赴前线，为打赢武汉保卫战、湖北保卫战作出重要贡献；复旦大学附属公共卫生临床中心、儿科医院作为上海市级定点医院，承担了全市确诊患者救治任务；各附属医院承担市内大量的门急诊工作……不论是援鄂还是坚守，复旦医务人员都向党和人民交出了满意的答卷。

疫情暴发后，学校启动 62 项应急和原创攻关项目，在流行病学、病毒分离鉴定、临床救治及药物研发、疫苗、检测诊断等 5 个方面取得突破；理工科团队在 AI 辅助诊断关键技术、消毒机器人等方面取得实际成果；文科学者和智库向中央和上级提交 250 多份咨政报告，获得充分肯定。学校积极与欧美高校和医院分享中国防疫经验，讲好中国抗疫故事，协助驻外使馆服务留学生和海外公民。同时，还涌现出一批专家型的"科普明星"，深受百姓喜爱和信任。

从白衣执甲、逆行出征的医务工作者，到夜以继日、协同攻关的科研人员，从冲锋在前、顽强拼搏的党员干部，到不惧风雨、坚守一线的教职员工，从克服困难、坚持育人的广大教师，到服从大局、刻苦学习的莘莘学子，以及全线动员、捐资捐款的广大校友，所有复旦人、上医人都是奋斗者、守护者、创造者，都在各自岗位上守土有责、担当尽责，以忠诚和奉献谱写了一曲人间值得的绚丽乐章，为全国疫情防控阻击战取得重大战略成果、为学校守住干净人群和平安校园的底线做出重要贡献。

总之，复旦人在医疗救治、科研攻关、咨政服务、科普宣传等多条战线全力奋战，体现了"国家队"的责任和担当。学校全力收集保存复旦人抗击疫情的重要文献和实物资料，举办"待到山花烂漫时——战疫中的复旦"特藏展览，结集出版书籍，向英雄致敬、向先进学习。

这是一本存史之作。本书全景描绘了复旦医务工作者驰援武汉的英雄经历。面对党和国家的召唤，上医儿女在春节阖家团圆之际，毅然告别家人，与全国各地白衣战士一起，以一往无前的精神和不破楼兰终不还的气概，写就了直面风险、闯关夺隘的"战疫史诗"，在复旦 115 年历史上留下了浓墨重彩的一笔。

这是一本弘志之作。本书生动记录了抗疫前线的日日夜夜。面对看不见的巨大危险和看得见的患者痛苦、人民需求，复旦医务工作者不惧艰险、奋勇争先，与时间赛跑、与病毒较量、与死神博弈，用负重前行换来岁月静好，让"团结、服务、牺牲"的复旦精神和"正谊明道"的上医院训在新时代熠熠生辉，展现了为国奋斗、为国卓越、为国奉献的本色，书写了可歌可泣、感天动地的时代篇章。

这是一本育人之作。脸上的勒痕、湿透的衣衫、疲惫的身影是无声的言传身教，满是手印的请战书、写满名字的防护服、见证出征凯旋的队旗是生动的教材教具，书写在火线的入党申请书、党旗下的庄严宣誓是深刻的制度自信和党性教育。我们要将这段历史存好用好，使之成为课程思政、文化建设、思政工作、党校培训的第一手资料和生动教材，引导全校从中汲取民族精神和时代精神凝聚起的强大精神力量。

这是一本资政之作。当前，疫情没有结束，战斗还在继续。本书有不少经验总结和思考，对当下防疫乃至长远公共卫生建设有参考意义。总书记多次强调，要构建起强大的公共卫生体系，为维护人民健康提供有力保障。我们及时总结战疫经验，抓住战略窗口期，乘势而上、矢志奋斗，努力为我国公共卫生发展、为人类健康贡献更大的复旦力量。

"人生意义何在乎？为人群服务！"这是根植在上医儿女血脉中的基因，这是镌刻在复旦医务工作者灵魂深处的信念。习近平总书记在给复旦师生的回信中说，心有所信，方能行远。近百年来，正是因为有这样的基因和信念，一代代上医儿女矢志不渝服务于健康中国事业，在历次重大疾病防控、公共卫生危机应对中都挺身而出、迎难而上。面向未来，这样的基因和信念必将指导激励复旦人矢志奋斗、奋发有为，早日建成世界一流乃至顶尖水平的医学院。让我们从这本书中，感受力量，感受勇气，感受复旦人始终与祖国同向同行的精神信念！让 115 年来复旦人代代相传的光荣与梦想在我们这一代复旦人身上延续！

是为序。

复旦大学党委书记　焦扬

2020 年 7 月 28 日

致抗击疫情
一线复旦上医人的一封信

尊敬的奋战在抗击疫情和救死扶伤一线的复旦上医人：

大家辛苦了！

2020年1月以来，面对突然来袭的新型冠状病毒肺炎疫情，广大复旦上医人闻警而动、义无反顾投入到疫情防控斗争之中。人生意义何在乎？为人群服务；服务价值何在乎？为人群灭除病苦。新春佳节之际，你们放弃了休息与相聚，奔赴"战场"，同疫魔战斗，用自己的智慧与才识守护着人民的健康。"可惧！可惧！医日新兮，病亦日进。"新冠肺炎来势汹汹，没有疫苗，也没有特效药，你们思考"何以完我医家责任？"你们有什么？用什么？——医生用"十八般武艺"去救治，护士用无微不至去护理，科研人员用日以继夜来攻关，管理者用速度效率来统筹物资协调运转。你们努力！你们拼搏！"病日新兮，医亦日进"，你们在和"死神"抢患者！

一朝白衣在身，你们无惧无畏忘我战斗在抗击疫情的最前沿。你们是新时代最可爱最勇敢的人，你们用行动诠释了敬佑生命、救死扶伤、甘于奉献、大爱无疆的职业精神，用热血照亮了献身医学、热爱祖国、忠于人民、为人类健康奋斗终身的医者誓言，用自己的坚守与奋斗践行了上医"正谊明道"的院训。在此，谨代表复旦上医全体师生员工和校友向你们致以最崇高的敬意和最真挚的感谢!

医学与疾病的博弈是医学进步与人类健康的永恒主题。当前,疫情防控斗争还处于胶着对垒状态,展望前景必然光明,然而当下形势仍然严峻,此时此刻唯望你们继续坚持,响应党和国家的号召,不忘初心、牢记使命,如同当年黄家驷带队抗美援朝战地救护、"一门四代血防建功"以及抗击"非典"、抗震救灾等一样,发扬上医人特别能吃苦、特别能战斗的精神,发挥主战场上的中流砥柱作用,科学防护,全力以赴救治患者、全力以赴坚守阵地、全力以赴科研攻关。"歇浦兮汤汤,古塔兮朝阳;院之旗兮飘扬,院之宇兮辉煌!"让我们在湖北保卫战、武汉保卫战,在这场防控疫情的人民战争、总体战、阻击战中浸染时代底色、谱写时代赞歌,为筑牢亿万人民"托命之场"作出复旦上医人的贡献!

冬至阳生春又来。最困难的时候总会过去,胜利的曙光就在前方。在举国上下万众一心防控遏制疫情的关键时刻,身处战斗一线的你们时刻牵动着医学院和全体师生校友的心。衷心希望你们在全力与疫魔战斗的同时,做好自身的安全防护,不要有后顾之忧,请你们放心,复旦上医大家庭永远是你们的坚强后盾。祖国和人民,学校全体师生和广大校友,期待着你们完胜病疫、平安凯旋!

上医加油,复旦加油!

武汉加油,中国加油!

中共复旦大学上海医学院委员会

复旦大学上海医学院

2020 年 2 月 27 日

白衣战疫

为人群

目 录

白衣战疫 为人群

第一篇

共筑托命场

「人生意义何在乎？为人群服务。」

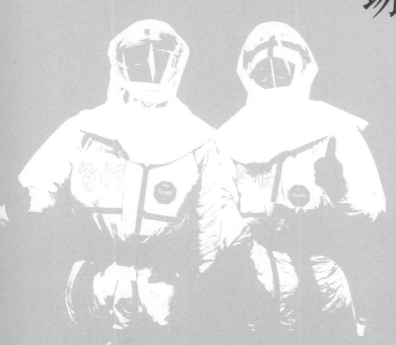

中山医院：
"这是关乎每个人的战斗，中山人幸不辱使命！"

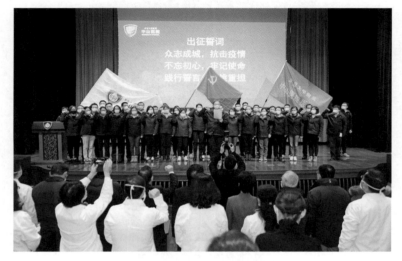

2020 年 2 月 7 日，中山医院赴武汉医疗队出征宣誓

　　入住武汉大学人民医院东院区病房 58 天后，背着心爱的小提琴，一位年逾八旬的新冠肺炎患者王老先生痊愈出院。正午的阳光洒在他身上，正如那抹红遍网络的"落日余晖"，明艳又温暖。

　　2020 年 3 月 5 日，做完 CT 回病房的路上，老人在中山医院医疗队员刘凯的陪伴下，欣赏了一次久违的日落。一医一患，年纪相差一甲子，早春夕阳下相伴的身影，感动了亿万人。

　　这位老人是中山医院第四批、上海市第五批援鄂医疗队救治的 152 位新冠肺炎患者之一。自 2 月 9 日整建制接管武汉大学人民医院东院区的两个重症病

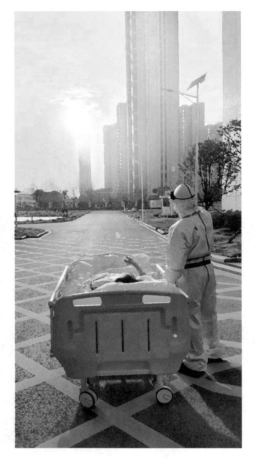

刷屏网络的"落日余晖"照

区以来，这支队伍累计治愈患者 127 人。

医疗队中 30 位医生均是中山医院重症医学科、呼吸科、感染病科等科室的骨干；100 名护士多数来自重症监护室，具有丰富的危重患者护理经验；6 位行政管理人员则化身"超级后勤保障"，负责队伍管理、人员协调、物资调配、感染控制等工作。

除这支 136 人的"大部队"外，中山医院先期已派出 7 位医护专家——上海最早"逆行者"、重症医学科副主任钟鸣，上海市第一批支援武汉医疗队员蒋进军、徐璟，上海市第三批支援武汉医疗队员屠国伟、张晓云，以及从厦门

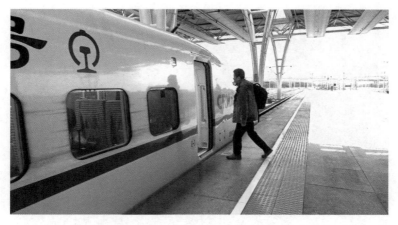

上海最早"逆行者"、中山医院重症医学科副主任钟鸣

出发的张育红和宋卓菁，先后抵达武汉疫情防控一线，开展医疗援助。

"我们只不过是换一个城市，换一家医院，医生还是医生，护士还是护士，救死扶伤、防控疫情，本就是我们的职责和使命。"中山医院副院长，中山医院第四批、上海市第五批支援武汉医疗队领队朱畴文这样说。平实质朴的语言背后，是中山白衣战士在前线两个月的忘我奋战，是疫情防控期间对优化诊疗方案的不断探索，是医疗岗位上对"为人群服务"理念始终不渝的践行。

复刻"中山标准"："将工作效率最高化，救治能力最大化"

"专业、严格与精细，体现在救治患者的每一个环节。"朱畴文表示："我们的每一位队员都是尽各自专业所长，互相密切配合，将工作效率最高化，救治能力最大化。"

口罩规格不同、呼吸机不够、氧气储量不足……朱畴文直言："刚接管病区时，看到当地医院在疫情暴发初期的艰难，防护用品和必要的医疗用品相对不足，队员们感到心里没有底。"但在上级和各方的大力支持下，不到两周时间，医疗队就迅速调配物资，调整状态，制订安全标准，升级诊疗制度和护理方案，将专业、严谨、精细的"中山标准"复刻到武汉前线。

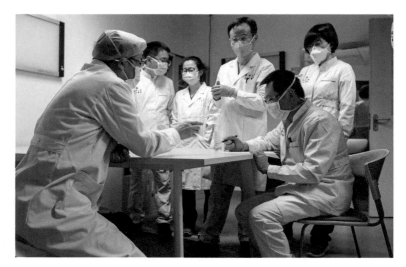

中山医院援鄂医疗队专家研究制订标准化诊疗方案

　　抗击新冠肺炎疫情，安全、细致、规范是中山医疗队坚持的信条。初到武汉时，医疗队第一时间制订了感染控制条例，"No Protection, No Action"。对于陌生的疾病，他们从医学的规律、原理出发，从细节入手，"摸着石头过河"，针对每位患者的病情制订诊治方案。30位医生来自不同科室，对疾病的判断不同，医疗队就迅速制订了一套符合现况及可行的评估规范、疾病治疗流程。

　　3月中旬，3种样式的海报贴进武汉大学人民医院东院区重症病区的走廊和病房，以漫画形式分别展现抢救治疗、综合治疗和康复治疗场景。"抓住、稳住、守住"，3条来自中山医院医疗队的新冠肺炎诊治原则，借由红色打底、色彩鲜亮的创意作品，印刻在医护人员的脑海中。

　　"'抓住'抢救治疗、'稳住'综合治疗、'守住'康复治疗，中山医院医疗队立志'走在病症前面'，在治疗中掌握主动权"，医疗队队长、中山医院重症医学科副主任罗哲介绍道。医护人员抓住垂危患者不松手，无创呼吸机、有创呼吸机、血液透析仪、ECMO等仪器设备，只要有效尽管用。对病情复杂的患者，治疗重点在稳住，避免重症滑向危重症。在康复阶段，医疗队员们也守住不放松，对患者体内病毒负荷进行评估，帮助他们进行呼吸功能的康复锻炼。

　　"中山诊疗三原则"的确立，让医疗队员"不被疾病牵着鼻子走"，而基

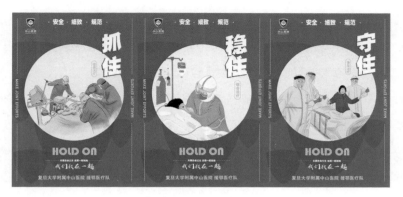

"中山诊疗三原则"海报

于精细化管理的"中山护理标准"也在重症患者的治疗中起到了关键作用。标准化的交班模式、隔离区的信息系统、抢救应急预案、血气分析指导治疗、进阶式氧疗管理方案、系列健康教育指导等，个性化护理方案的制订实施，使每位护士都成为病情变化的观察员、患者的守护兵。

利用 5G 技术，打破时空限制，中山医院多次与身处武汉的医疗队进行多学科远程会诊，前后方联动挽救生命。3 月 6 日，中山医院同新疆医科大学第一附属医院一起，与两院在武汉前线的医疗队进行了一场三地四方会诊。"这是一段佳话！"朱畴文感叹。1954 年，新疆医学院（今新疆医科大学）动工时，上海第一医学院（今复旦大学上海医学院）曾派人员支援，两年后新疆医科大学附属第一医院建立时，也得到了中山医院的支持。60 余年过去，双方又携手站在疫情防控第一线。"一是与后方讨论疾病诊治方案，交流经验；二是让队员们感受到自己不是一个人在战斗，我们有情谊深厚的伙伴在身边。"朱畴文如此阐释这场线上会诊的意义。

传递人文关怀："帮患者重树活下去的勇气和信心"

厚厚防护服遮不住医者仁心，落日余晖下的人文关怀之光，闪耀在中山医院医疗队员与患者相处的日常点滴中。"最开心的事情就是看到患者康复出院，再辛苦都值了！"朱畴文说。

"我们是来干什么的？"初到病区时，队员们的心情波动不小。由于隔离病房没有家属照顾，护工、清洁员数量也出现短缺，除监护患者、执行医嘱、完成发药、检查、打针、补液等医疗工作外，打扫卫生、拆换床单、清理食物，给患者喂水喂饭、处理大小便、翻身、洗漱、换衣等，都成了护士们的份内事。接热水次数多了，医患之间形成默契，哪个患者没水了，就把暖水瓶放在病房门口，再敲几下门，护士就会过来取走，灌满开水后再送回来。"这就是我们的任务！"全体队员统一思想，医疗工作是主阵地，患者生活中的点滴小事也要关照好。

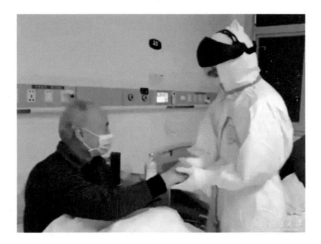

医护人员关爱患者

除身体状况外，患者的精神状态也是队员们的牵挂。面对孤独、无助甚至绝望的危重症患者，特别是老年患者，队员们用真诚的关爱点亮他们眼中的光。查房时利用医院配置的两台智能手机，协助危重症患者与家属进行视频通话，医疗队员看着屏幕两边热泪盈眶的亲人，也禁不住泪湿双眼。

"一件件小事，能帮患者重树活下去的勇气和信心。"朱畴文说。患者没有家属陪护，不仅内心感到孤独、无助，连带去的生活用品都用得差不多了。为此，医疗队将设立在驻地、集合社会各界捐赠物资供队员取用的"共产主义小超市"，开到了隔离病房。医护人员充当"快递员"，分发水果、面包、牛奶等食品，补给衣物、毛巾、肥皂、拖鞋、指甲钳、卫生纸等生活用品，不仅解决了患者的燃眉之急，更温暖了他们的心。

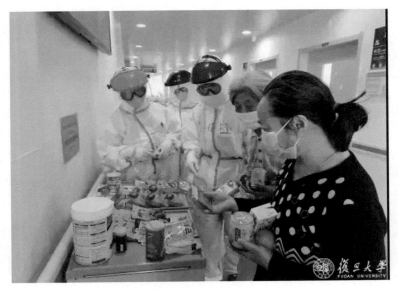

医护人员充当"快递员"向患者分发食物

返沪前夕，医疗队为东院留下了 200 余箱物资，其中除患者所需的生活用品和营养品，还有医护人员需要的防护服、口罩、医用手套、护目镜、脚套等防护用具。"我们在前方能够毫无后顾之忧地与疫魔奋战，离不开后方战友们的给力支持！"朱畴文说："上海市委市政府、市卫生健康委员会、申康医院发展中心、复旦大学、复旦大学上海医学院、中山医院等大后方，以及社会各界，对我们医疗队的工作和生活都给予了无微不至的关怀，在多个关键时刻、关键节点上均予以实质性的支持和指导。"

"等我解除隔离了，找时间来看您，非常感谢您对我的细心照顾。""从大上海过来支援我们大武汉，感谢你们的到来！感恩所有！希望你们能早日回家！"脚踏实地、倾情付出的医疗队员们，收获了患者们发自内心的感谢。有患者默默记下照料她的上海医护们防护服上的名字："我想看看你们每一位的容颜，但现在只能看到一模一样的你们。所以，我就在你们进出房间时把防护服后书写的名字记录下来了。"

"自中山医院医疗队接管我们病区以来，我一直被他们的团队合作精神和对患者的精心救治态度所鼓舞。"武汉同道感慨，"我真的被他们感动了，武汉是我们的城市、我们的土地，我们应该坚守在这里，而他们是为了帮我们抢回土地、抢回家园而战斗！"

"这座城市已经醒了，即将重现以往的生命力。"朱畴文非常欣慰，"这场疫情阻击战是关乎每个人的战斗，中山人幸不辱使命！"

弘扬医者大爱：
"将无偿接受全球新冠肺炎防控定向咨询和疑难病例会诊"

"令行禁止、快速响应是中山人的一贯素质，勇挑重担、为国分忧是中山人的优良传统。"中国科学院院士、中山医院院长樊嘉说，"中山医务人员，个个都是好样的！"

"我们心里早就有底了。"朱畴文回忆，从1月中下旬武汉疫情演变进展时，中山医院就严密关注，开始防疫物资的采购和储备，加强了发热门诊的配备，并进行了人员相关培训。1月26日，6家在京委属委管医院派出医疗队飞赴武汉，那时，中山医院就做好了驰援武汉一线的准备。2月6日，接到紧急任务的那天，中山医院136人的队伍，仅用两个多小时就组建完毕。

被问及如此高效因何实现，朱畴文直言："这没什么呀！"每逢国家召唤，中山医院的党员干部身先士卒，科室成员踊跃报名，微信群里满屏都是"我可以""我报名"！

在战疫一线，党员们的英勇无畏和带头作用，使中山医院医疗队产生了强大的凝聚力和向心力。2月7日成立中山医院援鄂医疗队临时党支部后，每位党员都领到了一项新任务——担任入党联系人。临时党支部书记余情介绍，截至医疗队返沪，共有67人递交了入党申请书，达医疗队群众比例七成以上，21

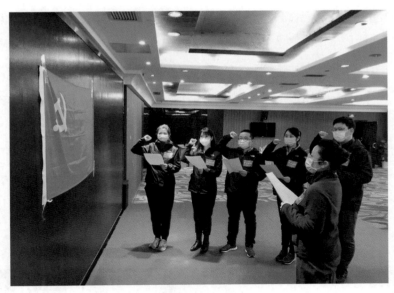

中山医院医疗队队员在武汉前线"火线入党"

人在武汉前线"火线入党"。

作出这项郑重决定的，有"70后"、"80后"，也有"90后"，他们这样说："进入中山医院工作后，耳濡目染了身边的党员们在唐山地震、汶川地震、SARS肆虐时身先士卒、冲锋在前、置生死于不顾、视人民利益高于一切的感人故事，刻骨铭心。他们的壮举不仅为我们树立了榜样，更是传承了一种精神，一种在祖国需要的时候挺身而出的勇气与豪迈。他们没有豪言壮语，只有豪情壮志。"

樊嘉院士、汪昕教授、葛均波院士等9位中山医院专家团队录制了《新冠袭来，别慌！中山专家如是说》系列科普视频，包括《如何正确面对新冠》《如何科学防控疫情》《如何安全就医》《如何做好心理调节》等，在电视、网站各大新媒体平台播放，点击累计破千万，并印制科普手册、制作电子书合集，为广大市民解答疑惑。

通过在线举行的跨国会议，中山医院向国际同行分享实战经验，助力全球抗疫。中山医院本部专家、援鄂医疗队，分别在3月27日与印度尼西亚Siloam

医院集团的专家，4月2日与意大利那不勒斯省COLLI集团专家，就如何减少医务人员感染、对不同严重程度的患者采取何种治疗方案，以及重症病例临床诊治、护理、用药方案等问题，进行了两个小时的交流分享。

"中山医院已经搭建了设备齐全的远程交流会诊平台，并组织起高水平的专家团队，将无偿接受全球新冠肺炎防控定向咨询和疑难病例会诊。"在4月8日举行的应对新冠肺炎复旦中山网络国际论坛暨《新冠肺炎防治复旦中山方案》全球发布会上，中山医院院长樊嘉如是郑重承诺。这场由上海市卫生健康委员会和复旦大学上海医学院指导、中山医院主办的会议，利用5G－SA（独立组网）技术，向全球直播。

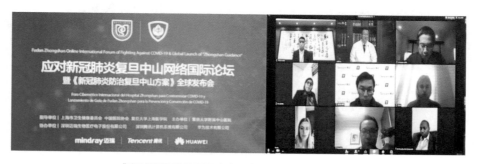

"应对新冠肺炎复旦中山网络国际论坛"全球直播

诞生于抗疫期间、凝聚全体中山人智慧与经验的《新冠肺炎防治复旦中山方案》，已被译为英语、西班牙语、法语等多国语言，放置在中山医院官网、"亚洲医学周"官网及各协办单位海外主页，供各界人士免费下载。这份"干货"满满的《中山方案》立足宏观视角，着眼于综合性医院面对疫情的总体部署和全局把控，详解中山医院应对疫情的具体创新举措，前后方联动，具有很强的操作性。

为了给医学生留下宝贵的前线教学资料和经验，中山医院启动了武汉抗疫一线临床实战"公开课"录制计划。具备援鄂经历的多学科医生与呼吸治疗师团队，负责讲授氧疗、高流量氧疗、抗病毒、无创通气、有创通气、ECMO（体外膜肺氧合）、循环支持、血浆置换、血液净化、免疫、激素治疗等新冠肺炎治疗方式，并针对患者出现肾衰竭、新冠肺炎心肌损害等肺部之外症状的情况进行专业解读。

"课程的第一节是医学人文关怀。"朱畴文说，"希望学生们能够践行、传承'上医精神'，向上、向善，爱人、爱生活、爱生命，以专业技术报效国家、服务社会。"

芳菲四月天，中山医院141名赴武汉医护专家均已完成援助任务，一个都不少，全部平安返回上海。"调整休息后，队员们将根据医院安排，回到各自工作岗位，一如既往践行自己的初心和使命，更加出色地完成各项工作任务！"朱畴文说。

（综合整理：何　叶）

华山医院:
我们是奇迹的见证者，也是奇迹的创造者

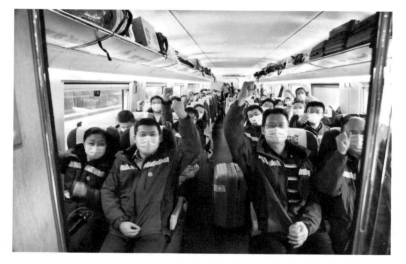

2020 年 2 月 4 日晚，华山医院第三批援鄂医疗队（国家紧急医学救援队）出征

　　一层 N95 口罩，一层外科口罩，一副眼镜，一个护目镜，最外面一层面罩，全神贯注下，汗水将口罩孔隙堵得严严实实，导致呼吸严重困难；眼镜外罩着护目镜，护目镜外加上防护面罩，出点汗就起雾，每个步骤都要与同事反复确认……平时一个小时就能完成的右髋关节截肢手术，华山医院副院长、华山医院支援湖北医疗队总指挥马昕教授，与华山医院手外科沈云东教授、血管外科朱磊教授，以及和同济医院两位骨科医生一同在武汉同济医院中法院区奋战了两个半小时。

　　"就像跑了个马拉松。"马昕说，"很多人问我手术做完是什么感觉，我就想找块地板躺着，拿掉口罩，好好喘两口气。"手术病例、一位糖尿病致右下肢坏疽的 82 岁新冠肺炎患者，目前处在康复期，全身状况明显好转，这是最令马昕欣慰的事情。

　　"不离不弃，每一条生命都值得挽救。"马昕说。正是怀揣着这样的信念，华山医院援鄂医疗队打下了一场场硬仗。

　　从除夕夜到正月廿三，华山医院四批援鄂医疗队先后出征，人数为国内医院之最。其中，4 人驰援武汉市金银潭医院，4 人奋战在武汉市第三医院，46 人参与武昌方舱医院建设、运行、休舱全过程，219 人整建制接管华中科技大学附属同济医院光谷院区重症监护室。作为四支队伍的总指挥，马昕负责人

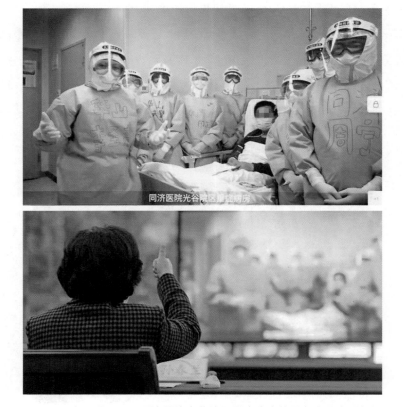

2020 年 3 月 8 日，同济医院光谷院区重症病房的医务人员在现场视频连线中向孙春兰副总理汇报工作，孙春兰向他们竖起大拇指

员、物资的调配，以及团队的内部与外部协调，"形成一个整体，大家互相协作"。

两次视频连线孙春兰副总理，一次获孙副总理竖起大拇指点赞，一次获盛赞"华山医院不负盛名"，这支由 273 名医护人员组成的"百战铁军"一刻不停地与时间赛跑、与死神斗争。"我们是奇迹的见证者，也是奇迹的创造者。"马昕说。

"保证所有人的安全"

"以往的火车站是人山人海，现在却万籁俱寂，只能听到我们嚓嚓的脚步声和自己的心跳声。"2 月 4 日晚，马昕率领的华山医院第三批援鄂医疗队（国家紧急医学救援队）独立成军，一路向西。初抵武汉，"悲壮感"和"焦虑感"迅速袭来，直至次日早上 8:30，任务到了——迅速赶赴武昌体育馆，整建制配合搭建方舱医院，22:00 准时收治患者。"刚开始非常混乱和焦灼，我们得到的任务就是赶快搭帐篷、赶快进舱、赶快收治患者。"马昕回忆："我跟队员和其他队伍反复沟通，说方舱医院一定要科学地管理，不能让队员们用血肉之躯往前冲。"

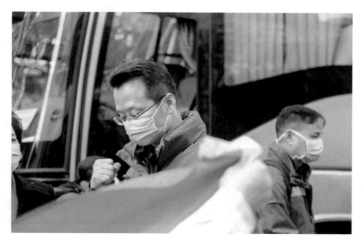

出征前，马昕为自己打气

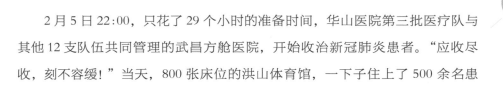

　　2月5日22:00，只花了29个小时的准备时间，华山医院第三批医疗队与其他12支队伍共同管理的武昌方舱医院，开始收治新冠肺炎患者。"应收尽收，刻不容缓！"当天，800张床位的洪山体育馆，一下子住上了500余名患者，医院内感染（院感）控制成为了一个难题。

　　如何划分清洁区、污染区和半污染区？怎样制订进出舱的流程和规范？感染科实力强劲的华山医院医疗队，承担起洪山体育馆的院感控制流程设计和优化工作。

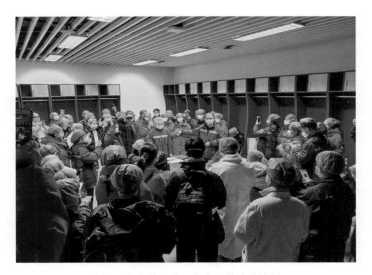

张继明为方舱医院工作人员做院感培训

　　"感染科副主任张继明教授带着院感护士，把方舱医院的角角落落都跑了一遍，提出很多建议。"马昕说。体育馆的单通道增加为双通道，进出舱可以分不同通道同时进行，医护人员无需再为出舱等待一两个小时。"空调并非不能开"，张继明指导后勤人员在清洁区和污染区之间进行隔断，两个区域各自做成内循环。

　　"我们前前后后为1500多名医护人员、电工、环卫工人、保安、警察、酒店员工等提供了反复拉网式院感培训，这样才能保证所有人的安全。"在武昌方舱医院工作的医生、护士，有的年资比较低，有的是从当地医院的口腔科、妇产科等科室紧急调来的，对院感流程并不熟悉，更别说并非学医出身的后勤人员，对他们而言，培训流程规范必不可少。出每道门后是先脱手套、口罩还是帽子？什么时候需要消毒？这些都有具体要求。培训内容还被明确、细致地标示在每一道关卡旁，供进出人员对照检查。

马昕介绍，华山医院国家紧急医学救援队成员，年资普遍较高，拥有丰富的经验，因此以咨询班的形式参与工作，"将技术能力用在刀刃上"。与武汉大学人民医院的医护人员共同管理 250 张床位，华山医院的医生和护士每人每天进舱 4 小时，重点帮助专业不对口的医护人员解决难题，其他时间在清洁区通过平板电脑与舱内患者沟通，"一旦需要，随时进舱"。

查房用上互联网，效率大大提高，医患沟通更加便捷、充分，医护人员不必要的职业暴露减少了，感染风险也降低了。这一方法还在同济医院光谷院区重症监护室派上大用场："通过清洁区的大屏幕，我们可以看到每位患者的状态，连监护仪上的数字指标都能看得清清楚楚。"

"我们在一起过日子"

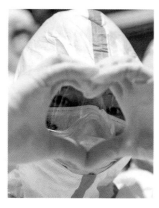

2020 年 3 月 9 日晚，在武汉市洪山体育馆武昌方舱医院，华山医院北院医务人员韩杨用双手比出心形

"方舱医院收治的大多是轻症患者，不需要多么高精尖的仪器、多么复杂的治疗手段，更多依靠的是'话'疗。"马昕说，"对患者精神上的抚慰非常重要，要经常与他们沟通，帮助他们树立战胜疾病的信心。"

收治第一批患者那天，华山医院医疗队成员返回驻地已是次日一两点了，休息不到 5 个小时，马昕又带着队员赶回方舱医院，第一批冲进了舱内。方舱运行初始，电力不稳定、空调不完备、用餐流程也不顺，一些患者大感不满。"我主动跟他们说，'我是华山医院副院长马昕，带着我们医疗团队来看大家。'一看我们衣服后面写着'复旦大学附属华山医院'和我们每个队员自己的名字,患者就不那么焦虑了。"250 位患者,马昕一个一个去握手、拍着肩膀聊天,"让患者知道我们不嫌弃他们,信任感也就建立起来了。"

安抚患者的同时着手改进设施,武昌方舱医院的运转逐渐迈入正轨。一周后,马昕开始方舱、光谷两头跑,早上 8:00 参加方舱的院务会,与队员沟通工作中的细节和要点,9:00 多到光谷开协调会,下午参加死亡病例、疑难病例讨论和医务处会议,结束后再返回方舱。"我保证每周至少进舱两三次,去看看我的患者。"他说。"有时去治愈,常常去帮助,总是去安慰",他与队员都将这句话挂在嘴边。

"我们在一起过日子,像亲人一样。"马昕这样形容。方舱医院里,医患同唱一首歌、同跳一支舞、同做一套操,微信交流群也建立起来,患者之间、患者与医生之间可以全天候及时沟通,相关事务都在群里公开,大家共同想办法解决。"患者的心态好了,信心有了,抵抗力就强了。"

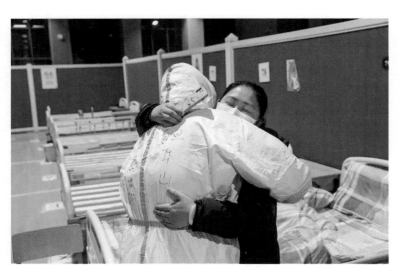

2020 年 3 月 9 日晚,在武汉市洪山体育馆武昌方舱医院,当晚还留在该方舱的新冠肺炎患者应女士与华山医院医务人员曹晶磊拥抱道别

这个武汉市最早开舱、最晚休舱的武昌方舱医院，运行 35 天，累计收治 1 124 名患者，最终交出了"患者零死亡、患者零回头、医护零感染"的成绩单。

"咱们要不要再一起去方舱看看，值最后一个夜班，陪伴一下咱们的患者？"休舱前一夜，马昕在医疗队的微信群里发了这样一段话，待他按约定时间来到酒店大堂，发现队员们全部到齐了。

穿着如往常一般厚重的防护服，华山医院医疗队成员与 24 位患者一一话别。"方舱运行过程中，队员们一直承受着很大的压力，疫情的压力、患者管理的压力，还有自己给自己的压力。"马昕回忆："一放松下来，很多队员都流泪了，终于对自己有了交代，我们没有兜一圈混个荣誉就回去，而是真真切切做出样子、当好表率、不辱使命。"

"最初部分不理解的患者，现在经常给我发信息表示问候。方舱模式带给我们新的启示——在这样的模式下，医患之间构建起纯粹的医疗关系，患者充分的信任，让我们没有任何后顾之忧。"

武昌方舱医院休舱后，华山医院国家紧急医学救援队的 26 位医护人员，主动加入同济医院光谷院区重症治疗团队，继续投身武汉抗疫一线。"光谷团队里有 99 个'90 后'，救援队成员年资相对高一些，加入光谷团队，去帮助他们，去陪伴他们，能为年轻人带去很大的鼓舞和抚慰。"马昕说："更重要的是，两支队伍可以交流经验、配合协作，把患者的生命从死神手里抢过来。"

"按下死亡的暂停键"

"我们是同济医院光谷院区 17 支国家队中唯一的危重症治疗团队。"马昕表示："我们啃最硬的骨头，治疗最困难的患者。"

这是一个由原康复医学科改建的、只有 30 张床位的战时重症监护室，"华山战队"在 12 个小时内完成设备布局、流程完善、人员培训。

自 2 月 10 日整建制接管，至 3 月 30 日最后一名 ECMO 患者安全转院，由

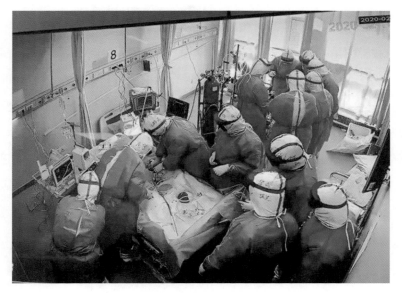

2020 年 2 月 18 日，华山医院医疗队成功完成首例 ECMO 置入手术

呼吸科、感染科、重症医学科等专业的医护人员组成的华山医院第四批援鄂医疗队，共计收治危重症患者 73 人。至病区关闭时，5 名上了 ECMO 的患者已有 4 人脱机，另有 16 名患者呼吸机脱机，29 名患者顺利转出，危重症治疗成效在武汉市名列前茅。

身处"重症病房当中的重症病房"，多数患者面临多器官功能衰竭的情况，华山医院医疗队与其他 16 支队伍合作，整合最迫切需要、最高精尖的技术与设备到重症监护室，组建多医院多专科专家团队，互相支持、会诊，对每一个危重症患者提供个性化精准治疗方案，提高治愈率、降低病死率。

"17 个医疗队的心内科医生组成护心队，麻醉科医生整合为插管'敢死队'。"马昕介绍，会诊时，重症医学科医生统筹安排，各专科医生坐在一起讨论治疗细节，"讨论过程中甚至会有小小的争论，一切都是为了更好的治疗效果"。

重视监护室的患者，个个情况危急，大多数需要特殊呼吸设备支持，必须由医护人员 24 小时轮班守护，每一班都要安排四五名医生和 20 名护士。最忙碌的时候，30 名危重患者，其中 27 人气管插管，8 人 CRRT（连续性肾脏替代疗法）治疗，两台 ECMO 同时在运行……

初到光谷，医疗队员们经历了从"斗志昂扬"到"当头一棒、遍体鳞伤"的过程，由于疾病本身的特殊性，即便队员们夜以继日地扑在"与死神抢患者"的战斗中，原本鲜活的生命仍在他们面前猝然逝去。"第一次深切感受到这种无力感。"一次，经抢救已稳定的患者突然离世，导致"90 后"麻醉科医生魏礼群失声痛哭。很多医疗队员们都经历过这样的崩溃瞬间，但他们又迅速在一次次历练中成长了起来。"后来魏医生加入了插管'敢死队'，并'火线入党'。"马昕说。

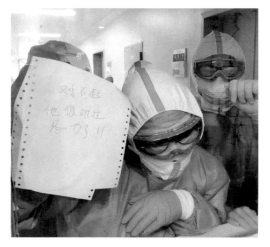

在患者病逝后，魏礼群医生瞬间崩溃痛哭。隔着玻璃，同事们为他举起了一张纸，希望大家理解。纸上写着："对不起，他很难过，尽力了！！！"

在这个战时重症监护室，他们很快总结了教训，调整了"作战"方案，探索出危重症新冠肺炎多学科救治的"华山模式"，即关口前移、多学科协作、精细化管理三大"法宝"。

通过微信向患者家属交代病情，进行有创操作时，请家属发送知情同意小视频。沟通交流中，患者家属毫无保留的信任令医护人员动容。"他们经常在微信上给我们留言、为我们鼓劲。"马昕回忆："那时候真是心无旁骛，一心一意只想着治好患者，就感到如果不倾尽全力，就对不住他们的家人。"

ECMO、无创呼吸机、有创呼吸机、血透仪器……高精尖设备需要用就用，最好的药品只要有效就开。"国家真是举全国之力支援武汉，提供了最顶级的资源，让我们可以放开手脚，只管去治。"马昕感叹。从刚接手 ICU 时，每天都有患者病亡，至病区关闭前，一周没有死亡病例，医疗团队实实在在"把死亡按在了暂停键下"。

同济医院光谷院区关闭前夕，病房楼下开辟了一处小花园，新栽种的 17 株樱花树，代表着"在这里拼过命"的 17 支国家医疗队。英雄惜英雄，华山医院和同济医院签署了战略合作框架协议，结成全面战略伙伴关系，将自感染科、呼吸科和重症医学科起，进行管理和医疗技术的交流。

"召必回！战必胜！我们时刻准备着！"

"华山医院从诞生那刻起，就与国家的命运紧密联系在一起，在公益性事务上，从来都是冲在最前面，时刻展现公立医院的担当。"马昕说："作为中国红十字会总医院，人道、博爱、奉献的红十字精神，经由一代代华山人的一言一行传承至今。"

除夕夜，华山医院第一批医疗队的 4 位医生、护士驰援武汉，自那刻起，全院 5 000 多名员工就"做好了随时上战场的思想准备"。立春那天，由 46 位队员、6 辆移动救援车组成的第三批援鄂医疗队开拔，从确定出征任务到组队完毕，这支队伍只用了一个小时。

"我们一对一地联系医生和护士，没有一个人说有困难，都说准备好了，随时可以出发。"

4 支医疗队，273 位队员，心怀家国，逆行而上。

念叨着在上海还有途径和资源，院方把仅存的防护物资都塞给了奔赴武汉的医疗队。华山医院和复旦大学上海医学院等大后方，还经常慰问医疗队员的家人，向他们传递前线状况，并开通匿名心理咨询热线，帮助前线医护人员排解焦虑、苦闷等负面情绪。

在华山医院 4 支医疗队中，共有 111 位共产党员，他们无惧风险、义无反顾、冲锋在前，是团队里的中流砥柱。"他们的带头作用影响了周围人，使得大家向他们靠拢，跟着他们去冲锋、去吃苦。"马昕介绍，在前线，又有 73 位队员递交了入党申请书，其中 22 位队员分 4 批在武汉"火线入党"，光荣地成为中国共产党预备党员。"这些年轻的医生、护士在疫情中证明了自己，他们未来可期。"

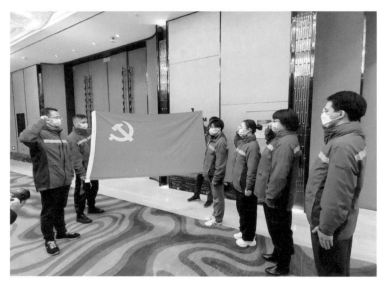

2020 年 3 月 6 日，在华山医院第三批支援武汉医疗队临时党支部书记马昕的领誓下，李丽、朱禛菁、高鹏、曹晶磊 4 位队员在党旗下庄严宣誓

这支勇往直前的战队，打造了一个个抗疫救治模板并向全国推广，获得 3 个全国疫情防控工作先进集体称号，战队中的 3 位医护人员被评为全国疫情防控工作先进个人。

离汉返沪，马昕本想好好睡一觉，谁知"有点后遗症"，每天还是早早醒了，太多事情在脑海中浮现，索性就把它们整理了下来。"我相信，援鄂经历在每位队员的人生中，都会是浓墨重彩的一笔。"他说，"我希望用不同的媒介把它记录下来，告诉年轻一代，我们当时是怎样想的、怎样做的，为未来的医疗工作提供经验和教训。"

"新冠肺炎疫情是全人类的苦难，这段经历是痛苦的，却值得我们铭记和反思，绝不能在庆功的欢愉中将它淡忘了。"

历经两个月的磨练，对新冠肺炎，无论是轻症还是危重症，华山"4个纵队"都拥有丰富的经验，这支全员回归的"铁军"，将成为上海市重要的医疗救治力量。"我们会在自己的岗位上，时刻等候祖国的召唤，等候上海市人民的召唤。"马昕说，"召必回，战必胜！我们时刻准备着！"

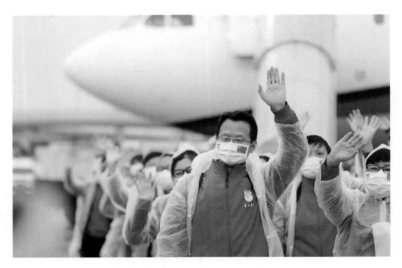

华山医院援鄂医疗队队员悉数返沪

（文字：何　叶　陈思宇）

上海市第五人民医院：
党旗队旗飘扬雷神山，战场是让人成长最快的地方

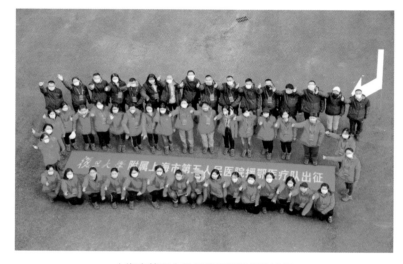

上海市第五人民医院援鄂医疗队出征

　　"战场是让人成长最快的地方，新冠疫魔考验了我们的心灵，洗涤了灵魂。"上海市第五人民医院副院长，市五医院支援武汉医疗队领队、临时党支部书记洪洋感慨地说。

　　新冠疫情暴发后，市五医院先后派出三批援鄂医疗队。在市五医院 3 支队伍 54 名队员中，共有 25 名共产党员。他们无惧风险，用血肉之躯帮助武汉度过了黑夜，迎来明媚春光。在亲眼目睹党员的先锋模范作用后，有 19 人在抗疫一线递交了入党申请书，其中 7 名队员"火线入党"，成为光荣的中国共产党

预备党员。

4月20日，洪洋和队员们解除隔离，终于和家人团聚。这天，他们还收到了一份礼物。"这册《肺腑诗集》是我们在与病毒的鏖战过程中，记录的所思所感，有爱国激情、我们的坚守、医患间温情，还有团结一致的守望相助。"

庚子岁初，新冠猖獗。市五医院3批援鄂医疗队分别进驻金银潭医院、武汉市第三医院、雷神山医院。1月24日除夕夜，黄莉莉、石欣怡驰援金银潭医院；1月28日，胡德雪、史媛虹支援武汉市第三医院。在重症病房，她们连续超长时间作战，以坚定的信念和顽强的毅力为支撑，度过了最艰难的日子。

2月17日晚上，医院再次接到上级紧急通知，上海市第八批援鄂医疗队即将出发，五院要立即组建一支50人的医疗队。深夜12:23，院党委书记施晓军在领导工作群传达了紧急组派医疗队援鄂的召集令。一声声电话铃声打破了凌晨的寂静，医疗队组建预案迅速启动。"请战报名的人很多，不到一小时就按照专业组队，确定了医护名单。第二天上午已完成后勤物资保障，随时做好出发准备。"洪洋说："这就是五院的驰援速度。"

"我决心竭尽全力除人类之病痛，助健康之完美，维护医术的圣洁和荣誉，救死扶伤，不辞艰辛。"在党旗、队旗下，洪洋带领队员宣誓，声声响亮、士气满满。2月19日，洪洋作为医疗队领队、临时党支部书记带领医院第三批援鄂医疗队50名队员出发。

经历过SARS、救治首例人感染H7N9禽流感的呼吸与危重症医学科副主任医师、共产党员施劲东担任队长，妇儿科护士长、共产党员翁玲琍担任副队长和联络员。20名医生涵盖了重症医学、呼吸内科、感染性疾病科、内分泌、消化科、肾内科、老年科、心内科等学科，高级职称共10名。30名护士中包括1名科护士长、3名护士长。

召之即来，战之必胜

2月19日下午，医疗队到达武汉驻地，马不停蹄地整理内务，搬运、安置

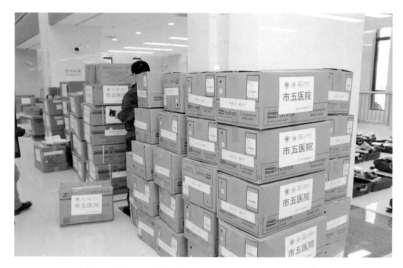

上海市第五人民医院送往武汉雷神山医院的医疗物资

带来的医用物资。

2月20日，洪洋带领队员们随着通勤车赶赴雷神山医院。医院于2月2日交付，设有32个病区，包括两个重症医学病区和30个普通病区，采取"边建、边装修、边收患者"的模式。

"我们和上海市第六人民医院被分到感染三科二病区（C2），一共48张床，当时里面都是空的，施工方还在做最后调试和检测。"洪洋比划着说起当时的情况，"刚建成的毛坯病房，需要我们布置房间。大家都非常兴奋，也很着急，想早点收治患者。"

此时，正在为病房"开张"忙个不停的洪洋收到了后方短信："闵行：仁（人）至'疫'尽！'五'院：'五'十人，全副'武'装，驰援'武'汉！""五院去雷神山，病毒五雷轰顶！"这是院领导班子、五院人对奋战在疫情一线队员的支持，洪洋会心一笑，回复："必须的！同志们一起杀向雷神山！"

"运送物资的车辆卸货后，全体人员出动，搬运物资、分类整理，大家都使出最大的劲。从病床到医疗器械及药品，所有办公物品，27个房间、48张床位单元全部整理完毕。"两天昼夜奋战，一无所有的毛坯病房，经过全体队员争分夺秒的病房布置和流程梳理，终于达到了收治患者的要求。2月23日，C2

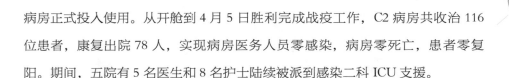

病房正式投入使用。从开舱到 4 月 5 日胜利完成战疫工作，C2 病房共收治 116 位患者，康复出院 78 人，实现病房医务人员零感染，病房零死亡，患者零复阳。期间，五院有 5 名医生和 8 名护士陆续被派到感染二科 ICU 支援。

"我们的宗旨是患者利益优先，队员们用行动诠释了上海医疗队严谨求实、团结奉献的精神。"洪洋表示："取得这样的成绩是因为整个病区实行了精细一体化管理，通过跨学科合作优势大显身手。"

C2 病区由上海市第五人民医院和上海市第六人民医院共同管理。病区根据国家诊疗规范制订了一系列医疗和安全保障制度，包括诊治流程、检查预约流程、病史书写规范、查房制度、值班和交接班制度、会诊制度、疑难病例讨论、医务人员工作区和生活区个人防护制度等。

病区注重业务学习和多学科协作，学习掌握《新型冠状病毒肺炎诊疗方案》（试行第六版、试行第七版），及时了解国内外诊治进展等，并根据患者情况采取多学科联合、身心兼顾的管理模式，提供全方位医疗服务，包括与岳阳医院中医科医生合作，采取逐一询问病史、观察舌苔进行辨证论治的个体化治疗，获得良好效果；针对隔离病房患者的心理问题，与上海市第一人民医院心理科合作，及时进行心理咨询和疏导，保证患者的心理健康和安全。

整个病区利用 5G 网络进行信息化管理。医生使用平板电脑工具协助查房，主动添加患者的微信号，通过微信上传每位患者的相关临床信息和个人诉求，并及时把实验室检查结果反馈给患者。建立血糖检测系统，为糖尿病患者保驾护航，六院同仁特地从上海带来瞬时感应血糖检测系统，只需将感应装置安在手臂上，就能完成患者全天候的血糖监测，确保及时调整治疗方案。五院心内科为每位患者准备了一台电子血压检测仪和指脉氧饱和检测仪，患者可以非常便捷地随时监测自己的血压，并自测是否缺氧。

"武汉战疫取得阶段性胜利，这些胜利来自团队合作，离不开每个队员甘于奉献的精神。"洪洋说："最开心的事就是患者出院，雷神山的出院叫毕业！看到他们与家人团聚，大家觉得所有的付出都是值得的。"

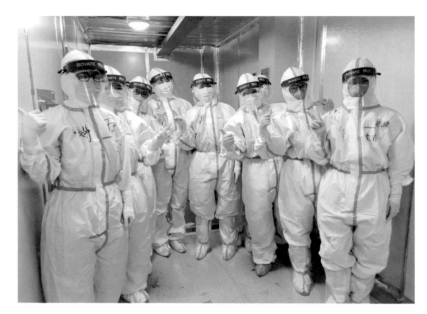

上海市第五人民医院援鄂医疗队部分队员合影

严格细致管理，一个都不能少

由于新冠肺炎传染性特别强，感染控制（感控）要求就特别高，需要每个细节都做好，医疗队不能有任何疏忽而导致队员感染。因此，从驻地到公交车到病区都制订了严格的感控管理制度，避免交叉感染。

2月19日，医疗队到达驻地的第一件事就是"扫尘灭毒"。"兄弟医院用浇花喷壶洗尘消毒，我们都看呆了。"想起那天的情景，洪洋笑了。"有点着急，我们的消毒喷壶太迷你了。当天我们立即组织采购，并向后方发出SOS。让人感动的是，超市老板把自己用的喷壶送给我们了。"

第三天，大后方迅速将所需物资送到医疗队。紫外线消毒、晾衣架、收纳盒……每天专人督查、定时消毒。大家献计献策安置后勤，驻地盲区管理制度很快形成：包括外出服消毒收纳规定，小组内每日上报体温，规范房间区域划分，杜绝酒店内聚集、串门；各组组长进行定期检查，感控组同事进行不定期抽

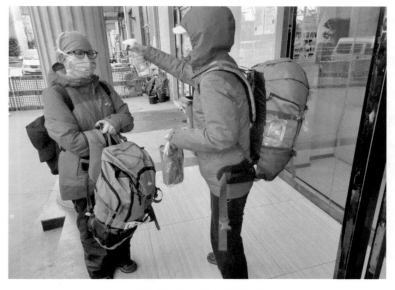

感控人员给医疗队员测体温

查；进行新冠肺炎防护知识全面培训、考核。

迅速准备病房的同时，所有队员也要做好进入"战斗"的准备。"拿套隔离衣、手套、口罩，一定要确保每一个人都能熟练掌握穿脱。"当时医疗物资仍然紧张，但洪洋却很"慷慨大方"。一声令下，队长召集全体队员在驻地进行练习、考核，务必人人过关。

"保护好自己和队友，才能更好地保护患者。"洪洋说。医疗队对病区感控全程监督，确保医患安全，对区域、着装、物资和流程进行规范，让管理科学化、规范化、标准化，严格区分清洁区、半污染区和污染区；制订院感相关突发事件的应急预案，如发热医务人员处理流程、职业暴露处理流程等；利用远程监控系统，对舱内进行全方位监控，确保医护人员安全。

为了规范穿脱防护服流程，减少自身风险，C2病区首先向雷神山医院建议，在穿脱防护服的"一脱区"和"二脱区"（位于污染区、半污染区）等盲区位置安装摄像头，方便感控专家远距离监控，减少暴露，优化安全防护措施。

爱是心有所依，抗疫场上有柔情与担当

"国歌响起的那一刻，我热泪盈眶。只有身临其境，全心投入一线的战斗中才能消灭恐惧，明白使命必达的真正含义。""火线入党"的"80 后"护士长刘文静在雷神山抗疫日记中写道。"这也是大家的心声。"洪洋说。

在这两个月里，队员们克服各种困难，有时是心理上的，有时是身体上的，比如穿上防护服带来的各种不适，有时会出现头晕，恶心，甚至呕吐等，但是他们没有退缩，而是坚持完成任务。他们没有周末，没有节假日，白班、中班、夜班连轴转，患者临床诊治、日常生活护理、心理安慰都需要做好。

"无法与家属联系，在隔离状态下的患者会感到十分无助和恐惧。"有患者转来雷神山医院时，所有东西都落在原来医院了，包括手机，与家人无法联系，心里特别着急。医疗队辗转联系原来医院，通过一波又一波接力把他需要的东西送到身边。一位 15 岁小朋友，今年上初三，他们一家人都被感染，收治在不同医院，医护人员见他心灰意冷，不断给予鼓励，他很快康复出院。患者想吃酸奶、水果、酱菜，需要刮胡刀、牙刷、内衣、袜子等，队员们总会想尽办法帮助他们，甚至拿出个人物资。

3 月 2 日，患者"六万疫情受害者之一"写了一篇"我要对你说"献给病区的全体医护人员："……你的模样我不知道，但我知道你从祖国的四面八方来！你和你的战友一样，为了抗疫，舍小家、保大家！……"这位患者是一位美术教授，为人忠厚，不善言辞。他用心记下每一位医生、护士的名字，记录着每时每刻大家忙碌的身影。为了减轻医护人员的工作负担，他还主动帮助隔壁床的年轻病友，也是他第一时间发现病友的情绪变化，通知医生及时予以专业的心理干预。

在武汉时，患者经常会录制视频向医护人员表示感谢。回到上海后，许多队员仍然会收到患者发来的问候。"这些医患合影和视频的背后，有着一个个我们的温暖故事。这些细节很多很多，常常让我们红了眼眶。"洪洋说。

你在前方战斗，我在后方支援

"五院从抗美援朝开始，到援非医疗、唐山地震、汶川地震，2003 年的 SARS、2013 年的 H7N9，每一次都体现了五院人的责任感、使命感。我们等你们胜利凯旋。"洪洋回忆着闵行区卫生健康委员会党工委书记黄陶承为医疗队壮行时的寄语。

2020 年 1 月，新型冠状病毒不期而至，五院作为闵行区抗击疫情的定点医疗机构，成为战疫的主战场。1 月 21 日，医院党委发出《告全体党员干部员工书》。院党委书记施晓军强调，全体员工要积极行动起来，尤其是全体共产党员、全体干部，要对党忠诚，践行为人民服务宗旨意识，敢担当善作为，心系患者、不忘医者初心。

洪洋说，为应对患者就诊高峰，医院多措并举，第一时间成立上海市第五人民医院新型冠状病毒感染的肺炎防控领导小组，实行院领导值班制。医院整合医护、工勤人员建立应急救治梯队；撤出 3 个病区，改造成隔离病房，扩建疑似留观患者床位。为扩大发热门诊，1 月 22 日，院部下达指令，决定将 5 号楼一楼改造成新发热门诊，面积从 100 平方米扩大至 1 000 平方米左右。各部门迅速开工，奋战至凌晨。23 日，仅用了一天时间就完成改造，将医院原有的发热门诊搬迁至新场所。

"卫生健康委员会、复旦大学、复旦大学上海医学院、各兄弟医院都给予了许多支持。后方在物资仍然吃紧的情况下，仍然尽量给医疗队准备更多、更好的物资。"作为领队，刚到武汉时，洪洋经常思考，应该以什么角色来带领这支队伍。当看到队员们在群里分享患者治愈出院的开心，听到患者对队员赞誉之词不绝，当支援 ICU 的医护人员虽工作负荷重但绝口不提劳累时，洪洋有了答案："做个服务型的管理者，和队员们共同面对开心与担心、忧虑或喜悦。"

洪洋成为了服务队员的"大保姆"，一到武汉先想方设法为之前到达的队员快递物资。至上海第一批医疗队大年三十奔赴武汉前线的时候，医用物资比较紧缺。至上海第八批援鄂医疗队出发时，后方已进行了大量的物资储备。经过多方沟通，洪洋、施劲东等携带物资辗转到达前批队员驻地。

首批上海援鄂医疗队员黄莉莉和石欣怡，一位在护士岗位上工作了14年，一位是刚步入工作第三年的"95后"青年党员。刚到金银潭医院重症病区时，由于医护人手不足、防护物资紧缺，穿着严密的防护装备，她们在工作期间不喝水、不进食，连续工作8小时甚至更长。上海第三批援鄂医疗队员胡德雪和共产党员史媛虹一起前往武汉市第三医院重症病区支援。3月14日，胡德雪"火线入党"，3月19日，黄莉莉"火线入党"，她们出色的表现得到了党组织的认可。

这些"80后"、"90后"党员说："与死神搏斗的每一个瞬间都是我的骄傲、我的自豪！""有位阿婆还在我手心写下一个'谢'字，看到他们受苦，心里挺难受的。"病房里多数是危重症患者，需要呼吸机辅助治疗，即使清醒，病情也不稳定，再加上恐惧心理，任何一名患者的治疗以及护理都变得不简单。虽然汗水浸透衣服，脸颊和鼻梁被口罩箍得发红生疼，手上蜕皮起疹，但是当精心护理的患者病情渐渐好转，队员们心中就充满了快乐。

"一个不能少，平安回家！"除了保证防疫物资，队员们的生活饮食也要保障好。通过与酒店管理员沟通，每隔一段时间，由酒店管理员安排大厨到酒店现做武汉美食为大家改善生活，如小龙虾、牛肉面、牛肉粉丝等，甚至亲自为队员煲汤送到其房间门口。

为了让队员更好休息，减少公交车放空情况，医疗队在与公交车司机沟通后，根据医生、护士排班时间，调整了公交车时间。去时千重雪，归来万里春，逆行的白衣战士感动着武汉人民，而有一分热就发一分光的英雄的武汉人民让队员们也有太多感动。"拳拳亲情公交人，绝不战后两相忘。"医疗队领队洪洋说："这篇'致公交司机'是感谢24小时待命接送医疗队的公交司机志愿者，也献给所有携手共克时艰的武汉人民。"

病毒无情，人间有爱。上海是楚国春申君黄歇的封邑，雷神山医院旁边的黄家湖是黄歇的故乡，波光粼粼的黄家湖连接着上海和武汉两千年的情谊。在抗疫的关键时期，上海、武汉和全国社会各界迅速行动、尽己所能，纷纷伸出援助之手！广大志愿者奉献爱心、传递真情，为全国打赢疫情防控阻击战伸出援手、贡献力量，演绎了一个个"和衷共济、大爱无疆"的感人故事。

4月20日，医院第三批援鄂医疗队解除隔离。洪洋郑重地向党委书记施晓军、院长吕飞舟交还党旗、队旗。当疫情来临，当国家需要，青春的你们召之即来、来之能战、战之必胜！

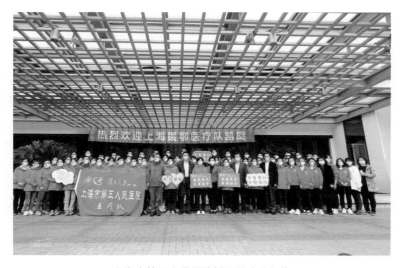

上海市第五人民医院援鄂医疗队凯旋

（文字：孙菔莹）

儿科医院:
战疫——全面呵护儿童健康

　　复旦大学附属儿科医院是上海市唯一一家新型冠状病毒感染儿童患者的定点收治单位。儿科医院的疫情防控工作任务艰巨、情况复杂。作为定点收治单位，收治全市确诊儿童患者，又正值甲流、乙流流行，医院需要应对大量的发热筛查工作，"外防输入、内防院感"的压力大。面对严峻挑战，儿科医院党委书记徐虹、院长黄国英带领医院党政领导班子，在上海市委市政府、上海市卫生健康委员会、复旦大学及复旦大学上海医学院的领导下，始终牢记习近平总书记重要指示精神，把人民群众的生命安全放在第一位，积极开展工作，调动各方资源，组织专家力量，建立和启动各项应急流程，开展全员培训，充分发挥党组织的战斗堡垒作用和党员的先锋模范作用，广泛动员全院员工参与抗击疫情各项工作中，确保儿科抗疫工作有力、有序、有效开展。

　　儿科抗疫，经历了严防死守、统筹防疫与复工复产、外防输入和常态化防控等各个阶段，患儿得到妥善救治，医院复工复产顺利推进，医务人员和就诊人员零感染，从患者管理到员工管理，从防控措施改进到督查落实，从患儿救治到居家儿童健康，从"在线问诊"到国际儿科抗疫交流，儿科医院以"一切为了孩子"为出发点，守护儿童健康。儿科医院的抗疫工作受到上海市委市政府、上海市卫生健康委员会和复旦大学以及复旦大学上海医学院的肯定。一家医院、一个团队、一群人在4个多月的时间里，有很多很多值得书写的故事。

靠前指挥　统筹推进　确保打赢新冠战疫

早在疫情暴发前，儿科医院已经做好面对疫情的动员部署工作，医院第一时间成立由党委书记、院长任双组长、院领导为组员的抗击新型冠状病毒感染领导小组，并组建由传染、呼吸、感染、重症医学、放射、护理等专业的 12 名专家组成的医疗咨询专家组，设立防控指挥部，实行 24 小时值班制度。领导小组制订和启动新型冠状病毒感染肺炎疑似病例就诊流程、发热患者预检流程等各类预案，先后出台 14 个医院防控疫情专项通知，涉及个人防护、信息汇报、院内会议管控、门诊住院患者管理等各方面，明确医院疫情防控纪律，加强对来院就诊患儿及其家属的管理。第一时间建立传染科救治前线人员第一梯队，并组建第二、第三梯队，保证传染科前线医务人员轮岗休息。针对医疗物资不足的情况，领导小组争取上级部门支持，积极链接各方资源，缓解医疗物资紧张的局面。

疫情初期，医院党委提前部署，加强人员管控，早启动、全覆盖、严要求、保落实，严格人员管理，保障战疫。1 月 23 日，启动员工去向排摸和身体状况零报告。1 月 26 日，召回所有离沪员工，进行居家观察，并发布《新型冠状病毒感染疫情防控期间医务、工勤人员报告流程》，落实严格的离沪员工居家观察规定，并持续摸清摸细离沪员工离返沪时间、交通方式及班次、所在地疫情、接触史和居家观察情况，完善疫情防控期间人员管理规定。2 月 7 日，对员工同住人员离沪情况进行全面排查，坚决杜绝因员工感染引发院内聚集性发病的可能，并为医院恢复正常医疗工作做好充足的人员储备。医院压实责任，由科主任和护士长负责，每天排查所辖部门所有人员，党委办公室、院感科和科室负责人及时督促员工进行就诊。员工身体康复后经医院审批后方能返岗。

当疫情防控进入最吃劲的关键时期，医院在 2 月 7 日成立儿科抗疫督查组，徐虹亲自担任督查小组组长。督查组成员由临床和管理部门的资深专家组成，每周督查全院除传染病大楼以外的所有区域，包括病房、门急诊、一级科室以及工勤、运送、安保、食堂等后勤支持保障部门，通过学习疫情防控相关文件、听取科室防疫和复工复产情况汇报、查阅防疫台账、访谈员工等形式，帮助医院落细落实防控工作，实现疫情防控工作闭环管理。目前已有 3 批共计 40 余位专家参与督查，包含 12 位党支部书记，23 位临床科主任和 7 位职能部门主任。在督查组专家的建议和推动下，医院快速出台了《关于不同岗位个人防护要求的专项通知》（第二版），及时提高门急诊预检人员的防护级别。

疫情期间，医院党委召开七次党支部书记会议，传达上级要求，学习医院发布的 14 项抗疫专项通知内容，介绍上海市和医院抗疫情况，并通过党支部书记传达至每一位员工。在线方式举行一次全体党员大会，发布《致全体复旦儿科医院党员的倡议书》。每周召开中层干部视频例会，加强学习、贯彻精神，统一思想，使全院员工能够充分理解并坚决贯彻各项防控措施。如早在 1 月 23 日，要求停止中层干部外出休假；1 月 26 日，取消员工离沪休假、要求提前返沪并居家观察，有效保障了医院抗疫工作的人员储备。

精准用药　收获儿童治疗上海经验

从接收新冠肺炎患儿开始，儿科医院感染传染科主任曾玫想得最多的，就是为新冠肺炎患儿提供最合理和适宜的治疗，达到理想的治疗效果。

作为感染性疾病专家，曾玫在儿童病毒性传染病的诊疗上，做了大量的研究，根据积累的知识和经验，本着科学的态度和人文关爱的情怀，与专家组讨论后，为患儿制订了一套精简又适用的儿童治疗方案。

"我们有一些基本的判断：首先，平时处理了这么多种感染呼吸道的病毒疾病，不管是哪种病毒引起的疾病，绝大多数儿童患者尤其是轻症患儿是可以自愈的；另外，没有针对新冠肺炎的特效抗病毒药物，推荐试用的抗病毒药物临床效果并不明确，因此我们决定对于非重症的儿童患者，不用抗病毒药物，给予对症处理，并且密切观察病情变化，及时干预。"曾玫说，孩子如果咳嗽

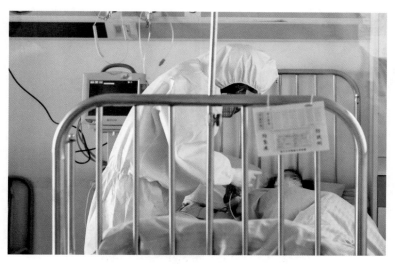

儿科医院护理人员精心护理患儿

明显，就吃止咳的药物，或者联合雾化吸入治疗，以缓解、改善症状，对于服药依从性好的儿童，给予中成药辨证治疗。

除了治疗方案，对儿童患者病情进行密切观察至关重要。"因为从成人的经验来看，通常发病一周左右病情可能加重，所以病情的观察是非常重要的，如果病情有蛛丝马迹的变化，我们马上要进行干预治疗，并跟进必要的检查。"

从所有出院患儿和正在接受治疗的患儿情况看，儿科医院传染病团队这一套个性化的治疗方案，取得了很好的效果。

曾玫带领的传染科团队总结了儿童新冠肺炎患者的救治经验，发表了多篇学术论文，为儿童新冠肺炎的诊治和预防提供重要借鉴。

隔离病房不隔爱　医护呵护儿童心灵

这是 10 年来第一次出现传染病隔离病房患儿没有家长陪护的情况。传染感染病病房的护士长夏爱梅介绍，常见的儿童传染病一般不会传染给成人，2009 年后，为了给儿童患者更好的人文关怀，医院开放了传染病病房的家长陪护。但随着疫情的进展，从遵守相关法规和降低交叉感染风险出发，孩子单独隔离治疗的措施在取消 10 年后重新启用。曾玫表示，儿科医院收治的新冠肺炎儿童患者多是轻症，虽然救治难度相对比成人重症患者要小一些，但隔离病房中的照护压力则大很多。

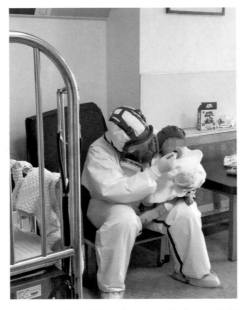

7 个月的齐齐住院第二天，负责照顾她的护士为她戴上了漂亮的小帽子；和孩子妈妈沟通了孩子的饮食习惯后，护士正一口一口喂米糊拌果泥

除了医疗和护理，对于隔离病房的孩子来说，陪伴至关重要。在隔离病房，儿科传染病房的医务人员，做起了孩子们的临时妈妈。从孩子最初的胆怯、排斥，到接纳和亲近，身着隔离服的医务人员耐心地取得了孩子们的信任，成为孩子们的"大白"妈妈。其中，一名 7 个月大的患儿是上海市收治的儿童新冠肺炎患者中年龄最小的，她入院第一个晚上，离开妈妈的怀抱，来到陌生的环境，哭闹了整整一个晚上。这个晚上，从未做过妈妈的护士一直抱着她安抚，两三天后宝宝才逐渐适应。"我们"90 后"的护士，自己还没有结婚，但当起临时妈妈却特别耐心。"夏爱梅说。在传染病房医生、护士们 17 天无微不至的照顾下，宝宝终于出院了。出院那天，孩子妈妈看到后难以抑制激

动："宝宝都让你们养胖了。"要将宝宝送回妈妈怀中，医护人员心中又是欣慰又有点不舍，曾玫医生动情地在宝宝脸上亲了一下，而这一瞬间被《新民晚报》摄影记者捕捉到，照片刊登在 2 月 20 日出版的《新民晚报》头版上。温情的一幕，通过报纸和新媒体，传递到上海市民面前，令全城感动。这幅意味深长的新闻图片，也获得上海市委书记李强点赞。

儿科医院还选派医护人员到上海市公共卫生临床中心，负责儿童患者的救治工作。在儿科病房里，有些小留学生刚从国外回来，连父母都没有见到就被隔离在病房中。对新冠疫情心存恐惧，缺乏安全感，又没有家人的陪伴，那些

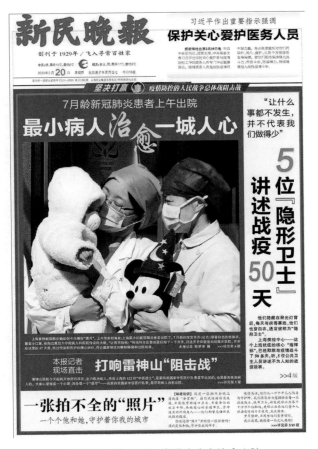

《新民晚报》报道上海最小患者治愈出院

孩子们往往感觉自己是一个人在战斗，儿科医院的医护人员就充当起他们的家属，不仅关注他们的身体情况，还要操心生活细节和心理变化。对于外籍患儿，医护人员们特地关注了饮食习惯和文化差异，尽量满足他们的需求。儿科医护团队秉持"一切为了孩子"的宗旨，不仅肩负着治疗的使命，更是为在隔离病房的患者们带去了儿科以家庭为中心的护理。儿科的医生、护士们给患儿们带去图书、画册，陪着他们画画；对于留学生们，护士们像姐姐一样与他们谈天说地，聊流行、聊梦想……冷色调的隔离病房里，传来阵阵的欢声笑语。每次出院时，孩子们表达着感谢的同时还带着一丝不舍与医护人员们挥手告别！

战疫之路　党员先行

在抗疫初期，儿科医院党委第一时间发布《致全体复旦儿科医院党员的倡议书》，号召共产党员在抗疫中发挥抗疫先锋模范作用。为在医疗救护一线切实发挥党支部的战斗堡垒作用，在医院党委指导下，坚守在隔离病房和发热门诊的党员于1月31日成立了救治前线临时党支部。在组建赴公卫医疗队时，救治前线临时党支部又成立驻公共卫生临床中心党小组。党员同志们冲锋在前，发挥了主力军和表率作用。党支部书记葛艳玲将家里不足6个月的婴儿留给老人照顾，自己义无反顾守在医院，经常加班加点，带领一线团队全力诊治新冠病毒感染患儿。曾玫、夏爱梅双双递交入党申请书，成为上海市首批"火线入党"的同志。此后，又有6名年轻的同志第二批"火线入党"，在党旗下庄严宣誓。抗疫期间，全院共有25人递交了入党申请书，包括感染传染科主任、国际著名儿童肝病专家王建设教授。

党员纷纷加入志愿服务团队，共同奋战在一线，参加了门诊引导预检流程、提供免费的在线公益咨询、开展无偿献血活动、管理和发放捐赠物资等。医院的党员志愿者每天早晨7:00就到达门诊，引导患者或家属填写流行病学信息，疏导人流，安抚哭啼的孩子，和患儿家长一起面对可能碰到的任何难题，架起医患之间沟通的"桥梁"，畅通就诊流程，大大提升了患儿的就医体验。

受疫情影响，献血人数减少，血库存量不足。为了保障医疗用血，3 月 6 日，儿科医院开展无偿献血活动，80 余名党员志愿者报名参加。其中，儿科医院党委副书记、肿瘤外科主任董岿然带头报名参加了本次献血，他的许多学生跟着导师一同献血抗疫。作为小儿外科专家，董岿然知道用血紧张，许多患儿正排期用血。他说，随着上海复工复产，入院治疗的患儿正在回升，但存在手术因缺血而延期进行的情况，对患儿治疗影响大，无数患儿及很多疑难大手术正等待着输血救命。在这场战疫中，无数党员发挥了先锋作用，冲在前线。

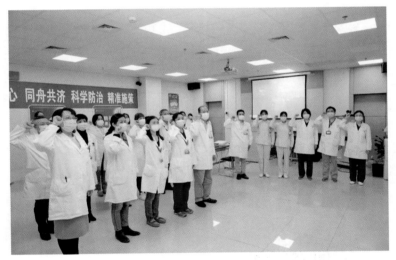

2020 年 3 月 20 日，儿科医院第二批 6 名儿科白衣战士汇聚到鲜红的党旗下，喊出了心中的铮铮誓言

服务湖北　国际交流　携手抗疫

作为国家儿童医学中心，儿科医院时刻关注湖北疫情的发展，关注着湖北

儿童的健康，主动与湖北和武汉儿科同道联系，提供力所能及的帮助。儿科医院 2 月 8 日元宵节开展"党员在线-儿科问诊"，主动提供线上免费问诊服务。线上问诊团队逐步拓展至 26 个专业、250 余位医生，并优先为湖北地区提供服务。2 月 28 日，儿科医院、武汉儿童医院和上海音乐学院开展支部共建，开展沪鄂合作。3 月 9 日，由儿科医院党委倡议，儿科医院主办、武汉儿童医院和上海音乐学院协办、多家单位共同支持的"沪鄂童心守护行动"正式启动。这一行动借助互联网平台，汇聚儿科医务工作者和艺术、体育、教育工作者，融医学科学于人文艺术中，为疫情期间的孩子们打造集"医疗咨询""健康管理""艺术课堂"和"心情树洞"为一体的多模块多维度的空中乐园，在特殊时期，全方位呵护因疫情防控而居家学习儿童的身心健康。该行动平台每月开展一次在线云义诊和科普宣传，3 月 19 日的首次在线义诊共有十大热门专业、60 多位专家参与，全国各地 18 000 余人次参加。5 月 15—22 日，儿科医院联合武汉儿童医院，在"沪鄂童心守护行动"平台开展线上科普义诊周活动，每天两个专业，总共 14 个专业的线上团队提供优质的线上科普和义诊。除了提供医疗服务

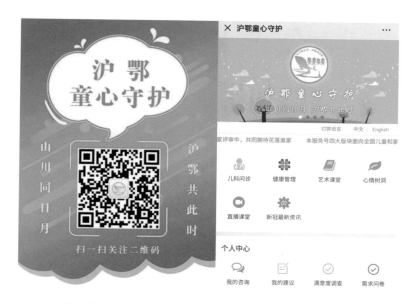

儿科医院联合武汉儿童医院联合开设"沪鄂童心守护行动"平台

外，该行动平台加入了"艺术课堂"，为沪鄂两地医务人员子女在网上进行乐器课程云辅导，缓解疫情中焦灼的童心，为医务人员解除后顾之忧。

为促进疫情防控国际交流，4月16日，"沪鄂童心守护行动"平台联合复星基金会举办"首期儿科医生抗疫网络研讨会"，邀请儿科抗疫专家与波士顿儿童医院、葡萄牙光明医疗集团及非洲、印度等地医院的40余位专家连线，就大家关心的患儿救治、院内感染防控等议题进行交流讨论。感染传染科主任曾玫、肿瘤外科主任董岿然、消化内科主任黄瑛、医务部主任柳龚堡、儿科重症监护室感染控制科副主任马健分别从患儿诊治、防控期间手术管理、内科普通患者收治管理、医院患者和家属管理、院内感染控制等不同方面分享了儿科医院新冠肺炎患儿救治和疫情防控方面的做法、经验和思考。感染传染科副主任医师葛艳玲、肾内科副主任医师翟亦晖全程进行线上文字答疑。疫情不分国界，希望通过专家研讨、分享交流，为各国正在抗击疫情医疗一线的同仁们提供力所能及的帮助，共同守护更多的孩子们成长！

做好儿科医院抗疫宣传工作　强信心　暖人心

抗疫期间，为了进一步做好疫情防控宣传和舆论引导工作，更好地强信心、暖人心、聚民心，医院党委统筹谋划，安排党委办公室和宣传办公室合署办公，每日讨论，全方面、全程记录和报道儿科抗疫工作，突出典型人物和先进事迹；同时充分动员好两支队伍——党支部宣传委员队伍和科室宣传联络员队伍，第一时间汇总各支部、各部门第一手资料和先进事迹。各部门各支部的疫情防控举措、好经验、好做法以及基层党组织和医务人员典型事迹得到充分、及时的展示。

1月31日起，儿科医院党建学习平台推出儿科抗疫"每日一报"，坚持每天推送医院抗疫各条战线、各支部、各部门的典型人物、先进事迹，介绍医院抗疫工作进展，连续推出90篇系列报道，对儿科抗疫进行全程报道和全方位展示，内容覆盖所有在职党支部和医护技药工勤等各个岗位。其中"为'爱'逆行，白衣天使献血抗'疫'""疫情期孩子们的心灵谁来呵护？复旦儿科牵头，跨越沪鄂的医教艺'空中课堂'启动"等 7 篇文章被学习强国上海平台发布。这些报道展现儿科医院一线医务人员良好的精神面貌，弘扬了"敬佑生命、救死扶伤、甘于奉献、大爱无疆"的医务工作者职业精神。

儿科医院党委将继续严格贯彻落实习近平总书记关于疫情防控的重要指示精神，带领全院广大党员干部和全体员工，奋战抗疫，把疫情防控作为守初心、担使命的现实考题，切实发挥好共产党员的先锋模范作用和党组织的战斗堡垒作用，为儿童健康努力奋斗，为疫情防控大局贡献国家儿童医学中心的力量。

（文字：徐　虹　张志豪　沈　桢　罗燕倩）

上海市公共卫生临床中心：
全力抗击新冠肺炎疫情，筑牢上海战疫堡垒

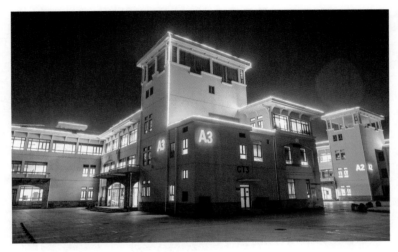

2020 年 2 月 25 日夜晚的上海市公共卫生临床中心应急病房

上海市（复旦大学附属）公共卫生临床中心作为新冠肺炎患者定点收治医院，始终坚持以维护上海公共卫生安全和人民生命健康为使命，是上海市捍卫城市公共卫生安全的战斗堡垒。在 1988 年甲型肝炎大流行、1994 年急性肠道传染病、2003 年 SARS、2009 年甲型 H1N1 流感、2013 年 H7N9 禽流感、2014 年埃博拉病毒感染、2015 年中东呼吸综合征等多次重大传染病疫情防控战疫中都发挥了重要作用。全院上下面对新冠肺炎疫情，在上海市卫生健康委员会和申康医院发展中心的指导和组织协调下，通过科学防控、精准治疗，切实有效地救治患者、控制疫情，展现了良好的综合救治能力和整体服务水平，彰显了

维护上海城市公共卫生安全的公卫精神和重要价值，得到社会的广泛认可。

战时状态全员皆兵　集全市医疗资源救治患者

2019 年 12 月下旬，武汉宣布出现不明原因肺炎，得知消息的第一时间，公共卫生临床中心凭借高度的敏感性，于 2020 年 1 月选择连续两天开展了具有针对性的实战演练。这个演练完全是按照接收新冠肺炎患者的真实流程来实施。经过前期精心组织和认真筹备，公共卫生临床中心医疗、护理、后勤、安保全部参加了演练。事后，各个部门针对每个细节进行总结，查漏补缺，将遇到的问题和不足逐一解决，之后根据短板和不足，对所有人员进行了专业培训。

1 月 6 日，公共卫生临床中心成立了应急委员会，下设医疗、护理等 6 个工作组；1 月中旬，为了切实做好防控工作，公共卫生临床中心已经进入全面警戒状态，召开专题培训，对新型冠状病毒感染的概念、流行特征、临床特点、诊治以及医院感染预防等进行了系统介绍，强调了早期识别和科学防控的重要

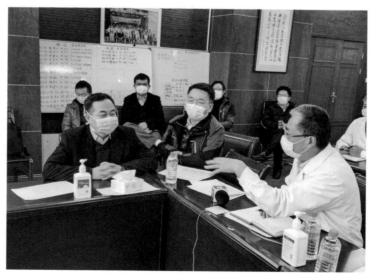

上海市公共卫生临床中心应急委员会开会讨论新冠疫情治疗方案

性。A区4栋负压病房327张床位全部进入待命状态。

1月20日，公共卫生临床中心应急工作正式启动，收治确诊患者。由此，公共卫生临床中心战时状态正式拉开。从院领导到中层干部，主动取消全部休假，开启"5+2""白+黑"的工作模式。在上海市委、市政府的统筹部署下，始终坚持科学组织、科学防控、科学救治，按照"集中患者、集中专家、集中资源、集中救治"的原则，集全市优势医疗资源抗击疫情。抗击疫情期间，来自中山、华山、瑞金医院等上海医疗系统最强的重症医学科、感染科、呼吸科、心内科、营养科、心理科专家24小时驻点公共卫生临床中心，实行"一站式"综合救治理念，为每个患者提供个性化的诊疗服务。此外，来自仁济、瑞金、市一、市六、市十这5家医院重症学科负责人带队，以整建制的模式直接深入应急病房一线救治重症患者。同时，全市27家医院的专业护理团队也派出精兵强将，形成了一套立体救治模式。

公共卫生临床中心还拥有生物安全三级实验室和实力强劲的科研团队，其中包括二代测序、血药浓度检测等新技术，在强大的科研技术支撑下顺利开展。研发的抗新冠病毒感染雾化吸入剂具有抑制炎症、抗病毒、促进黏膜损伤修复的效果，而预防新冠病毒感染的疫苗研究也在稳步推进中，上述科研支撑可为患者健康保驾护航方面发挥重要作用。

采取"一人一策"治疗 不断总结经验形成专家共识

新冠肺炎的治疗还没有特效药，所以公共卫生临床中心的上海专家组诊疗核心是综合治疗。治疗过程中，始终围绕如何让轻症患者的免疫功能更好地恢复，让重症患者的病情避免加重，并通过综合治疗尽快好转，从而实现"提升治愈率、降低病死率"这个目标。

落实综合治疗，其实就是对每例患者采取精细化管理。采取"一人一策"的治疗手段，有时候甚至同一例患者采取"一天一方案"，在治疗过程中对每个患者观察、总结，随时调整方案。每天两次市级专家通过视频连线，与临床

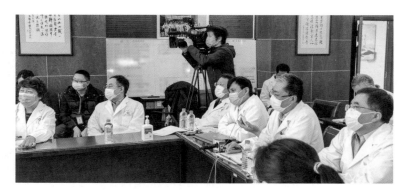

2020 年 2 月 19 日市级专家组病例讨论

一线专家开展病例讨论。每个重症、危重症患者都要仔仔细细过一遍，包括肺功能、电解质、凝血机制、感染问题等。除了关注常规治疗疾病以外，还关注免疫功能的保护，包括患者的情绪、饮食、睡眠管理。此外，中医专家入驻病房，开展中西医结合治疗；心理治疗师及时进驻病房一线，开展心理疏导和心理治疗，对医护和患者提前进行心理咨询或者心理干预，有助于医护心理健康和患者康复。

随着对疾病的认识加深和相关经验的积累，上海专家组最终发表了《上海市 2019 冠状病毒病综合救治专家共识》，从而为全国乃至全球的新冠肺炎救治提供了宝贵的"上海经验"。

成立应急病房党支部　发挥党员先锋模范作用

面对来势汹汹的疫情，面对猝不及防的考验，面对这场没有硝烟的战争，应急病房启用后，为了充分发挥基层党组织战斗堡垒作用和共产党员先锋模范作用，公共卫生临床中心党委第一时间成立应急病房临时党支部，鲜红的党旗在疫情防控的第一线高高飘扬。期间，广大党员以身作则、冲锋在前，发扬了连续作战、敢打硬仗的精神。

先后两批来自全市 18 家医院共 48 名奋战在上海战疫一线的医护人员"火

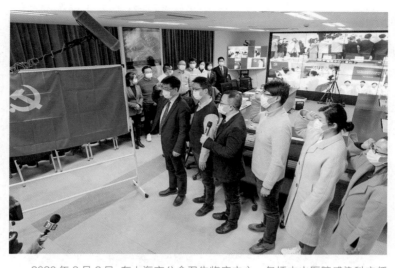

2020 年 3 月 2 日，在上海市公众卫生临床中心，包括中山医院感染科主任
胡必杰在内的 12 名医护人员"火线入党"

线入党"。"火线入党"的医护人员中，有市级专家组成员，有一线医生，有临
床护士，他们虽然分处于公共卫生临床中心应急病房、网络指挥中心和各个医
学观察点，但是视频连线让这一场"火线入党"仪式依旧可以同步进行。"我志
愿加入中国共产党"成为疫情防控中的最强音。

应急病房充满暖意　人文关怀深入人心

自新冠肺炎疫情暴发以来，公共卫生临床中心在全力以赴做好新冠肺炎患
者救治工作的同时，积极倡导人文关怀，始终做到医疗有温度，关爱有力度，
服务有深度，让医护和患者深切感受到人性化关怀的温暖。

1 月 25 日是农历大年初一，当天下午，位于公共卫生临床中心的应急病房
内，举行了温馨的生日会。当天是一名新冠肺炎患者小伙子的生日，自从被确
诊感染新型冠状病毒以后，他积极配合治疗，恢复情况良好。当医护人员获悉
大年初一是他的生日后，主动购买了生日蛋糕，为他庆祝生日。由于受治疗条
件限制，现场没有生日歌，医护人员也穿着厚重的隔离服，但是意外的惊喜让

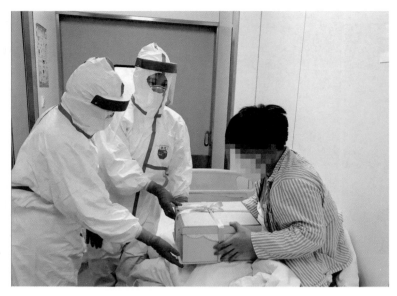

上海市公共卫生临床中心医护人员为患者送上生日蛋糕

小伙子十分感动，他表示这是他有生以来最特别的生日会。

"祝您早日康复，请收下我们护士折的千纸鹤。"在公共卫生临床中心新冠肺炎轻症患者病区，护士们将亲手折的千纸鹤送到患者手中，而这只是诸多人文关怀的亮点之一。为了减轻患者因为对疾病预后的不确定感以及在隔离病房期间无法与家人见面等原因而产生的焦虑、紧张、抑郁、担忧等心理问题，改善患者情绪，提高其治疗依从性，公共卫生临床中心有计划地开展一系列人文关怀活动，并针对不同患者人群，提供有针对性的人文关怀措施，最大限度地解决患者住院期间的身心问题，促进疾病康复。面对轻症病区的外籍患者，医护人员均配备了语言翻译器，确保沟通无障碍。此外，对于不习惯中餐的患者，床位护士主动了解其饮食禁忌和偏好，营养师根据患者饮食需求，提供西餐服务。轻症病区年轻患者较多，为了向医护人员表示感谢，他们不仅用外语写表扬信，还拿起画笔，在医护的防护服上留下手绘图案或者感谢的话语。

在重症病区，多数患者语言表达不畅，只能依靠肢体动作表达需求。护理部专门引入一组生动形象的需求卡片，包括喝水、吃饭、大便、胸闷、难入睡、冷等需求或问题，只要手指点点，患者就能与医护人员进行交流。对于手脚机能不协调的患者，医护人员会通过小黑板与其沟通，增强患者战胜疾病的信心，甚至还会跳上一段手语舞，激发患者锻炼其手脚协调性。"曾经一位我护理了两周的重症患者，恢复情况良好，一直想看我样貌，可是他的手指灵活度还未恢复，我就和他玩拉钩小游戏，在锻炼手指功能的同时，还约定等他康复出院后，看我脱下防护服后的样子。""95 后"护士严琎在人文关怀患者方面有着自己独到的办法。

"一位患者出院前夕，专门订购了鲜花送给医生和护士，觉得一切付出都值得了。"应急病房护士长王琳收到鲜花的那一刻激动万分。白衣战士是抗击疫情的主力军，也是骨干力量，必须全方位给予保障。在应急病房启用之初，心理治疗师 24 小时进驻应急病房进行心理干预，并提供虚拟（VR）心理舒缓设备，缓解医护人员心理压力。

3 月 15 日，对公共卫生临床中心护士翁雪怡来说也是个特殊的日子，这是她和丈夫喜结连理的日子。虽然在医学观察期间，这对新人不能碰面，但是疫情并不能让爱延期。当天，他们在公共卫生临床中心通过视频连线，举行一场特殊的证婚仪式，见证他们的爱情。公共卫生临床中心党委书记卢洪洲担任两位新人的证婚人。整个仪式过程虽然简短朴素，但是寄托了公共卫生临床中心对他们诚挚的祝福。

据了解，社工部为全院员工提供心理疏导、减压等支持性服务，制作二维码和心理健康自评问卷，同时设立了 24 小时心理咨询电话；党办和团委为每一位应急病房医护购置生日蛋糕，并由专人为他们庆祝生日；护理部在病区和生活区设立了心愿墙，对于医护心愿，公共卫生临床中心尽力给予满足……

做好院感控制　实现医护零感染

为了减少医护人员的职业暴露风险，公共卫生临床中心 4 栋应急病房大楼均采用了负压系统，对于高风险的治疗操作，应急病房内还配备了正压呼吸器。"除了硬件给予支持，严格的院内感染控制必须落实在行动上。"身为感染病专家的卢洪洲深知做好院内感染控制的重要性。

根据国家下发的相关文件及通知要求，结合公共卫生临床中心实际情况，1月20日，感染控制科修订了《2019新型冠状病毒感染的肺炎应急工作预案》，并细化责任、明确分工；1月23日，修订新型冠状病毒感染预防与控制相关隔离措施、应急病区内部管理、防护用品使用、复用物品消毒、患者收治、发热门诊收治、医疗废物处置、环境物表消毒等制度流程20余项，下发全院各部门学习，提高全员防控意识；2月1日，制订《非应急病区日常收治和标准防护工作指引》，统一两院区管理，做好科学防控。

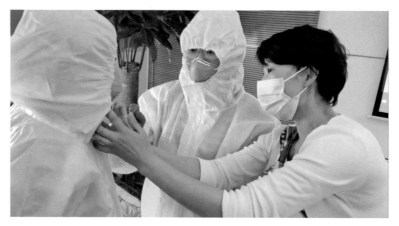

必要的感控培训是每一位医护人员进入应急病房前的"必修课"

在新冠肺炎疫情暴发后，感染控制（感控）科工作人员作为监督员进入应急病房，全程监督医护人员穿脱隔离衣是否规范、工作细节是否正确、操作步骤是否标准。随着兄弟医院派驻医护人员前来支援，必要的感控培训是每一名外院医护人员进入应急病房前的必修课。"虽然支援的医护都是外院的重症医学团队，但是直面传染病的机会并不多，无论之前名气有多大、临床经验有多丰富，都必须严格培训，所有医护人员通过感控科的考核后才能进入一线。"在公共卫生临床中心主任朱同玉看来，院内感控面前人人平等，没有特权。"在应急病区内设立双向语音视频监控系统，采取云端储存，院内感控、护理、医务等管理人员通过手机可以随时监督脱卸环节，语音交流指导，及时发现风险点并提前干预。"

为了及时了解一线医护人员身体状况，公共卫生临床中心采取了电子化管理和追踪。为直接参与救治人员建立健康档案，进入应急救治流程的医务人员必须接受咽拭子核酸筛查和胸部 CT 筛查，判定无相关风险之后进入工作环节，工作期间每日接受体温监测和症状监测，进入岗位前接受干扰素喷雾预防，每五天接受一次咽拭子核酸检测。一轮救治工作结束后，所有医护人员接受为期 14 天的医学观察，在此时间内接受咽拭子、核酸、血液、CT 等检查，所有检查无恙后才能离开。

随着救治工作的深入，针对出院患者增加，终末消毒和多重耐药菌筛查和日常消毒工作成为工作重点，过氧化氢喷雾和噬菌体喷雾交替使用，避免感控盲区。

除了做好医疗行为约束、医务人员培训，医疗废物也必须进行处置全流程监控。公共卫生临床中心对医疗废物的处置过程采用数字化管理，实现医疗废物电子台账，能够对每次交接的数量和重量进行精确的数据采集与核对，对每件医疗废物进行唯一编码，实现精准的实时定位和溯源。目前，公共卫生临床中心医疗废弃物均在院内焚烧炉内作焚烧处理，不存在运输和环境感控风险。

建立超算中心 打造医疗科研"最强大脑"

3 月 10 日，上海市公共卫生临床中心健康与生物安全大数据超算中心揭牌，将成为目前中国公共卫生系统内最具规模的超算中心。

该中心的成立将对推进相关病毒疫苗及新药临床研发，加速全球抗击新冠肺炎疫情起到积极促进作用。未来，其科研算力将服务长三角，辐射全中国，成为医疗科研的"最强大脑"。

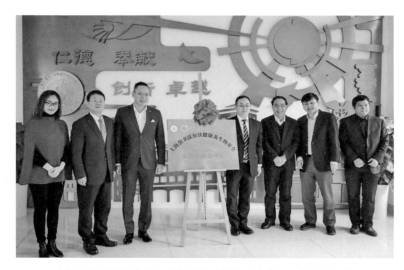

上海市公共卫生临床中心健康与生物安全大数据超算中心揭牌

利用超级计算机强大的数据储备和科学推算能力，科学家可以对病毒的变化演变进行推演，进而制订相应的治疗方案，还可以推演新疫苗的抗体产生情况，验证其有效性和安全性。

据了解，大数据超算中心成立后，还将与国内其他医疗科研机构实现数据共享，这将帮助科研人员在其他各领域提高研究速度和效率，更快地取得研究突破。

不仅如此，该中心还可为疫情数据的实时监测和态势分析提供数据平台与技术支撑，助力全国的医疗机构更好地应对未来出现的其他突发公共卫生安全事件。

作为应对各类新发和突发传染病的前沿阵地，公共卫生临床中心将始终不忘初心、不负韶华，同心戮力、共克时艰，直到最后的胜利。

浦东医院：守护·守沪，我们不胜不休

人类迈入公元 2020 年，历史写下惊心动魄的又一篇章。

2020，岁在庚子。此时，一场突如其来的新型冠状病毒肺炎疫情席卷全球。人民至上！生命至上！正是这种使命担当，让每一位复旦上医人汇聚起同疫魔较量的动力源泉。

除夕之夜，最美"逆行者"紧急驰援武汉；守护上海，发热门诊连夜扩容改建；口岸防控，传递上海温度，多措并举温暖归国游子心……作为复旦大学在浦东新区的桥头堡，作为上海防疫一线的大型综合性医院，浦东医院党委书记杜忠华、院长余波带领着全体浦医人把异常艰巨的战疫使命扛在肩上，毫不畏惧、绝不迟疑——守护武汉，守护上海，我们不胜不休！

"逆行"武汉，交出一份合格答卷

白衣为甲，逆行出征。

1 月 24 日，大年三十，复旦大学附属浦东医院院感科主任冯建军、呼吸内科主管护师黄琳、重症医学科主管护师瞿如意接到紧急集结指令，迅速整装奔赴武汉，成为上海首批援鄂医疗队的"逆行者"。他们在万米高空中守岁，在大年初一的凌晨 3:00 抵达了武汉。

浦东医院所在的医疗队对口支援的是武汉市金银潭医院，是专门收治新冠肺炎确诊病例的定点医院，且以危重症患者为主。那是一个战场，一个与时间争分夺秒、与病毒针锋相对、与死神争抢生命的战场。

时间紧迫，任务繁重，作为医疗队临时党支部组织委员的冯建军主动承担院感组组长的工作，他临危不乱，在如此巨大的考验面前，制订了"队员零感染"的目标。

冯建军结合金银潭医院实际，将重心从平时的"以患者为中心"，转变为战时的"以医护患为中心"，将院感防控人员从"管理者"转变为"安全员"和"守门人"。为防止在工作中感染，冯建军带领他的团队亲临现场，审查"三区两通道"的设计，根据呼吸道传播疾病的防护要求，考察空气动力方向，加装必要设施，封闭部分通道，确定不同区域的防护保障水平等。为了精准摸透每个细节与路径，他们反复实践，反复推敲，身穿防护服，来回走动，一天下来，有时候甚至脚肿得脱不下鞋。

及时发现隐患、杜绝工作中的不足，是达到"医务人员零感染"目标的关键。作为上海第一批援鄂医疗队的专家，院感团队召集院感会、专项问题协调会39次，提出、解决问题60余项，制订并出台近30项院感制度和规范。按照国家卫生健康委员会指示，在金银潭医院成立"联合院感办公室"。医疗队将积累的经验倾囊相授，积极指导驻地医院院感管理工作，累计稽查了24个病区，同时将工作制度和流程汇集成册，主动分享第一批医疗队的院感经验。

在金银潭医院，不仅仅是生死时速的考验，也有着很多的温情和柔软。隔离病房的生活是孤独的，压抑的，患者往往会因为见不到家人而烦躁，哭泣，所以心理护理格外重要，医学的作用也在于"有时治愈，常常帮助，总是安慰"。

病房里有一位50多岁的阿姨，因为氧饱和度低，呼吸很费力，半夜常常睁着眼睛不敢睡觉。有一次她泛着泪花告诉瞿如意，她想女儿……护目镜后的瞿如意忍不住哭了，她想到了自己的家人和孩子。瞿如意用病房里的工作手机，帮阿姨联系上了她的女儿。电话接通的那一刻，阿姨流泪了，之后开始积极配合各项治疗。在阿姨出院的那一天，瞿如意和队员一起，给阿姨送上了苹果，"苹果，象征着平安、健康，希望阿姨以后每一天都能平平安安地生活着"。

在奋战一个多月后，金银潭医院的北二区和北三区要合并了。患者金奶奶也要跟着转病区，黄琳便自告奋勇帮她打包行李，带着她上楼转区。"奶奶别担心，到时候您就跟着我！"说着，她牵起金奶奶的手，给了金奶奶一个大大的笑容。在途中，老人紧紧握着黄琳的手，一刻也没有松开。把老人安顿好，黄琳对金奶奶挥手道别。"谢谢你呀，黄琳护士。"金奶奶再一次向她道谢，又补充了一句："感觉你就像我家里的人。"

在武汉守护的 67 天里，浦东医院援鄂医疗队舍生忘死、勇于担当、顽强拼搏、无私奉献，利用团队优势，用智慧攻坚克难，在大考中践行初心使命，也在大考中交出合格答卷。

回顾这 67 天，是一段拨云见日的艰难历程，黑云终被驱散，因为希望的种子从没有熄灭。一份心有灵犀的感动，是队员们从武汉带回上海最珍贵的"宝贝"。

"守沪者"，展示着上海速度

你们千里驰援武汉；而我们，与你们并肩作战，坚定守"沪"！

从上海口岸入口到医院之间的无缝衔接，被称为"闭环管理"；而在这个闭环的背后，则是无数彻夜不眠的医务人员……浦东医院是处于上海防疫一线的大型综合性医院，也是上海口岸防疫 3 个闭环中的重要一环，构建平战结合机制，服务公共卫生体系建设，浦东医院发挥了公立医院的主力军作用。

"早"和"快"，是浦东医院境外疫情防控的亮点。在疫情之初，医院就根据境外航班到港特点，迅速成立了 24 小时疫情防控指挥部，配置管理组、数据组、离院组、专家组团队进行 24 小时值班。一方面，随时接收上级指挥部指令，及时采取有效的处置应对；另一方面，保持与浦东机场"120"的 24 小时热线联系，使需排查的入境旅客可以无缝衔接及时运送到浦东医院发热门诊，从而实现早期检测、早期诊断和早期隔离。

根据不同的航班旅客特点，尤其是一些特殊的航班及旅客，浦东医院制订了各项预案。5 月 2 日，医院指挥部接到有一个航班降落的信息，机上有老人、儿童、孕妇等。为了尽早发现及隔离治疗疑似患者，浦东医院立即在上级

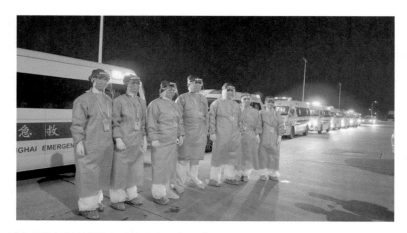

浦东医院与学科团队与疾控中心、"120"一起在机场停机坪对旅客进行分检分诊

卫生健康委员会的统一指挥下，派出由心内科、妇产科、重症医学科、心理科等多学科专家组成的专家救治团队，直接进驻机场停机坪，与疾控中心及"120"一起，协助海关，在机场停机坪对这些特殊旅客进行分检分诊，确保第一时间检查、第一时间检测、第一时间处置，全力守好上海"入城口"。

防境外输入的另一个特点，就是短时间会有大量待排查的旅客送到医院，浦东医院曾有一个航班62人送到发热门诊的记录。因此，为了让旅客不在发热门诊拥堵，避免交叉感染，尽快得到检查并入住，进行隔离观察，医院成立了"患者快进快出"工作组，由专人负责全过程的管理。对每位旅客均统计进院及出院时间，针对拥挤环节进行改进，医院先后投入300多万对发热门诊进行改造，新区政府也为医院及时配置发热门诊的专用CT，医院自主开发了一套境外旅客专用的发热门诊信息系统，使得信息更加准确，同时也提高了效率，境外疑似旅客在院内时间由平均70小时缩短到50小时不到。

爱心包围的"暂留区"，传递上海温度

"爱心"，是"暂留区"里的关键词。

3月初，境外"疫情回流"压力大增，那时几乎疑似患者都被送往浦东定

点医院接受排查。如何担起这份重任，浦医人用行动进行证明——连夜扩容"暂留区"，让归途中的人们感受到家的温暖。

"祝医生，我现在在隔离点各方面情况都很好，非常感谢您对我们的帮助，一定要照顾好自己！"3月10日上午，浦东医院医生祝家麟接到了这么一个电话，让她瞬间红了眼眶。电话那头，是前两天在医院"暂留区"有过停留的金女士，一名孕妈妈。

3月8日，金女士与爱人从意大利回国后，被送到医院接受进一步检查。初筛排除疑似后，两人来到医院"暂留区"调整休息，等待前往隔离点。长途跋涉，舟车劳顿，正常人都会身心俱疲，更何况是身怀六甲的孕妇。虽然"暂留区"备有座椅、沙发，但对金女士来说，还是不够。这样的情景落在祝家麟眼里，让她很揪心。于是，她联系医院总值班请求帮助。半小时后，医护人员搬来了一张床，还贴心地准备了床垫、被子和枕头。医护人员的暖心之举，令金女士夫妇十分感动。

这样的暖心故事，在"暂留区"时有发生。重新改建的"暂留区"启用不久，其中的设置却已多次"升级优化"——"爱心房间"陆续增设，每个房间里都添置了折叠床、饮水机、热水壶；大厅里，新添的两台电视机播报着最新疫情动态；区域内，拖线板、转换器等准备充足……舒适的环境、贴心的服务，大大缓解了暂留人员的紧张与焦虑。等待的滋味并不好受，"暂留区"专设的"爱心房间"、医护人员的周到服务，换来了暂留人员的安心。

这背后，是现场医护人员不辞辛劳的付出。"暂留区"人手紧张，浦东医院的行政后勤人员白天在后方提供保障，晚上则穿上防护服，带上护目镜，奔赴"前线"支援。

紧急改建的"隔离区"，实现3个"零"

每一天，浦东机场都有着大量的入境人员，境外输入新冠肺炎风险也因此一直存在。在高峰时，浦东有42个集中隔离观察点，在这些隔离观察点位上，如果有发热或相关症状的旅客，浦东新区防疫各单位也会整体联动，将这些旅客第一时间送到就近的定点医院，而医院也会第一时间将他们收进隔离病房进行新冠肺炎排查。

患者人数猛增、医院床位告急，大量境外来沪人员如何得到妥善救治？一时间，疫情的乌云密布。在上级卫生健康委员会和复旦大学以及复旦大学上海医学院的支持下，浦东医院未雨绸缪，紧急将体检站、急救站、血站、科教楼等医疗及办公空间改建为独立的隔离病区，160 间病房迅速建成，托起疑似待排的旅客"应检尽检""应收尽收"的希望，在后续的防疫工作中发挥了重要作用。

"最多的一天接收了近 120 名境外返沪人员，从机场等处送到医院，其中有发热患者、阳性病例密切接触者等，大家都严阵以待。"提到境外疫情防控工作，浦东医院副院长禹宝庆最是感慨。

在临时隔离区收治患者，是特殊时期面临的特殊考验。医院品质管理部主任曾艺鹏、医务部主任叶敏、防保科科长胡青坡、院感科副主任毛爱华等根据国家下发的防控方案，针对疫情防控的全流程风险点，牵头制订了隔离区个性化十大安全目标，包括医务人员零感染、院内交叉感染零发生，关注隔离人员身份识别，做好隔离点内外医务人员有效沟通，等等。医护及后勤保安等防疫工作人员完全按照规范，克服种种困难，高标准做好了专业防控与医疗工作。他们以高度的责任心，连续日夜工作两个多月，完成了各项突击任务，做到了零漏诊、零走失、零交叉感染，涌现了许多平凡而感人的故事。

隔离区隔离不了爱，爱心故事仍在继续

爱心故事，仍在继续。

"人文关怀"，能给旅客送去温暖。截至 5 月 31 日，浦东医院共收治入境旅客 1 878 人次。大量入境人员中，有着很多外籍人士，在对他们的诊治中，医院一视同仁，所有的收治都是一样的诊治流程、一样的居住条件、一样的费用

结算。如果说有不同，那就是医院国际医疗部精心翻译的 8 种语言的《温馨提示》，每位外籍人士到医院发热门诊时，都会收到不同语种的告知，对一些小语种，医院还专门招募了医护志愿者协助进行语言翻译。

在做好医疗及防疫的同时，对疑似待排的患者，浦东医院还全力做好人文关怀及优质服务。医院成立了关怀关爱工作组，由工会牵头，组织来自儿科、院感、护理等专业的专家团队，组建临时爱心团队，为隔离儿童、老人做好温馨服务和沟通解释工作，如为隔离点的孩子过生日，让孩子在陌生环境中感受到温暖。在隔离区还建有视频通话室供疑似待排患者使用，让亲属们感到放心。

关怀关爱工作组组长、浦东医院工会主席缪红还记得这样一件事。一次，护士关晓锋巡视病房时发现来自国际儿童航班的旅客小洁情绪低落，经打听才得知，回国的那天是他的生日，然而还没等到吃蛋糕，便和妈妈分开隔离了。小关是隔离病房里年龄最小的护士，当天就去隔离病房，安抚小洁的心情。

来到病房，关晓锋和小洁进行了促膝长谈。"聊天中，我知道小洁明天就要出院了，他最担心的是能不能见到妈妈。"得知这一情况后，关晓锋立刻汇报给了护士长徐晓红，徐晓红则马上向医院指挥部曾艺鹏主任和护理部周花仙主

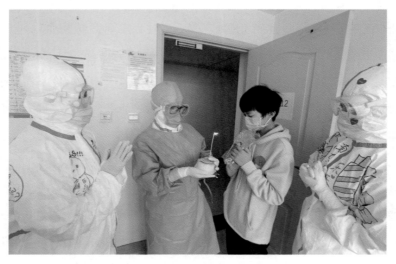

浦东医院工作人员与护理姐妹们为小洁同学举行生日会

任汇报。当晚，医院境外来沪旅客关爱群内热闹了起来，指挥部的工作人员和护士姐妹们群策群力，计划着在小洁出院的时候送上惊喜并弥补他的遗憾。大家为此专门制订了一套秘密行动方案：有的联系工会为小洁订了份蛋糕；有的联系小洁的母亲，并邀请她悄悄为小洁录制一段生日祝福视频；擅长画画的行政小姐姐沈诗语和富钰涵，在防护服上画上了小洁最喜欢的吉他及卡通图案……

次日，执行为小洁庆生的秘密行动前，这群面对疫情义无反顾冲上战场的护士们竟然紧张了起来。她们一个接一个拿着写满自己祝福的贴纸进到病房，送上小洁期盼已久的蛋糕，并把妈妈提前录好的视频放给小洁看。那一刻，小洁的眼泪夺眶而出……

织牢织密隔离观察网，彰显英雄本色

温情在发热门诊、在隔离病区洋溢，同样也在浦东医院负责的院外隔离观察点内传递。

1月30日，浦东新区启动集中隔离观察点设置，对疑似病例、确诊病例和无症状感染者的密切接触者，落实集中隔离医学观察。

浦东医院纪委书记蔡振荣，是新区最早进驻隔离观察点的领队，全面负责点位各项工作。初时，因隔离点刚刚启用，工作人员都是临时抽调组成，面临着防疫消毒、饭菜配送、生活必需品和水电暖的供应等诸多问题。在有限的条件下，蔡振荣在短时间内同疾控、卫监、医疗队、后勤、安保等部门共同制订了一套高效的工作方案，使点位的工作迅速步入正轨。

3月6日晚，对于14号隔离点的浦医人来说是个不眠夜，冲锋的号角来得早而急。领队沈滔带着工作人员刚抵达点位，来不及安排房间，刚放下行李便冲赴接收观察对象的战场。在硬件、软件尚不完善的情况下，各组人员迅速行动起来。30名护士、4名医生组成的医护组互帮互助、各司其职："前台"负责登记，最短的时间为观察对象采集信息、安排房间；"大堂经理"负责引导，确保观察对象到达指定地点；"客房主管"为观察对象监测体温，满足入住人员需求。卫监、疾控工作人员为大厅提供资料，并且录入、分析前方反馈信息；浦东公安分局经侦支队公安人员实施全面布控，把守关键通道。各部门发挥"特别能吃苦，特别能战斗"的精神，顺利打赢第一晚即接收 300 余人的硬仗。

在另一个由援疆干部董沛晶负责的点位上，肾内科医生顾燕红手机里一直保留着一张珍贵的照片：画面上，带着绿色口罩的余波院长的手，和身穿防护服、戴着橡胶手套的小顾的手，隔着酒店的玻璃对合在一起……

据统计，浦东医院共派遣了 5 批次 102 人前往隔离观察点，接待隔离人员8 000 多人。浦东医院隔离点位的工作再忙，3 位领队兼临时党支部书记都坚持召开支部组织生活会，号召以党员的先锋模范作用带头，细心为隔离人员提供各种个性化服务，实现点位安全运行零事故、工作人员零感染。

成立"采样天使团"，助力复工与复产

正面交锋，逆行而上。

3 月 16 日，护理部组建浦东医院"采样天使团"，成为与病毒正面交锋、游走在刀尖上的核酸检测采样人。新冠肺炎主要通过呼吸道传播，咽拭子的采集，需要采样对象张口哈气，在这个过程中，采样对象很容易出现咳嗽甚至呕吐反应，这一系列动作，会产生大量可能携带病毒的飞沫和气溶胶。每采一个人，医务人员就可能与病毒"面对面一次"。每天，采样天使们在厚重的防护服下，从登记到采样操作到完成样本交接，虽动作重复单调，但每个人都认真做到一丝不苟、严谨有序。

天使团不仅负责医院内全部采样工作，还承担了浦东新区及上海市的临时采样任务。4 月 15 日，为了助力复工复产，采样天使团又担负起了企事业单位复工复产的采样任务。

自采样工作以来，采样天使团的 10 名年轻护士，累计完成新冠病毒核酸采样超过 10 000 人次。

　　"作为医务人员，我们深感责任重大，在核酸检测采集工作中只有做到了精准取样，保证每项检测结果准确无误，才不负身上这件白衣。"采样天使团团长张乐乐说。

你若性命相托，我必全力拼搏

　　危机面前，如何对待生命，考验着一个国家和社会的良知和行动力。"生命至上"，让人们看到党和政府践行一切为了人民初心时的郑重承诺；而"中国必胜"，则是中国人民发自肺腑的坚定信念。在疫情防控的每一项任务面前，所有的浦医人都严阵以待、全力以赴！

　　5月18日下午3:00，浦东医院院长余波受邀出席国务院联防联控机制新闻发布会。这一次，复旦上医人代表上海向全国乃至全世界展示了上海口岸城市疫情防控中的工作亮点；而其背后，传递的更是疫情阻击战必胜的信念。

　　在这场没有硝烟的战疫面前，每一个人都在为战疫贡献力量。历史航程波澜壮阔，时代大潮奔腾不息，始终把人民群众生命安全和身体健康放在第一位，为上海守好"东大门"、为全国守好"国门"，直到战疫全面胜利的那一天，浦东医院初心如磐、不胜不休！

（文字：沈诗语　曾艺鹏　盛科美　杜忠华）

11家发热门诊：构筑第一道防线

在抗击新冠肺炎疫情的进程中，各医院发热门诊成为战疫防线上的关键一环。复旦大学11家附属医院均开设了发热门诊，疫情期间，这些发热门诊犹如前线"哨兵"，构筑了阻击疫情的"第一道防线"，守护城市的健康。

中山医院

中山医院内，发热门诊自疫情开始便重新梳理了流程。作为大型三级综合性医院，遇到疫情，发热门诊的空间、流程显得异常重要。截至5月中旬，中山医院发热门诊就诊人数超过4 000，整个感染防控的压力和应对能力明显提升。

"抗疫战"一打响，中山医院院领导立刻想到"非典"时期留下的一块"宝地"：一度应用于急诊，而今是科室病房的区域，并临时改建为"发热留观单间房间"。据专家介绍，疑似病例、待排查病例确保单间进行隔离，可以最大限度减少交叉感染。17间单间隔离病房逐步启用后，1月31日，随着申城确诊病例有所增加，医院再次动脑筋优化流程。中山医院将发热门诊分为两块："第一发热门诊"用于诊治有接触史或流行病史的发热患者；"第二发热门诊——急诊二区"用于诊治普通发热患者，与疑似新冠肺炎患者进行物理空间隔离，实现最大限度减少交叉感染。针对患者的预检分诊，医院动足脑筋组建专业团队，由呼吸科和感染科组成专业组进行会诊，每个病例群内讨论，同时呼吸科、感染科等副高职称专家共同把关，实现对每例发热患者的精准诊治与筛查。征用两间 CT 检查房间，分别接诊普通发热患者与疑似新冠肺炎患者，并规划诊疗路线。这一系列防控举措有效控制了病毒扩散的途径，确保了前来就诊的发热以及非发热患者的就诊安全。

华山医院

在全国人民抗击新冠肺炎的战疫中，华山医院第一时间投入战斗。华山医院发热门诊从 2020 年 1 月 16 日即进入战备状态，第一时间组成了涵盖感染、急诊、呼吸、抗生素等科室的 20 余人的发热门诊咨询专家团队，每天有两位专家 24 小时备班，对每一位发热门诊患者的病情进行综合评判。发热门诊一线医护人员汇集各专科最优秀的青年精英。

根据疫情发展，发热门诊咨询专家定期进行发热门诊工作流程更新，周周更新，随时更新，做到了医护人员零感染。

在疫情发展初期，考虑到现有发热门诊空间相对狭小、设施陈旧的不足，华山医院率先在发热门诊实行无窗口、无纸化预检及收费服务，减少了暴露，节省了人力，实现发热门诊预检、就诊、检验、治疗相对独立化，极大地提高了发热门诊接诊效能，在仅有一间发热诊室的情形下，发热预检每日接诊发热患者最高可达 160 余人，做到了发热门诊零投诉。

在疫情平台期，为实现抗击疫情和日常诊疗的平衡，华山医院再次对发热门诊进行设施改建，扩大发热留观、发热抢救床位，改建独立手术室用于新冠肺炎疫情期间高度疑似患者的手术，做到了发热门诊零危重、零死亡。

华山医院的发热门诊工作独具特色，有雄厚的感染科做奠基，人才队伍储备充足，工作流程科学流畅，克服了空间及设备短板，短短 3 个月内筛检万余名发热患者，做到了新冠肺炎患者零漏诊，医护人员零感染。

金山医院

在抗击新冠肺炎疫情中，金山医院发热门诊24小时开诊，开设非重点（地区）人员发热门诊、重点（地区）人员发热门诊。按照建设要求，发热门诊按污染区、半污染区和清洁区划分，"三区三线三色"分界清晰。两个发热门诊均配备发热专用诊室，同时内设独立诊疗、收费、检验、药房，并增设发热患者专用CT诊室，严格做到"五不出门"，减少了发热患者在就诊过程中的交叉感染风险，优化了患者的就医流程，也极大地减少了患者等候时间。为加强发热门诊对急危重症患者的处置能力，在发热门诊单独开辟抢救单元，配置呼吸机、除颤仪、插管箱等抢救设备，所有发热门诊医生均在上岗前进行专项培训。

自疫情以来，坚持全院一盘棋，凝聚众志成城的力量，全局部署，全院支援发热门诊，投入发热门诊医生27人次。所有发热门诊上岗医生均由院感科组织岗前防护培训考核，包括个人防护用品的穿戴、鼻咽拭子采样、发热门诊坐诊注意事项等专题培训，切实保障发热门诊的医疗质量与安全。

自2020年1月24日—5月12日，金山医院发热门诊接诊人数7 540人次，其中儿科发热3 062人次，疑似病例43例，确诊病例3例。

上海市第五人民医院

新冠肺炎疫情发生后，上海市第五人民医院作为闵行区抗击疫情的定点医疗机构，成为战疫的主战场。

医院党委高度重视防控工作，第一时间成立上海市第五人民医院新型冠状病毒感染的肺炎防控领导小组，发布《告全体党员干部员工书》，实行院领导值班制。为规范和扩大发热门诊，院部迅速决定将5号楼一楼改造成新发热门诊，面积从100平方米扩大至1 000平方米左右。

时间紧，任务重，1月22日工作任务指令一下达，运行保障部、信息科等部门迅速开工。医院各部门、各条线员工奋战至凌晨，水、电、信息网络、仪器设备等一一落实到位，仅用了一天时间就完成改造，将医院原有的发热门诊搬迁至新场所。新发热门诊实现挂号、取药、化验、注射、收费"五不出门"。感染性疾病二科主任冷蓓峥全权负责发热门诊医疗、行政协调工作，医院为应对发热门诊就诊高峰做好充分准备。

24小时开诊，单独的诊疗流程和区域，意味着需要更多的医护人员上岗。临床、护理、医技、检验、药房、挂号收费等科室的医务人员挺身而出，排兵布阵，冲锋在第一线。面对未知而又狡猾的病毒以及患者的焦虑恐慌，他们克服身心双重压力，耐心给予解释和安抚情绪，2020年1—4月共接诊患者6 040人次。

华东医院

疫情期间，发热门诊是华东医院防疫工作的重中之重，由院长、副院长直接领导，门急诊办公室负责日常管理。

华东医院发热门诊常年开放，工作时间同常门诊，常驻医生一位和护士一位。年前，新冠肺炎疫情来袭，发热门诊在1月13日开始8 - 8班运转，医生、护士人员配备到位，由日常运行状态进入"战时状态"。随着新冠肺炎疫情的发展，发热门诊1月18日开始实行24小时值班制；1月23日开始每天再派一位医生加强白天医疗力量。同时根据疫情防控要求，不断升级发热门诊抢救设施配置。为保证发热门诊医生、护士的轮岗休息，做到每两周进行轮岗。为保证医疗质量，医院对每位进入发热门诊的医生、护士做好岗前培训，保留部分老队员以"老带新"的方式运行。

华东医院发热门诊虽然医疗用房面积不大，但是"五脏俱全"。在运行过程中，很多细节得到改进，大到发热门诊制度流程设置、启动区级专家会诊、疑似患者排查、CT检查、转运患者、留观室设备仪器配备等，小到医护人员的饮水、饮食、休息、留观患者的生活照护等。医院各部门齐心协力，全力保障发热门诊安全、有序、高效的运行，做好疫情防控"守门人"。

浦东医院

疫情之初，浦东医院就迅速对发热门诊进行改建扩容，因地制宜，设置严密的防控路径，提出了三个"一"的便捷就诊指南，即一个入口进、一条专道走、一处小屋停（发热门诊二次分诊）后分区就诊的模式，让发热患者以最快速度到达发热门诊，该模式被《人民日报》等各大媒体争相报道。

在"外防输入、内防反弹"的严峻形势下，距离浦东机场只有26公里的浦东医院，不仅是处于上海防疫一线的大型综合性医院，更是上海口岸防疫中的3个闭环的重要组成部分。医院从"早"和"快"两方面入手，通过成立24小时境外输入疫情防控指挥部和便于"患者快进快出"的四大工作组（配置管理组、数据组、离院组、专家组），随时接受上级的各项指令，与浦东机场的"120"保持24小时无缝衔接，使急需排查的入境旅客可以及时转运到医院的发热门诊进行早期检查、早期诊断和早期隔离。同时紧急将体检站、急救站、血站、科教楼等医疗及办公用房改建为独立的隔离病区，床位数增加到160张，有效保障了疑似待排旅客应检尽检、应收尽收。

在发热门诊和隔离病区，医院制订了隔离病区的十大安全目标，包括医务人员的零感染、院内交叉感染的零发生，关注隔离人员的身份识别，做好有效的沟通，等等，高标准做好专业防控与医疗工作。医院紧急开发出一套专用于发热门诊的信息系统，使得信息收集更加准确，同时也提高了效率，更重要的是保障了安全。在做好医疗及防控工作的同时，医院成立关怀关爱工作组，对疑似排查的旅客与患者做好人文关怀和优质服务。比如，发放8种语言的温馨提示，组织多学科专家团队、爱心关怀团队，设立视频通话室等，体现出上海的温度。

截至5月17日24时，浦东医院发热门诊共诊治发热患者近8 000人次，其中单日最高149人次。

静安区中心医院

据统计，自新冠肺炎疫情发生至 5 月中旬，静安区中心医院发热门诊共接诊患者近 1 000 例，经发热门诊筛查后疑似留观的有 41 人，最终确诊的有 4 人。

生命重于泰山，疫情就是命令，防控就是责任。面对突发疫情，医院上下一心，精诚团结，坚守初心，积极投入这场没有硝烟的战斗中来。疫情初期，因为发热门诊患者激增，医护人员严重不足，医院在全院范围号召医护人员增援发热门诊工作，消息发到医院工作群后，全院医护人员争先恐后报名。有的医生第一时间主动请缨，放弃除夕夜与家人团聚的时刻，连续多日 12 小时坚守发热门诊。

每天早晨，发热门诊准时进行晨会交接班，夜班医生和护士分别向接班医生和护士进行交班，使工作紧密衔接。发热门诊主任及时传达院部的要求、布置工作，对发热门诊工作进行指导，护士长也会根据工作中的薄弱环节进行培训及相关工作安排。所有医务人员都积极配合，因为大家知道，齐心协力、战胜疫情是共同的目标。

针对预检分诊、就诊流程和标本采集流程，发热门诊医务人员结合工作实际，不断提出合理化建议，进一步梳理与规范流程，对患者严格筛查，对临床症状严格把控，对院感防控措施细化落实，做到不放过一个疑似患者，同时确保了医务人员零感染。发热门诊增加了通讯设施，方便大家及时沟通和联系，并开通了自助挂号收费系统，进一步方便患者就诊付费。建立随访情况登记本，由护士对患者进行电话随访，确保及时了解患者的情况，做好上报工作。

医院是静安区学校发热病例处置指定医院，随着学校学生错峰开学，16 岁以下学生就诊人次明显增加，西医儿科立即响应医院指令，安排医生轮流进发热门诊，倾全力投入发热门诊的战斗。学生往往以发热等急性症状就医，儿科医生们不仅要做新冠的排查工作，不放过任何可疑患者，同时也要严密关注儿童的医疗安全，不误诊任何可能会变更严重的病例。随着各年级的全面复课，儿科发热门诊的压力逐渐增大，所有医务人员都有信心、有能力，全力以赴打好仗、打胜仗，保障全区所有学校学生的健康安全。

闵行医院

闵行医院发热门诊成立于 2005 年，至今已步入第 16 个年头。十几年中，它历经 2005 年人感染 H5N1 禽流感、2009 年甲型 H1N1 流感、2014 年人感染 H7N9 禽流感等公共卫生事件的磨砺和考验。面对来势汹汹的新冠肺炎疫情，医院迅速成立防控新冠肺炎领导小组，下设多个工作组，落实统一领导、分级管理、快速反应、联防联控。

闵行医院发热门诊为 24 小时工作制，疫情发生以来，医院第一时间加强人员配备，抽调高年资医生在主要岗位轮班。组建由感染科、呼吸科、急诊科、重症医学科等多学科专家组成的会诊专家组和救治组，负责对疑似患者的诊断和重症患者的医疗救治工作。根据不同就诊人群，设置普通诊室和专用诊室，保证"一人一诊室"；设置专用隔离观察室和抢救室，及时救治疑似患者。对于不能排除新冠病毒感染的患者，依据防控、诊治流程，规范启动疑似患者诊治流程，对其进行隔离留观并进行核酸检测等检查，并按照规定及时报告，进行规范治疗或转诊，各项防疫及救治流程顺畅。同时加强防护宣教和培训，对发热门诊等重点科室强化防护工作的指导和监督，确保医务人员的零感染。

截至 4 月底，发热门诊共接诊患者 14 480 人次，专家会诊达 2 954 人次，启动疑似筛查并留观患者 175 人，排除疑似患者 163 人次，核酸检测阳性患者 13 例。

目前新冠肺炎疫情国内防控势头向好，但仍面临着严防境外输入等压力，对疫情防控仍需继续保持警醒状态，继续加强疫情"输入"防控措施，守住疫情防控成果。发热门诊将继续全副武装，枕戈达旦，坚守到疫情防控斗争最终胜利的到来。

华山医院北院

响应宝山区卫生健康委员会和宝山区卫生监督所的号召，华山医院北院在总院党委的领导下，于 2020 年 1 月 17 日晚部署发热门诊，全力抢占战疫主动权。

发热门诊开设基本情况：发热门诊位于医院感染楼，最初仅有一张留观病床，在防控疫情的阶段中，医院将肠道门诊、肝炎病房进行临时改造，纳入备用"战场"，并紧急增开 12 张病床。华山医院北院作为宝山区发热门诊指定医院，就诊患者不断增加，单日最高接诊量达 125 人。为应对严峻的疫情形势，1 月 22 日起，医院召集内科科室增援。截至 5 月 14 日，发热门诊共接诊患者 709 人，留观患者 78 人，其中确诊核酸阳性患者 6 人。医院全面形成了"普通急诊、第二急诊、发热门诊"三位一体的新冠肺炎诊治工作体系。

与发热门诊并肩护航的"第二急诊"：单一的发热门诊运行容易产生就诊患者交叉感染的风险。为把工作进行得更加细致，1 月 29 日，医院在发热门诊一侧增设第二急诊，并在预检环节评估患者风险程度，进行分层诊治。把有流行病学史、发热、呼吸道症状的高危风险患者，交由发热门诊诊治；低危风险患者则分流至第二急诊。诊治过程中一旦发现高度疑似患者，则交接给发热门诊进一步处理；其余普通急诊患者，仍分流至普通急诊。1 月 30 日早上 8:00，第二急诊开诊，截至 5 月 14 日，共接诊患者 2 661 人，受到了申康医院发展中心及市卫生健康委员会领导的肯定。

预检防控"小魔方"：2 月 7 日，为了更好地保护就诊患者，医院决定在急诊门前的室外场地搭建一个"临时预检点"，通过在预检点逐一测量体温、询问病史，有效区分疑似新冠肺炎发热患者和普通发热患者，并分别分流至发热门诊和急诊。临时预检台由空集装箱打造而成，24 小时内，医院后勤保障人员手工组装安全设施和医疗、照明及供暖设备，2 月 8 日正式投入运营。

青浦区中心医院（筹）

青浦区中心医院在疫情防控初始，在李锋常务副院长的牵头和带领下，相关职能部门通过召开现场办公会，对原有传染科（4 号楼）的工作布局和流程进行改进，设立了独立的诊疗、收治区域。1 月 23 日，协调网络中心完成发热隔离留观病房的信息系统硬件和软件支持。

医院严格按照院感防控要求，按污染区、半污染区和清洁区"三区三线三色"分界清晰；一楼发热门诊落实独立内设收费处、药房、诊疗室、检验室、补液室、放射影像室、抢救室，每天保证 24 小时开放接诊，做到来发热门诊就诊的患者"五不出门"，形成完整的闭环。设置两间成人诊室，对有疫情接触史和无疫情接触史的发热患者分诊室诊治；设置一间儿童发热诊室，用于接诊有疫情接触史的儿童发热患者；设置两间补液室，用于有需要补液的有疫情接触史和无疫情接触史发热患者的补液。

1 月 23 日，医院完成传染科 2 楼发热隔离留观病房的设置，配备 11 间病房，对疑似病例进行统一收治，实行"单人单间"的隔离观察治疗。发热隔离留观病房内抢救设备和药品齐全，包括心电监护仪、呼吸机、除颤仪等。根据"外防输入，内防扩散"精神，医院制订了突发情况发热病房的增设预案，再增设 4 间病房作为应急备用，用于大规模相关病例出现时的应急收治。

2020 年 1 月 21 日—4 月 30 日，医院发热门诊共接诊发热病例 7 454 例，其中有可疑流行病学史的 1 062 例，密切接触者 28 例。发热隔离留观病房先后收治疑似病例 59 例，其中成人 45 例，儿童 14 例。最终由疾病预防控制中心检测阳性并经区内专家组会诊，确认、评估后转至公共卫生临床中心病例 8 例、儿科医院 3 例。

徐汇医院（筹）

新冠肺炎疫情发生后，市卫生健康委员会向各级医疗机构发出预警，徐汇医院（筹）作为徐汇区 6 家发热门诊定点医疗机构之一，迅速启动抗击新冠疫情战斗全院动员，医务人员及工勤人员等全员培训，全面部署、精心组织，确保疫情防控工作落到实处。学习上海救治工作方案，并针对发热门诊的预检分诊、组织流程、能力储备、人员配备等方面展开培训。遴选 24 位骨干医生、35 位护士参加发热门诊及隔离病房工作，由 26 位具有高级职称的专家组成临床专家团队，组织呼吸、急救、影像、药学、检验、后勤等团队保障抗疫工作。3 天内高标准完成发热门诊改造及隔离病房扩建工作，执行"三区两通道""五不出门"管理，为发热患者设置专属 CT。抗疫以来，医联体紧密联合，参照中山医院同质化管理要求落实医联体内防疫工作，为社区街道服务中心培训，协助建立发热哨点门诊，分享发热门诊抗疫工作经验。1 月 31 日，安置在医院虹桥厅和云医院的上海市发热咨询平台——热线电话/新冠工作室同步上线，其中，"新冠工作室"微信小程序使用量达 34 万次，24 小时不间断服务。

从 1 月 19 日—5 月 18 日，医院发热门诊就诊人数 1 968 人，留观隔离 44 人，确诊新冠肺炎患者 16 人（均转上海市公共卫生临床中心）。做到患者零漏、零死亡，医务人员零感染。

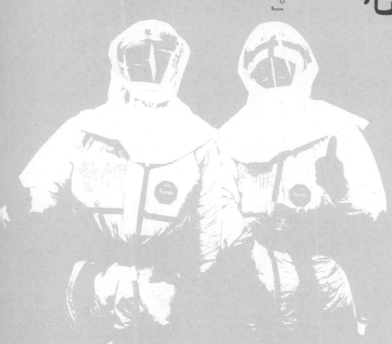

第二篇

火线映初心

『服务价值何在乎？为人群灭除病苦。』

新预备党员的故事：火线映初心

"来到这已经一个多月了，在这场抗疫阻击战中，我见到了太多让我振奋、让我敬仰的人和事。危急关头豁得出来，关键时刻站得出来，这就是党员的气质，他们让我认识到中国共产党的光荣与伟大。这段时间和身边的党员一起工作，他们就是我的榜样和力量。作为一名护士，我有责任，更有义务在疫情肆虐的危急时刻，为党和国家贡献出自己的一份微薄力量。"3月19日，在复旦大学附属中山医院赴武汉医疗队举行的第三批"火线入党"仪式上，中山医院 ICU 护士、第四批医疗队队员冯智凌坚定地说。

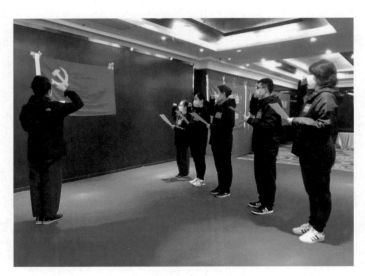

2020 年 3 月 19 日，中山医院赴武汉医疗队队员"火线入党"

自小年夜率先驰援，中山医院和华山医院分别派出 4 支医疗队、总共 414 名医护员工奔赴武汉战疫最前线。在中山医院派出的 141 名医务人员中，共有 50 名党员；华山医院派出的 273 名医护人员中，共有 112 名党员。这样受党员精神感召的故事，几乎每天都在医疗队队员们心中上演。截至 4 月 6 日，两家医院全体医护人员凯旋，共有 137 人递交入党申请书，44 人在援鄂一线加入中国共产党。

与此同时，上海市（复旦大学附属）公共卫生临床中心和复旦大学附属儿科医院成为上海指定的两家新冠肺炎患者定点收治医院，直击疫情防控最前线。在这个上海抗疫第一线，共有 12 名复旦上医白衣战士光荣入党。

"只要组织需要，我都会冲在第一线"

梅静骅是中山医院医疗队的一名"90 后"护士，在他的印象中，共产党员永远都是冲锋在第一线的。

2017 年，中山医院厦门医院筹备开院，准备从总部抽调一批医护人员去厦门工作。凭着年轻人的一股冲劲，梅静骅报了名。他还清楚地记得，当时，身边许多同事在上海已经成了家，老人、小孩都需要照顾，长期异地工作势必要牺牲很多陪伴家人的时间。然而，让他没有想到的是，召集令发出后，许多共产党员站了出来，主动申请前往厦门支援工作。

到了厦门，身边的党员同样发挥着先锋作用，冲在最前面，啃最硬的骨头。正是在那时，梅静骅第一次向党组织递交了入党申请书。

2 月 7 日，梅静骅随医疗队抵达武汉，身边的共产党员一次次让梅静骅触动。他还记得，ECMO 刚上的时候，不但对护理人员的专业技能要求极高，而且需要随时看护，对护士的能力和体力都是很大的考验。在主任交班清点人数时，一整个班次的 5 名护士都是共产党员。

身在前线，他再一次递交了入党申请书，并通过组织考察"火线入党"。他说："党员干部们以身作则，奋斗在一线，让我想到，作为入党积极分子的我更应该奋勇向前，拿出'不破楼兰终不还'的气概打赢这场没有硝烟的战争。无论何时，只要组织需要，我都会冲在第一线。"

华山医院感染科医生孙峰，毕业于复旦大学上海医学院临床医学专业（八年制，本博连读）。"让共产党员先上"，导师张文宏的号召也令包括孙峰在内的一批青年医护人员深受鼓舞，他充分发挥自己毕业后 6 年工作在 ICU 的专业特长，冲在前面，积极向党组织靠拢。

"在方舱里，华山医院包括我在内还有很多同事，都践行着主人翁的精神，没有人说我只是医生，我只管查房，其他事我都不管。在这样的特殊时期，大家都没有界定自己的能力边界，每个人都力所能及地发挥自己的优势和长处。如果你自己能力够强，你就团结和组织一帮人把问题给解决好；如果你觉得自己能力不够强，你就把你份内的事多做一点，给别人减少点负担。正是因为每个人都在践行这样的主人翁精神，很快方舱的秩序就进入了正轨。我们定期开展例会，大家主动去提这个舱里还存在什么问题，再一起去想办法解决优化。"这位"90 后"医生说。

3 月 7 日，在援鄂的第 44 天，曾经被评为华山医院优秀团员的孙峰在党旗下庄严宣誓，成为中国共产党预备党员。

1 000 公里之外，儿科医院党委成立新冠肺炎救治前线临时党支部。3 月 2 日，儿科医院传染科病房主任曾玫和传染科病区护士长夏爱梅在儿科医院新冠肺炎救治前线指挥部庄严宣誓，成为上海市首批"火线入党"人员。

不是所有人都认识她们的样子，但许多人都看到她们的照片——上海最小的新冠肺炎患者、七月龄的宝宝齐齐（化名）出院时，曾贴身照顾她 17 个日夜的曾玫和夏爱梅将齐齐抱在怀里，依依惜别。

"对于一名党员来说，'火线入党'是一种自豪，更是一种要求。这是我人生中非常不平凡的一刻。"曾玫表示，"在疫情防控这个关键时刻，能够成为一名光荣的预备党员，是一种荣誉，更是一份激励。我将永远记住这个神圣、不平凡的时刻，继续在疫情防控一线，积极工作，不畏生死，请党组织继续考察我。"

同一刻，一场特别的入党宣誓仪式也正在公共卫生临床中心举行。分散在5个地点的12名抗疫医护人员庄严宣誓，加入中国共产党，国家新冠肺炎救治专家组成员、上海市高级别救治专家组成员、复旦大学附属中山医院感染科主任胡必杰教授正在此列。

1月20日，上海报道首例确诊病例，公共卫生临床中心就正式进入"应急状态"，这里是上海集中收治确诊患者的定点医疗机构，被誉为上海"战疫堡垒"，胡必杰是上海市最早入驻公共卫生临床中心的专家之一。

"在这样的环境里，你很容易被影响。"这位"60后"的"老大哥"说，影响自己的其实是一群"老战友"——张文宏教授、卢洪洲教授等很多人。

2003年，"非典"肆虐之际，华山医院、中山医院各选调一名青年骨干医生到"非典"临时作战工作组，胡必杰和卢洪洲分别作为中山医院和华山医院的代表共赴战场，共事一周，随后胡必杰被抽调随卫生部会同世界卫生组织督导专家奔赴中国各地开展疫情防控督导工作。

时隔17年，一场突如其来的疫情将两人再度聚在一起，聚在了因"非典"而生的公共卫生临床中心。而当卢洪洲注意到"老胡"还是"群众"时，这个"老战友"坐不住了。

"卢洪洲书记直接找到我，我也觉得自己应该进步一下。"胡必杰说，这是他与共产党的缘分，时隔17年的"战友"重聚，了却他多年想要入党的心愿。

"那晚，我失眠了"

"今天是我们复旦大学附属中山医院援鄂医疗队'满月'的日子，也是我的生日，能够在今天入党，对我来说意义重大。我将更加严格要求自己，做一名人民的好医生。"入党宣誓仪式上，中山医院呼吸科主治医师、第四批医疗队队员刘子龙深情地说。

这已是刘子龙第三次递交入党申请书。"我每天努力完成自己的工作，悉心

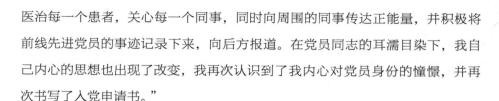

医治每一个患者，关心每一个同事，同时向周围的同事传达正能量，并积极将前线先进党员的事迹记录下来，向后方报道。在党员同志的耳濡目染下，我自己内心的思想也出现了改变，我再次认识到了我内心对党员身份的憧憬，并再次书写了入党申请书。"

2月7日，中山医院援鄂医疗队临时党支部宣布成立，结合临床支援任务和医疗队工作分工，下设5个党小组。援鄂医疗队队员们郑重宣誓，必全力以赴救治患者，打赢抗击疫情阻击战。

从此，在这个战场上，除了医疗工作，中山医院医疗队临时党支部每个党员都增加了一项新的任务——入党联系人。中山医院医疗队临时党支部书记余情说："截至3月12日，共有63人向党组织递交入党申请书，达医疗队群众比例七成以上，而且其中6人为再次递交入党申请书。"

他们当中，除了"90后"的年轻人，还不乏已在工作岗位上奋战数十载的资深医护员工。

和刘子龙同批"火线入党"的中山医院护理部副主任王春灵，是这支医疗队中100名护士团队的领头人。到达武汉后，在医疗队换防和整建制接管的过程中，王春灵带领10位护理核心成员，从人力资源管理到工作流程和职责制度的梳理完善，从岗前各项防控培训到对护理同仁的心理疏导……一项项工作稳步向精细化迈进。每次进入污染区，王春灵都会在床旁给患者加油。

2月23日，51岁的王春灵递交了间隔15年后的第二份入党申请书："作为一名驰援武汉的护理人，带领着100位护理同仁，深感责任重大。在这个非常时期，面对疫情蔓延的严峻考验，身边的党员同志模范带头给了我巨大的勇气，更加坚定了我为党为人民尽职尽责的信念。用实际行动践行誓言，接受党组织对我的考验！"

中山医院医疗队中，还有一支特别的小分队，其中一名队员就是薛渊。身为急诊科医生，在这支援鄂医疗队中，薛渊是一位无法进入隔离病房的医生。临出发前，医院交给他一项别样任务：照顾136位队员，保障他们的安全。

就这样，薛渊与领队、中山医院副院长朱畴文，中山医院临时党支部书记余情等 6 人成了这个百人团队的"超级后勤保障"。薛渊主要负责外部联络、物资调控等，这事关每一名队员的生活、工作。

这个在大家背后默默做好服务的人，终于在这一天走到了"台前"。2 月 25 日晚，面对党旗，薛渊郑重宣誓："我志愿加入中国共产党！"

那晚，薛渊失眠了。"你不来这里，你很难理解很多事；你来了这里，原本你认为距离自己很遥远的事情，'砰'一下就在你面前了。"

刚接到要照顾好 100 多人的特别任务时，薛渊心里发怵。如何将人员有序地调动起来？余情第一时间将队伍里的 50 名党员调集起来，将各条块工作以支部形式布置下去，各项工作立马就有序开展起来了。

"这就叫战斗堡垒，你一下感受到了这股党支部的战斗力、党支部的凝聚力、党支部的号召力。"薛渊说。人在特殊的情境下，感情特别容易受到激荡，而当下，就在武汉，他一次次受到了激荡。

他深刻地记得这样一个瞬间：党员医生居旻杰在患者需要插管时，挺身而出，站在最靠前的位置，也是距离危险最近的位置。在一旁，同为预备党员的叶伶医生动容地说："这就是我们的战争，我们就是战士，我们一定会打赢这场疫情防控阻击战。"

"我不知道，他们是不是因为觉得'我是党员，我这样说，这样做'，但在我看来，这就是事实，他就是冲在了最前面，他也确实是一名党员。而我，希望与这群优秀的同事靠拢，把我们深爱的这个国家建设得更好。"薛渊说。

2 月 22 日晚回到宿舍，已于 2019 年 12 月被定为发展对象的薛渊再次写下一封入党申请书，5 页纸，一气呵成。"作为医生，不能穿隔离服进入病区，不能去抚慰患者，虽有遗憾，但我相信，只要我能做好自己的本职工作，照料和服务好每一名队员，确保好每一名队员健康凯旋，这就是本人援汉工作的胜利。"他很清楚，所有其他医疗队成员的目标是提高治愈率、降低死亡率，而他在这里的工作目标是确保所有队员们的安全。"这是我的前线，我的战场。"

同一个战场的另一处战地，华山医院第四批医疗队队员张伟燕也如愿入党，而期盼已久的入党宣誓仪式却因她要赶到同济医院光谷院区"接班"而不得不延期。

　　去武汉前，张伟燕是华山医院手术室的一名护士，2004 年读书期间第一次递交入党申请书；2018 年，她再次向华山医院麻醉科党支部递交入党申请书。2019 年，她被确定为入党积极分子，2020 年初被麻醉科党支部拟定为发展对象。

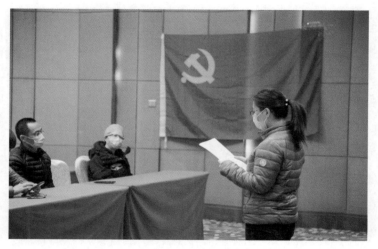

2020 年 2 月 26 日，在华山医院第四批支援武汉医疗队临时党总支第三党支部全体党员的见证下，张伟燕一字一诺，面对党旗庄严宣誓，成为光荣的中国共产党预备党员

　　在支援武汉抗疫期间，她充分发挥一名手术室带教老师的特长，承担组内院感护士的职责，协助、监督组员进入、离开隔离病区穿、脱防护装备，严格把关；在所有组员出舱后，她还要承担之后繁重的病区环境清理消毒、消毒水配置、缓冲区清理消毒、医疗废弃物清理、护目镜回收等工作。这也意味着，每个班头，她都是"最后一个出舱的人"。

　　2 月 9 日，张伟燕随华山医院第四批援鄂医疗队出发的那天，临时党总支成立。17 天后，在入党宣誓时，她记得华山医院呼吸科主任、"华山战队"领队、临时党总支书记李圣青对她的勉励：入党后，要以更高的要求来要求自己。

"我的身上多了一份沉甸甸的责任,我将带着共产党员这个光荣的身份,继续投入一线工作中,用实际行动践行一名共产党员的初心和使命。"

"保证完成任务!"

刚到疫区的中山医院医疗队队员们,迅速投入了战斗。他们知道,疫情就是命令,没有时间犹豫,更不容许退缩。

年初三开始驰援公共卫生临床中心,接到任务后又马不停蹄地和大部队一起奔赴武汉,中山医院呼吸科重症加强护理病房的叶伶副主任医师在完成和当地医生交接班后,就带着呼吸治疗师进入了污染区巡视患者。

这位预备党员在队友顾国嵘眼里就像一个"超级战士":"接手22病区后,他每天都进入污染区查看患者,为每个患者制订详细的诊疗计划。连续很多天,他没有休息过一次。"

"在鄂的医疗援助工作强度大、责任重,在繁重的工作同时,我们一直在思考,如何改进流程,提高工作成效,提升人文关怀,体现中山文化,从而激励队员创新积极性,提高中山医院援鄂医疗队整体'战斗'水平与水准。"余情说。抱着这样的初衷,临时党支部将中山医院的传统项目——"金点子奖"评选活动带到了武汉。

短短几天后,支部就收到了22个凝聚着队员们智慧的宝贵"金点子",涵盖医疗流程管理、人员业务培训、开展有效防护、关爱员工与患者等领域。

前线"巴林特"活动、"共产主义小超市"、夜班医护食品补给站……"金点子"一样一样被实践出来。队员们说,现在越来越有"家"的感觉。

2月10日,华山医院第四批援鄂医疗队抵达武汉后迅速整建制接管同济医院光谷院区ICU——专门收治光谷院区其他16个重症病区转过去的最危重的新冠肺炎患者。

这支团队在抵达武汉的第一个星期就用"华山速度"将一个仅有病床的新病区变成设备齐全的ICU。在这个过程中,医疗队的党员们带领队员们时刻冲在第一线，"第一个收治的患者，病区我先进去！""第一例有创操作，我来！""第一例抢救患者，我上！"

在这个随时在和死神赛跑的 ICU 里，李圣青率领着这样一支"党员先上"的先锋队，曾不吃不喝、不眠不休连续作战大半天，为 7 名患者气管插管、赢得生机，并创造了数项"首例"记录——首例气管插管，首例 ECMO 置入术，首例主动脉内球囊反搏术（IABP），首例 ECMO 撤机，首例气管插管拔管……

"保证完成任务！"武汉战场上，与死神抢患者的战斗还在继续，在回答后方"累不累"的关切时，李圣青的回答依然铿锵。

3 月初，习近平总书记赴武汉考察，深深激励了奋战在一线的援鄂医疗队队员们。他们牢记着总书记的殷殷嘱托：各级党组织和广大党员、干部要不忘初心、牢记使命，扛起责任、经受考验，在这场大考中磨砺责任担当之勇、科学防控之智、统筹兼顾之谋、组织实施之能。他们也牢记着总书记的万般叮咛：要把医疗救治工作摆在第一位，在科学精准救治上下功夫。

如今，中国已经迈过至暗时刻，但迎来全人类的共同胜利，还有一段路要走。复旦上医的白衣战士们仍然在坚守、在奋战，在与"疫魔"竞速的斗争中，继续践行着为人群服务的精神，继续发挥着共产党员的先锋模范作用，让党旗在防控疫情斗争第一线高高飘扬。

（部分素材来源：复旦大学附属中山医院、

复旦大学附属华山医院、《文汇报》《上观新闻》）

（文字整理：陈思宇）

入党申请书选摘：为了"共产党员先上"

中山医院援鄂医疗队队员、重症医学科外科监护室 A 监护护士长　徐璟

在战役打响、医院召唤、人民需要时，我毫不犹豫第一时间就积极报名要求出征，我从事的临床护理专业与临床工作背景支撑我有条件、有能力也有实力去承担这份工作。……我曾在 2018 年 3 月提交过入党申请书，今天在抗击疫情的前线我也再次向党组织慎重提出入党申请。……进入中山医院工作后，耳濡目染了身边的党员们在唐山地震、汶川地震、SARS 肆虐时身先士卒、冲锋在前、置生死于不顾、视人民利益高于一切的感人故事，刻骨铭心。前辈们的壮举不仅为我们树立了榜样，更是传承了一种精神，一种在祖国需要的时候挺身而出的勇气与豪迈，他们没有豪言壮语，只有豪情壮志。这一切的一切交织在一起，更加坚定了我再次申请入党的信念，我默默地告诉自己要把参加此次抗疫作为锤炼意志的契机，让自己在历练中成长。

中山医院援鄂医疗队队员、手术室团支部书记　王喆

我是中山医院手术室的一名专科护士。当疫情来袭，作为医务工作者的我更有责任挺身而出。在抗疫一线的战场上，面对着巨大的挑战，开始时我担心作为一名手术室护士，没有监护、重症、呼吸科的背景是不是帮不到什么，但是我可以先做一些力所能及的事，送药、测体温、测生命体征等，同时患者的心理疏导与生活上的照料同样重要，其他技术性操作我也努力从做中学。好在手术工作中长久站立锻炼了我较强的体力以及对个人生理需求的耐受能力，并且有严格的无菌概念，可以帮助同事注重防护细节，关心同事的健康状况。这

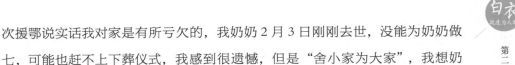

次援鄂说实话我对家是有所亏欠的，我奶奶 2 月 3 日刚刚去世，没能为奶奶做七，可能也赶不上下葬仪式，我感到很遗憾，但是"舍小家为大家"，我想奶奶也会为我骄傲的。希望我们的坚守与努力有所成果；希望武汉快点好起来；希望春暖花开，我们能摘下口罩，拥抱彼此！

中山医院援鄂医疗队队员、护士　程敏慧

我于 1990 年 6 月 2 日生于上海。我从小就看着父亲警察制服上的国徽长大，父亲教育我要"脚踏在路中央"，做个正直、公平、善良、尊老爱幼、对社会有用的人。2012 年 7 月，我进入中山医院，成为一名护士。在这些年的护理工作中，我认识到护士作为与患者及家属最近距离接触的人之一，我们的身上肩负着的不仅是普通护理工作，更是一种救死扶伤、无私奉献、大爱的精神，是一种令人肃然起敬的职业使命感。在得知需要去武汉支援医疗队的时候，我第一时间向护士长提出了申请，我感受到远方的人需要我，在呼唤我，所以我必须去，尽我自己绵薄的力量，哪怕是给武汉带来一丝温暖，也让我感到值了。身处武汉，我的内心是沉痛的，却又是充满希望的。我看到党员同志们义无反顾往前冲，我看到生死一线上的全力抢救。我知道，我来对了，我知道，我们一定会等到春暖花开、自由呼吸的日子。

中山医院援鄂医疗队队员、感染管理科医生　陈翔

疫情是场战争，医护人员就是战士，要打赢这场战争，士兵们绝对不能倒下。作为一名院内感染防控工作者，我的使命就是保护医护人员免受疾病的感染，远离无谓的牺牲，深感责任重大。在这里，我发挥我的专业优势，为医护人员保驾护航，从培训防护用品的穿脱，到各项流程的制订，现场督查，排除感控隐患，尽我所能，力保我院医疗队零感染，做好医护人员的守护神。我必恪尽职守，完成使命，待到春暖花开时，与战友们一起回家！

中山医院援鄂医疗队队员、护士　吴溢涛

在这些年的护理工作中，我的体会是"三分治疗，七分护理"。曾有人说过"拉开人生帷幕的是护士，拉上人生帷幕的也是护士"。在人的一生当中，

有谁会不需要护士的细致关心和悉心照顾呢？尤其是目前严重的疫情下，患者需要护士，而护士更要有一颗同情的心，有一双愿意工作的手。护士更要用爱心、耐心、细心和责任心解除患者的病痛，用无私的风险支撑起无力的生命，重新扬起人生的风帆，让痛苦的脸上重绽笑颜。我会尽自己最大努力工作，希望见到更多家庭的欢声笑语。

华山医院援鄂医疗队队员、浦东院区手术室护士　朱禛菁

我是一名普通的护理工作者，虽然身在平凡的工作岗位上，但是我有着不平凡的人生理想，就是跟随党的步伐，为党的事业奋斗终生……作为一名护士，我的工作就是以患者为中心，全心全意为患者服务，以为患者解除疾病带来的痛苦为己任。再加上多次聆听了我们华山医院党员事迹以及他们所作出的贡献，更加确立了我要成为他们中的一员的决心。

华山医院援鄂医疗队队员、放射科技师　高鹏

我是复旦大学附属华山医院放射科的一名医务工作者。……农历庚子年春节……一种新型冠状病毒不期而至……逐渐演化为波及范围极广的疫情。2020年2月4日，我跟随华山医院援鄂国家紧急医学救援队启程来到武汉，前往抗击疫情最前线。与来自祖国四面八方的医护精英齐聚荆楚大地，和千千万万不计得失、不畏艰险的党员干部并肩同行，一起战斗在临床第一线，我深受感动，深感自豪，从内心钦佩党组织的感召力。……现在，我身在武汉市洪山体育馆方舱医院，郑重写下这份入党申请书。……我进入新型冠状病毒感染肺炎的抗战最前沿，穿上层层防护服，只剩下护目镜后的一双眼睛，但就是通过这双眼睛，我依然会向患者表达关心和鼓励，我期待看到他们康复的笑脸。……自提出申请之日起，在我心目中，我就已经将自己交给了党，我愿在日常学习生活中严格要求自己，做好党交予的工作，接受党赋予的考验。……"万夫一力，天下无敌"。从1998年的抗洪救险，到2003年的抗击"非典"，再到2008年的抗震救灾，一次次的伟大斗争告诉了我：越是面对挑战，越需要团结力量；越是攻坚克难，越需要群策群力。……疾风知劲草，烈火炼真金，恳请党组织在实践中考验我！

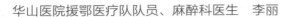

华山医院援鄂医疗队队员、麻醉科医生　李丽

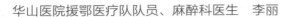

华山医院援鄂医疗队队员、麻醉科医生　李丽

我是华山国家紧急医学救援队队员李丽，来自华山医院麻醉科。……这次新冠肺炎疫情期间，时刻被身边党员同志的先进性感染着。先是感染科党支部书记张文宏教授的那句"是共产党员，先上前线。什么是前线？现在就是前线！"他坚持以身作则，履行入党誓言，整日忙于抗疫一线。除了奔波于金山和华山医院的感染病房，亲自查房救治患者以外，他更是坚持几乎每天一科普，宣传新型冠状病毒的防控知识，帮助更多的人。他的每一次讲话，都让我备受感动和鼓舞。

报名跟随援鄂医疗队来到武汉以后，更是每时每刻被身边党员同志身先士卒、积极担当的精神所感动。带队的马昕副院长，每日操劳在洪山体育馆的方舱医院，指导制订各种诊疗流程，穿梭于舱内和患者密切接触，指导救治方法；关切场馆内设施是否齐全；关心随行队员的安危。像他自己所说的那样，"虽然每顿餐食都按时送到，但我们都没有时间吃，到现在还没吃上一口热饭"。像队友们留意的"我们都不知道马院最近几日的睡眠加起来有没有 20 个小时"。跟随这样的领导，我们战胜病毒、早日凯旋的信心倍增。党员王兵老师作为后勤保障组长，切实地保障到我们生活的方方面面，从防护物资到生活用品，都给我们安排妥妥的。第一批参加预检工作的队友们下班后到达酒店时已是凌晨两点多了，她硬是拖着疲惫的身躯等待他们的归来，给他们每人一个温暖的拥抱。她说："我要让他们回来的时候，知道有人在家里等着他们。"援鄂第一次会议上，她动情地为我们介绍后勤保障部的每一位成员，都是各显神通的勇士，其中不乏党员同志。有着过硬的保障队，让我们感受到不在家却胜似在家的温暖。医技组的杨敏婕组长和护理组的组长卫尹护士长，她们俩不仅要带领好我们自己的队员，还要指导别的医疗队做好院感防控工作，带头制订诊疗流程等。在如此劳累的情况下，无论干什么他们都还是冲在第一梯队，预检接诊她们是第一梯队，进入方舱内她们还是第一梯队，更是每次都要带领我们后面的队友走一遍流程，帮助我们每个人做好防护工作。她们的党员先锋模范精神，让我为之震撼和动容。

比如，虽然只有两年多党龄但已近50岁的徐瑾老师说，她年龄大了，没有后顾之忧，理应前来支援。年龄再大，她也是为人妻为人母，又怎会没有后顾之忧呢？但是她毅然决然来到了武汉，为大家做好药品保障和科普工作。还有普外科的陈进宏教授，尽管只有几个月的党龄，他也是暂时离开等着他开刀的众多患者来到抗疫一线。……身边党员的榜样示范作用写也写不完。所有这些看到的、听到的、想到的汇成一股力量，让我感受党旗在给我们指引，党组织在向我召唤，更让我产生了强烈的愿望，希望自己也能成为他们的一份子，像他们一样发挥先锋模范作用。……作为一名医生，我必履行救死扶伤的医学誓言。若有幸加入共产党，我会对自己更加高标准严要求，定不负使命，严格履行党赋予我的责任和义务，为共产主义事业奋斗终生！

华山医院援鄂医疗队队员、药剂科医生　伍卫权

我是来自复旦大学附属华山医院药剂科的一名普通药师，2020年2月8日晚上22:00接到科室领导通知，10小时集结，整装待毕，奔赴武汉。我看到身边的党员干部纷纷主动请缨抗击疫情，无私奉献，让我深深体会到危险和困难面前党员是什么。我1988年进入华山医院工作，先后参与各种医疗保障和2008年汶川地震的支援任务。这次华山医院援鄂四纵队接收武汉同济医院光谷分院重症监护室，我作为一名随队药师保障队员们的医药供应与用药安全，在这支队伍里我可能算是年龄较长的一位同志了。我虽然不直接与患者接触，但是看见医生和护士每天穿着透不过气的隔离衣，戴着防护镜与口罩进入监护室，为那些危重患者做操作、做治疗，我和他们相比显得实在是微不足道。在我心里他们是先锋军，我做保障兵。我必须坚守自己的岗位，起模范带头作用，为每一位援鄂队员提供充足的医疗物资和生活用品，尽我绵薄之力。

工作之余我还关心小队员的心理疏导和队员用药的后续效果，并做好记录。晚上队员需要用药，我会去库房取药，然后送药上门。帮助后勤接收和分发捐赠物资，我也非常乐于为男队员修剪头发。虽然只是点滴小事，但我觉得非常值得。只有我们更好地保障，医生和护士才能养精蓄锐，忘我地全身心投入工作中，尽全力抢救每一名重症患者。

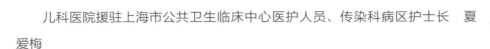

儿科医院援驻上海市公共卫生临床中心医护人员、传染科病区护士长　夏爱梅

我是一名护士，在临床一线工作 30 多年，亲身见证了我国医疗护理事业的发展。回顾我院这次"抗疫"历程，各级党员干部都能坚守一线，在各自的岗位献策献力，年轻的党员医生、护士积极主动报名，明知危险仍然加入抗疫一线，与我们病房的工作人员共同战斗，充分体现出党员的先锋模范作用，令我备感鼓舞。

儿科医院援驻上海市公共卫生临床中心医护人员、感染传染科病区护士杨蕾

作为一名护士，一名"白衣天使"，我非常热爱这个神圣的职业，我一直服务于临床一线。在手足口病、流感、水痘等传染性疾病流行季节时，病房床位紧张、周转快、工作量大幅度增加，从晨间护理、测量体温到打针抽血、发药等事无巨细；不管交班、接班还是白班、夜班，我都认真完成自己的本职工作。虽然辛苦，但可以从中找到人生的价值。

儿科医院援驻上海市公共卫生临床中心医护人员、感染传染科病区护士张玉鸿

自己很清楚，之所以要加入中国共产党，既不是为了个人光彩而入党，也不是随大流而要求入党，是因为只有党才能让我们坚持共产主义理想，坚持一切从人民群众出发，以"长风破浪会有时，直挂云帆济沧海"的高尚情操，为我国的医疗卫生事业做出自己应有的贡献。在这次战疫斗争中，穿上防护服，感觉自己肩负的责任重大，社会需要我们，全中国人民需要我们，从那一刻起，满怀斗志，不抱怨，总报愿。哪怕只是一个很小很小的星星，只要身上绽放着光，也是我们心里种下的欣喜和安然。这一切的思想境界源于白衣天使队伍中，有许多优秀的党员同志，他们时刻以党员的标准严格要求自己，吃苦在前，享乐在后。我从他们身上看到了党的优良传统和作风。

抗疫日记选摘：扶危渡厄　医者担当

"这是一场战争，我是一名共产党员，就是一个战士"

——中山医院赴武汉医疗队队员、中共党员　顾国嵘

2月24日

　　没有打开电脑之前，根本不记得今天是星期几，也不记得来武汉多少天了。队里通知打胸腺肽（的次数）现在是我的计时单位，三针打过了，应该来武汉已经一周多了。

　　我参与接管的病房是武汉大学人民医院东院区22病房。这是个普通神经内科病房临时改建的重症病区，当地的医护人员通过改造，简单地区分了污染区、缓冲区以及清洁区，条件比我想象的好一些。病区里一共有30余位重症患者，当地5名神经内科医生和几名护士已经在简陋的环境中坚持了近十天。我们迅速和当地医生进行了交接班，初步了解新冠肺炎的传报流程和武大人民医院的医嘱系统后，我们医疗队的叶伶组长就带着呼吸治疗师进入了污染区巡视患者。

　　接收22病区后，呼吸科ICU的叶伶副主任医师担任病房的组长，我担任副组长和党小组长。其他13名同事分4班轮流值班。叶伶年初三就驰援上海市公共卫生临床中心，接到驰援武汉任务后又马不停蹄地和大部队一起奔赴武汉。虽然他比我年轻，但对于新冠肺炎的经验比我更丰富。更让我钦佩的是他的工作作风。接手22病区后他每天都进入污染区查看患者，为每个患者制订详

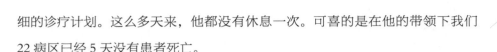

细的诊疗计划。这么多天来，他都没有休息一次。可喜的是在他的带领下我们22病区已经5天没有患者死亡。

呼吸治疗师郁慎吉是个90年的小帅哥，大家都亲切地叫他吉哥。他是我们病区医生中进污染区次数仅次于叶伶的。我们一接手病区就立刻明白患者的治疗方式必须改变，否则死亡率不可能下降。几天来，护士长申请到了4台呼吸机。每台呼吸机刚一到病房，吉哥就立刻组装好推进污染区。同时他还在污染区拍摄了使用视频，告诉大家高流量呼吸机的使用以及防护的要点，尽可能地减少医护被感染的风险。细心的吉哥还在污染区发现了4台闲置的呼吸机，我们手中的"武器"一下子多了很多。一台台的呼吸机进入污染区，一个个患者出现了转机。

心外科的钱松屹医生是组里最年长的老师，也是唯一一位有着抗击"非典"经验的"老兵"。2003年他就在中日友好医院感染科病房参与了那场抗击"非典"的战斗。那天我们接到通知，指挥部要求我们接受3个危重患者，老钱为了节约使用防护服，第一个夜班就在污染区待了9小时。

护士长郑吉莉老师，我也是久闻大名。汶川地震、东南亚海啸都有她战斗的身影。第一次接触就感受到她清晰的思路、泼辣的作风，以及对待患者的热情。在她的指挥下，污染区和生活区变得有条不紊、清洁整齐。她每次给病区申请物资时都据理力争，保护好所有的同事。

韩奕和马杰飞都是我曾经带过的"80后"，自然而然的他们俩和呼吸科的刘洁一起搭班。每次他们值班，小马都说不愿意做office boy，其实我明白他是想保护两个小妹妹，让她们少去污染区。

护士里大多都是"90后"的弟弟妹妹。她们的工作真的很累很累，在污染区内一刻不停地工作4个小时，打针护理、端屎倒尿，给患者做心理疏导。第一天就有个护士妹妹晕倒在清洁区。看着她苍白的脸，心里真是心痛。

接手22病区以来，每天早上7:00出发去医院一直要工作到晚上8:00多才能到宾馆休息，对于40多岁的我来说，巨大的精神压力和繁重的临床工作真的很累，根本没有力气再去记录下每天的生活和工作。今天是到武汉后的第一次休息，躺在床上，记录下过去的 10 天里发生的事，也许 10 年或者 20 年后再翻翻今天的日记，我也会为自己再次感到骄傲。记得记者采访时，我刚从污染区出来没多久，眼罩和面屏上的消毒剂熏得我的眼睛很痛。有人看到我不停地眨眼睛说我紧张，是的，有一点点紧张，因为我怕父母知道我在武汉，为我担心。记者让我谈谈对疫情防控的一些看法，而我仅仅是一名基层医生，全局不需要我来考虑，我只记得我说"这就是一场战争，我是一名共产党员，就是一个战士，这里就是我的战场"。

加油，顾国嵘！

"我的战友有八块腹肌"

——中山医院呼吸内科医生、中山医院援鄂医疗队队员　刘子龙

2月27日

来武汉已经 20 天了，今天，我要写一篇特殊的日记。故事的主人公是和我一起翻班的战友，中山医院麻醉科副主任医师梁超。

梁超，身高 182 cm，身体非常强壮，年龄和年资都比我高，所以我叫他超哥。为了确保值班更好地救治患者，我们医疗小组由他带着呼吸科的我，还有心内科的曹嘉添两位主治医师组成。我们分属于不同的专业，在诊疗工作中可以各自发挥所长。

援鄂之前，我和超哥的交情停留在手术室的擦肩。来武汉以后超哥给我的第一印象是抢着上，值班的时候总是抢着进污染区看患者，总是抢着去做血气分析、气管插管、深静脉置管等操作。他身材高大，有些防护服过小，他穿起来总比别人困难很多，但他克服重重困难也得上。

我忍不住问他为什么，他说因为我急啊，我想快点知道这些危重患者的最新情况。其实，这一切都是因为他是名共产党员，所有的危险操作他都抢着做。援鄂之前，他刚从援疆医疗队回来，援鄂他又第一个报了名。我问超哥，超哥你不怕吗，超哥说我这个年龄，上要无愧于父母，下要无愧于孩子，但心

要无愧于党和人民，张文宏教授不是呼吁党员先上吗，我是党员我就该上。

超哥又说，子龙，你该争取入党了。我曾经在读书的时候两次想入党，都没有入成，后来我的思想就停留在我敬党爱党，我听党指挥跟党走，但未必一定要加入党。所以，虽然我不是党员，但我也要到党最需要的地方去。超哥又说，党是明灯，党也是勇气的源泉，在你担心害怕的时候党总能给你无穷的力量。在武汉，我见证了太多党员干部的勇往直前，所以在超哥等人的鼓励下，我再次书写了入党申请书，带上党的考验前进，就是带上勇气前进，从此跟超哥抢着进污染区也有了更充足的理由。媳妇问，你们都进去就是了，为何要抢，因为物资是有限的，需要节约防护物资。

超哥给我的第二印象是爱钻研，每天都翻阅各种新冠肺炎治疗的最新研究，然后找各个时机和我们讨论瑞德西韦治疗效果怎么样，氯喹治疗效果怎么样，中药治疗效果怎么样，等等。然后我们会一起翻看病例，这个患者治疗效果好，原因是什么，这个患者治疗效果不好，原因又是什么。战场之上，战友是你最大的依靠，而我们又是患者最大的依靠。疾病有个体差异性，治疗也有个体差异性，对于新冠肺炎，我们不盲目自信，也不畏首畏尾。最近我们陆陆续续有危重患者康复出院，这是对我们工作的最大肯定。

该讲到重点了，我特意放到最后，那就是超哥有八块腹肌。是的，超哥是健身达人，是篮球队队长。来武汉以后，他更是一有空就在房间里面撸铁健身。第一次看到他满身肌肉，我说，超哥，你简直就是钟南山啊。超哥笑笑说，钟院士这么大年纪都坚持健身，子龙，你该健身了。问题又抛回到我这了……工作以后，总是借口工作太忙，多坐少动，一不留神就有了小肚腩。超哥又说，子龙，你要多运动，这样你才会有强壮的体魄，才不会给病毒可乘之机。超哥的这句话是我写这篇日记的主要原因，运动，是和我一样的多少国人所落下的。运动总是被放在文化课、工作、看电影等活动之后，但如超哥所说，运动该被每个人提上日程，无论你多苦多累，在如今疫情的情况下更是如此。运动吧，趁你还年轻，当给自己一个鼓励。

日记的最后，还是再报一声平安，我一切都很好。这些天我写了入党申请书。我们的患者都在慢慢好起来。我找超哥借了铁，请教了室内运动操，不求像超哥一样有八块腹肌，但求体格健康，邪毒莫侵，大家一起来运动吧。

"我和许阿姨约定好了，下一次，上海见！"

——华山医院护士长、上海首批支援武汉医疗队队员、中共党员　汪慧娟

3月14日

小年夜我报名去支援武汉。这事儿我只跟老公提了一嘴，没告诉父母和孩子。第二天就是除夕了，老人年纪大了，肯定是非常担心。我想着先开开心心在比较轻松的氛围里把年夜饭吃完，再提这件事。

万家团圆除夕夜，我和老公、孩子早早出发去爸妈家。下午5:00，手里包着为年夜饭准备的春卷，刚包完还没下锅就接到电话，通知8:00到医院集合，9:00要赶到虹桥机场。我不得不赶紧回去收拾行李，年夜饭肯定是来不及吃了，吃完饭再交代行程的想法也泡了汤。知道我马上要去武汉，两个老人只是愣住，不响。

年前的时候，疫情虽然已经暴发，但是身在上海心理上还是有些距离感，现在突然就要出发去武汉，好像新闻里的事情一下子来到了身边。还是爸爸相对比较冷静，走之前跟我说"你既然报名了就好好干。"零点时分，飞机起飞前，我发了条朋友圈："过了个不一样的新年。"

1月27日，我到达了金银潭医院北三病区的重症病房。开头那几天里，常常是我在病房外干着活儿，在对讲机里听到了患者情况突然恶化的情况，就要赶紧去帮忙。大部分患者平稳的时候，氧饱和度还有70～80，血压也有100多。但突发需要抢救的时候，氧饱和度会瞬间跌到50、40，甚至30，病房里没有重症经验的护士常常会一下子慌了，我需要应声赶去支援。

我在华山医院神经重症的病房里工作了十几年，对重症患者非常熟悉。在金银潭医院里，我是护理组长，面对这些突发的抢救场面，得迅速安排大家调整呼吸机模式、用降压药，我自己通常赶紧给患者进行吸痰，同时让同事通过

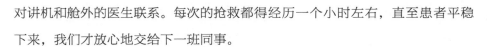

对讲机和舱外的医生联系。每次的抢救都得经历一个小时左右，直至患者平稳下来，我们才放心地交给下一班同事。

开头的日子里，这样的抢救场面频繁出现，但是现在很少再有这样惊心动魄的时刻了。经过近两个月的奋战，患者大都进入了比较平稳的状态。

万事开头难。最初，我们上的都是 8 小时的班，这 8 个小时里，身体压力很大，首先是在防护服里处于一个充满窒息感的状态。因为戴着口罩，防护措施很严密，和患者说话沟通基本要靠"喊"，本身就是一个呼吸不畅的状态，不断地喊话更加让人觉得胸闷气短。同时，为了避免上厕所，8 小时里我们基本上得不吃不喝。不过这样的"战斗班"没上几天，很快就调整为 6 小时、4 小时轮班，相对好很多。

工作这么多年，长期穿防护服工作，我也是头一回。有段时间里，因为长时间闷在防护服里，我腿上起了疹子，奇痒难耐，但我不能抓也不敢抓。托在上海的同事帮我开了药，快递又进不来，所幸第二批医疗队来的时候，给我捎来了。还有个特别难受的体验是，穿着防护服在病房里跑来跑去，不一会就要出一身汗，为了保持通风，走廊上的窗户一直开着，出了病房在走廊上书写记录的时候，风一吹又特别冷。有两天我的肩颈真是痛得不行，找了止痛膏药和暖宝宝贴上，也扛过来了。

这些都是小事情，最让人担心的还是患者。

现在回头看刚来的时候，和现在完全是两个世界。我记得刚来的时候，在非常严重的情况下，30 个患者每个都不容乐观。我当时一个人管一个病房 4 位患者，每个人都上了呼吸机。两个月不到，大家有的改成了高流量吸氧，有的改成了鼻导管吸氧，还有一些即将出院的甚至不用吸氧了。每一个治愈的患者出院，都是我最欣慰的时刻。他们恢复了，是最给我带来希望的事情。

治疗护理之外，我们总想法设法给大家调节气氛。"三八"妇女节那天，医疗队给所有女患者都送了花，想着让患者心情好些，也有助于治疗恢复。

妇女节那天早上，57 岁的徐阿姨提到今天刚好是她的生日。徐阿姨家里有两个老人也感染了新冠病毒，她本人是 1 月 31 日就有症状了，2 月 1 日做了检查后发现肺部感染，但为了照顾家里两个老人，所以拖到 2 月 14 日才到了金银潭医院。病房里当班的护士得知当天是徐阿姨生日，和外面的老师联系，特意准备了鲜花、巧克力、酸奶，还送了一张签有我们队员名字的生日卡片。

平时我们每个班次有 8 个护士在病房里，那天为了给徐阿姨过生日，也有其他队员特地进舱，十几个人在病房里给她唱了生日歌。徐阿姨抱着鲜花一直鞠躬，说能遇见我们这样的医疗团队是她的幸运，还说这是她这辈子最难忘的生日。

我们常常挂在嘴边说，医护是"偶尔治愈，常常帮助，总是安慰"。在这样的特殊病房里，家属不能探望，患者的所有支撑都来自医护，我们和患者之间的相处就显得更为密切，有时候甚至需要面对来自患者的阻力。

因为呼吸机对患者本身有压力，不耐受的患者因为生理上的难受，心理上也会特别烦躁，常常很不配合治疗。我之前遇到一个患者，平静的时候都挺好的，还和我们说谢谢，但如果病情发展就会影响情绪。有天早上，他把手上的针头都给拔了，我不得不先给他做工作，劝慰安抚，反复给他打了 3 次针。还有几天他甚至把自己的氧气面罩摘了，氧饱和度一下子跌了下来，脸瞬间就紫了。我们好几个护士硬是压着他给他重新戴上，让他跟着我们做"呼——吸——"的动作，才让他平静下来。

受累于病痛的折磨，对这样的患者我们也理解，所以只能握住他的手，一遍遍像哄小朋友一样说"你得听话呀，要好好配合"。沟通太重要了。

我记得还有一位许阿姨，她是上海人，同乡的缘故我们自然亲近些。她刚进来有些顾虑，总觉得自己没有那么严重，来了我们这里可能会被交叉感染。我们会留心多跟她聊聊天，说说话，每天都去关心问问，让她放下心来。我用上海话和她聊天，她觉得特别亲切，因为她还有亲戚在上海，她出院前还特意留了我的电话号码。我们约定好了，下一次，上海见。

前两天病房里的谢大姐恢复得差不多了，快出院的时候她跟我说："我是我妈妈的女儿，也是我女儿的妈妈。现在还活着，很感激你们。"我那一瞬间鼻子都酸了，觉得我们做的这一切都特别值得。

我虽然在重症病房里工作了十几年，但从来没有经历过传染性这么高的疫情。来之前也担忧过，但其实来了之后，真的进了病房，也就很平静了。无论在上海还是在武汉，只要患者一叫护士，我会立马冲过去。这是一个护士的本能啊。

"'90 后'党员，不负韶华无悔青春，一线铭刻初心使命"

——华山医院呼吸科、华山医院第四批支援武汉医疗队队员　邹海

3 月 22 日

今天，是我终生难忘的日子，在武汉抗疫最前线，我面对党旗庄严宣誓，成为一名光荣的中国共产党预备党员。

"我不能选择自私，考试可以再考，但患者生命只有一次。"我仍然记得选择从医的初心使命，收到李圣青教授在科室微信群里发出的支援武汉信息后，虽然有过一丝纠结，但片刻后，我还是毫不犹豫地递交了请战书。

"我自愿加入援鄂医疗队！作为一名医务人员，党和国家有需要，我理应冲锋在最前线；我 27 岁，还年轻，有体力有精力还能吃苦耐劳；我未婚，没有老人和孩子的牵挂，是最合适的人选……"

面对武汉疫情危险程度尚不明了、感染风险极高的情况，我没有丝毫犹豫，只是纠结会错过复旦大学呼吸专业博士研究生的考试——从医以来，我始终没有放弃继续深造以更好地掌握理论基础、丰富临床经验来为患者提供更精准有效的诊治，这是我的心愿，也因此而焦灼。举棋不定之间，心中的天秤瞬间向对于武汉患者的牵挂和对医学事业的崇敬倾斜，我下定决心加入逆行者的队伍，支援武汉！

虽然我去年 9 月刚刚加入华山医院呼吸科的团队，但高强度工作也使我学习到了许多前辈和专家的临床经验，并且凭借 3 年急危重症临床工作经验，我有充足信心助力挽救重症患者的生命，全力以赴与同事和所有同仁共同打赢这场疫情之战。

　　新冠肺炎疫情发生以来，华山医院组织了 4 批支援武汉医疗队前往武汉——疫情最严重的地方，我很荣幸地成为了第四批团队中的一员，在李圣青教授的带领下，我与华山医院的"战友"们来到华中科技大学同济医学院附属同济医院光谷院区。

　　为了使救治效果达到最优，我主动要求冲在最前面——气管插管、调试呼吸机、连接 ECMO——这些工作内容常规操作起来就颇具难度，而如今身着密不透风的防护装备来进行，更是一种挑战，一个班次下来，全身都被汗水浸透。

　　而也是在不断克服阻力和困难的过程中，我们李圣青团队提出了新冠肺炎救治的"华山模式"，开展了多项具有开创性的临床研究项目。危重症新冠肺炎约占全部确诊感染患者的 15％，大多数患者出现多器官损伤表现。针对此类患者实施及时有效的救治是降低病死率的关键，其中以 ECMO/CRRT 为核心的多器官支持治疗是治疗危重症患者的首要措施，ECMO 作为一种有效的心肺支持治疗手段，在各种严重的心肺功能衰竭患者救治中起到重要作用，在 ECMO 的运行中，对并发症的监测与处理是提高救治成功率的关键。而 ECMO 支持的过程，也始终是监测和处理并发症的过程。对此，我参与以及提出了 ECMO/CRRT MDT 团队的概念，并参与完成 ECMO/CRRT 置管、建立运行、日常管理和撤机，参与 3 例危重症患者 ECMO/CRRT 治疗，均成功脱机。在我们团队的努力下，华山医院收治的危重症患者病死率远低于平均水平。

　　不断攻克难题、创新救治模式已成为我们的抗疫常态，但我们都丝毫不觉疲累，并且会经常因为一些小的突破而互相鼓劲，持续进步。前不久，习总书记在给北京大学援鄂医疗队全体"90 后"党员的回信中提到：青年一代有理想、有本领、有担当，国家就有前途，民族就有希望。而我同样作为一名"90 后"党员，也必将以此为基准，继续用实际行动践行入党誓言，宁可缺席考博，也不缺席抗疫，真正把青春绽放在党和人民最需要的地方！

"我们是 ECMO 守护者"

——华山医院护理部、华山医院第四批支援武汉医疗队队员　王琳

2月28日

接到出征通知的那个场面恍如昨日。元宵节的晚上，刚刚哄了儿子睡觉，突然接到了护理部的电话，通知第二天一早集合，驰援武汉。意外又不意外，但，既然决定了去支援，就要把事情做好做到底。我放下电话，立刻收拾行装，一早赶到医院，拿好体外血液净化相关的耗材，随医疗队赶赴抗疫最前线——湖北武汉。我们6名护士袁立（护士长）、邵莲菁（总院）、王琳（总院）、宋敏（总院）、黄嘉琳（北院）、严书玲（北院）组成了复旦大学附属华山医院第四批支援武汉医疗队血透组，将在收治最危重患者的华中科技大学同济医学院附属同济医院光谷院区 ICU 工作。

2月9日，当我们200多人的大部队浩浩荡荡地来到光谷院区准备开展工作时，却得知这里并没有我们熟悉的床旁血透机。袁立护士长立即与光谷院区的血透中心联系，经过多方协调，终于在12日下午完成了新机器的装机、调试，耗材到位。我们马上进行在线视频培训，4个小时后，大家就熟悉了新机器的操作流程及报警处理方法。为了尽快熟练掌握整个流程，黄嘉琳负责网上搜索教材，我手写流程示意图，袁立护士长更是连夜梳理注意事项、观察要点和各项预案，并及时分享给我们。很快，我们就接到了第二天开始随时就有患者的通知。

14 日，我们为一名危重新冠肺炎合并尿毒症的患者进行了首例 CRRT 治疗。特殊的环境，沉闷的防护，新学的技能，但我们每一个都在隔离病房独立完成了治疗任务。持续运转的血泵，不断循环的血透管路内的血液，让我们看到了生命的希望。这是我们出征的初心和使命啊！

就在我们 CRRT 工作开始步入正轨、全面铺开的时候，意想不到的另一个挑战来了。17 日，护士长接到新的任务，次日有患者要进行 ECMO 治疗，需要

我们血透组来承担 ECMO 的护理工作。ECMO 的管理那可是需要很强的专业团队来配合的，我们行吗？对于 ECMO，我们完全是陌生的。虽然内心有种种疑虑和担忧，但大家还是发挥了强大的学习能力，第一时间收集了相关资料，连夜不停地研究学习，流程梳理、模拟预案。

18 日下午 2:00，抢救的号角吹响，我们 6 人随着一批批医生团队进入隔离病房，华山医院与同济医院的专家联手负责深静脉置管，我们在同济心内科管老师的指导下，安装预冲管路。大家分工合作，争分夺秒，置管成功！3 000 ml/min 的血流迅速充满整个体外循环管路，神奇的膜肺开始工作了！

而一旦建立起心肺的体外循环，就需要 24 小时不间断地守护着 ECMO 机器，我们血透护士的工作就是接管这台机器，进行各项数据的观察、监测和记录，遵嘱调整相关参数，及时应对机器的各种报警以及防止并发症的发生。

不知不觉，我们已经入舱 6 个小时了，不吃不喝穿着闷热防护服持续高度紧张的状态也已经 8 个小时了，大家非常疲惫。护士长说："我继续看着，大家累了先回去吧，休息好，再轮流来替我。"望着她连夜查资料还强忍着疲倦的神情，我的眼眶又红了。我与黄嘉琳因还有 CRRT 治疗，需完成后才能出舱，而已经出舱的邵莲菁为了节约一个小时来回酒店的路程，在清洁区内吃完了盒饭，休息片刻就去接替护士长，这时，护士长进舱已经足足 9 个小时了。我们为有这样负责、挺身而出的护士长而感到骄傲。

ECMO 治疗的第一天总算过去了，但后续的看护仍需进行。我们血透组 6 个人，如果按 4 小时一班，我们每个人每天都需要进舱，就没有休息了。护士长为了照顾我们，竟然给自己连续排了 3 个晚上 8:00 到第二天早上 4:00 的 8 小时的夜班，这样，我们每个人每周可以有完整一天的休息。我们能做的也只能以实际行动来回报了。大家互帮互助，你多上两小时班，我多上两小时班，来应对人力短缺的现状。

但是 ECMO 的工作并不是一帆风顺的，也遇到了不少难题。由于整个病房的氧气使用量超负荷，而 ECMO 机器需氧量特别大，墙式氧气已经不能满足心肺衰竭患者的需求了，必须使用最原始的钢瓶氧气来供氧。钢瓶氧气每 3～5 小时就要更换一次，从后楼梯推到病房耗费了我们大量的体能，而每一次更换时突然发出的蜂鸣声更是让我们焦躁不安。虽然蜂鸣声不影响患者的治疗，只是钢瓶氧气压力过高与空气混合不稳定造成的，但是持续的嚣叫不但引来了很多医生、护士围观，更是让我们焦急无措，我们只能不停地尝试重新连接氧气和空气，等待好运的突然降临。当蜂鸣声突然消失的时候，我们才终于松一口气，而此时已经全身汗湿。第一天现场培训时同济医院专家告知了治疗中可能出现的报警，但是毕竟没有这方面的经验，大家只能利用每天工作之余，加强学习，梳理笔记。每次的工作不只是工作的强度及体能的消耗，还要承受巨大的心理压力，但是我们没有一个人退缩，从"护肾小分队"转战到"护心小分队"，见证了我们的成长！我们也为自己点赞！

2月23日，华山团队的第二例ECMO也已经开始实施，我们同时守护着两台ECMO的运转，在这多学科协作的重症治疗中，虽然我们护士是微不足道的，但也是不可或缺的，我们华山医院张爸说了，医生有多重要，护士就有多重要！

我们是复旦大学附属华山医院危重症血液净化团队，对于ECMO，我们零基础、零经验，却在极短时间内学会并完成了一个个极具挑战的任务。我们坚守在武汉同济光谷ICU隔离舱里，守护ECMO，守护患者，守护希望！

"为预防患者意外拔管，我自制了简易手套式约束带"

——金山医院神经外科重症监护病房主管护师　张文英

2月12日

近日充斥双眼的是无数的感动和震撼，泪水像断了线的珍珠一样止不住流下来，有为援鄂而剃"卤蛋头"，有夜以继日为抗疫做各项排查工作的各界人士，还有全国上下众志成城为前线源源不断捐赠物资而加班加点的各企业，更有坚守一线岗位而谱下的一幕幕动人乐章。所谓医者父母心，看到被病魔困顿忧扰的众多百姓，我的内心滋味五味杂陈。

武汉开始逐家逐户排查，加之之前登记的在一一安排住院，我们的工作量显著增多，上海第一批援鄂医疗队负责的北二和北三楼都在病房外的走廊加满了床位，陆续收治患者，因走廊设备简陋，故收治一般轻症患者，以简单吸氧和补液为主，吸氧也是用传统的氧气瓶供氧，病房的床位都让给了需呼吸机和高氧治疗的重症患者。

我负责的是4人间重病房外加走廊一轻症患者，重症病房4人均为呼吸机辅助呼吸，其中一个大叔是气管插管患者，52岁，留置胃管和导尿管，3个微泵持续维持药物治疗，必要时给他进行吸痰。该患者日常表现较烦躁，为防止意外拔管，我们往往要进行必要的约束，但是在一线护理工具紧缺的环境下怎么做到合理又不伤害到患者？

往往在紧要状态下更能激发我们发明的灵感。我利用现有的资源——避光网套和绷带，做了个简易的手套式约束带，预防患者意外拔管。令人欣喜的是，这个办法简单好操作，使用下来效果也不错，患者没有出现拔管现象，间接保护了患者的安全。队员们看了暗暗称奇，准备在其他有需要的患者身上也效仿一二。

清洁消毒是我们日常工作的重要环节，重症病房都是插管患者，为保持呼吸道通畅，要定期吸痰。虽为密闭式吸痰，但做好安全防护是最最关键的，我们要不断地在房间内进行喷洒消毒水，让病毒没有一刻可以生存下来的机会。

12床是前天凌晨收治的一个阿姨，因为疾病转变快，搬运多次，当时收进病房时发现患者左大腿髋部明显受压破损，当我看到此情此景，伤在她身上，痛在我心里。因疫情特殊时期，护理材料有限，怎么才能更有效又快速地帮阿姨解决痛苦？此时我就想到了我们金山医院大后方造口治疗师蔡蕴敏老师推荐的美皮康敷料，之前看到我们援鄂队员因长期佩戴护目镜与口罩，造成面部与鼻部压疮破损，医院就为我们队员快递了敷料，虽然为数不多但非常管用。救治患者我们永远没有私心，队员们一致同意给阿姨用，阿姨的伤口日渐好转，我想这是对我们队员最好的奖励。

我们医患间的真情无处不在，当发现有些患者因长时间使用高氧治疗机导致鼻部黏膜少量出血，我们的队友——细心的陆美华亲自跑去药店买来西瓜散为患者喷鼻。

"所谓医者父母心"，每天和这些患者接触，我们能做的只有尽心尽责做好每一件事。俗话说"三分治疗，七分护理"，作为疫情特殊时期的专业护理人员，更深知护理之重要性。"有时是治愈，常常是帮助，总是去安慰"，带着这句箴言为患者服务，希望我护理治疗的每一位患者都能尽早康复，这是我唯一的目标。

等待抗疫真正胜利，我们一线医护人员才能安心回家。家，永远是我们心中那个最温暖最柔软的爱的港湾。我也想念家中年幼的儿子。每天上班忙忙碌碌，几乎没有一整天的休息时间，生物钟严重打乱，但也只有这样充实的生活才能让我忘却想念。儿子用他理解的世界告诉我：妈妈打完这些病毒怪兽就可以平安回来，陪我睡觉。

对，打完怪兽就回家！

"医患互相关爱，让人忘却满身疲惫和冬夜寒冷"

——浦东医院呼吸内科护士、上海第一批援鄂医疗队员　黄琳

2月27日

大年初一的凌晨，飞机降落在这片叫做"武汉"的土地上，自那一刻起，我和浦东医院院感科冯建军主任、ICU的瞿如意护士作为上海第一批援鄂队员投身到了这场抗疫阻击战的前线，至今已经过去了整整一个月。有艰辛，有感慨，但也不乏感动，一切都是值得的！

回想起，援鄂的第一个班，也是第一个中班。为了能尽快适应现在的工作环境和工作强度，我和搭伴的小伙伴们早早地从酒店出发赶往武汉金银潭医院北二病区。换好工作服，我们顺着通道进入病房，更换口罩、戴好帽子，在院感培训员的监督下完成防护服的穿戴，开始我们第一天的工作，内心的紧张是不言而喻的。查看病区患者治疗单，明确患者本班的相关治疗内容，然后和日

班护士进行床边交班，了解每一个患者的情况——使用高频吸氧患者参数设置、生命体征及补液等。还好有当地的一位老师加入我们，一步一步指导我们如何完成每一项时间节点的工作，遇突发情况应对处理。感谢她专业而耐心、细致的帮助，让我们能很快进入角色，更好地完成工作！好记性不如烂笔头，带着平时工作的习惯，我记录下工作相关内容，生怕自己疏忽忘记，未能做好工作，也不能顺利完成下一班的交接。

厚厚的防护服和紧勒的护目镜，让行动和视野都变得极为不便，原本简单的打留置针操作，都似乎变得没那么容易，一个中年男子又粗又直的血管在我面前，我竟觉得难度系数前所未有地高。一副眼镜，一层护目镜，一层防护面屏，加上戴着双层手套，晚上光线条件又不好，这一切的一切，使得这一条粗直的血管在我眼前竟变成细细的一条线，时而还有叠影。凭着感觉、经验和自己的信心，我屏住呼吸，成功地一次性完成了穿刺。

在没有家属护工陪伴的隔离病房，医护成了患者们极为重要的依靠，大部分你能想到生活护理需要医护来协助完成。我们通过对讲机向医生汇报病情，医生了解病情后再指示我们用药处理，我们也对患者进行心理疏导及健康宣教，大家都相互配合。

患者们都心怀感恩，一句一句"不好意思""麻烦你了""谢谢"都深深地触动着我的心弦，我想这或许是他们对我们工作和付出的支持与认可。他们时不时还问我们是否有吃过晚饭，互相的关心，让这个病房充满了爱，也似乎让我们忘记了满身的疲惫，忘却了这个冬夜的寒冷，也顺利地完成了第一次任务。

经过几日连续的阴雨天气，我们在一周后迎来了第一个晴天，清晨的第一缕阳光唤醒了整个城市，也唤醒了我们，前一秒还略感疲惫的我们，后一秒已整装待发。一如既往，和我们院感的老师结伴同行，走向我们的"战场"。

上补液，发口服药，测量生命体征……在"全副武装"的状态下，每一个简单的操作都变得不那么简单，可谓是"举步维艰"。"黄琳！黄琳！"隐隐听见有人在呼唤我，我被自己的呼吸声包裹着，尽力循着防护服外的声音辨别着方向走去，有时候仅仅 50 米的工作距离，走一趟都犹如跑了 800 米那样喘息不止。

但病房的患者却都非常体谅，他们是我们工作的动力，也给予了我们鼓励。有时因为护目镜的雾气未能很成功地一次性完成扎针，患者从不抱怨，平静地说："你们放心打吧，没事！"他的话就犹如这晨间的阳光，那一刻，是如此温暖。我们也时常鼓舞着他们，在互相勉励中抗击着无情的病毒。

春雪是春天最早的花。前些日子，武汉迎来了新年后的第一场大雪，纷纷扬扬，在全民奋力战疫的时刻，漫天飞雪中的这座城市美景依旧，这场春雪的悄然而至不仅带来了春的讯息，更充满着美的希冀。疫情没有阻挡我们兴奋喜悦的心情，天空给予的一点点惊喜，我们都觉得是一种美好的象征。

待春雪融化，山河当无恙。

大雪过后的武汉，好天气也如期而至，路边的鲜花也悄然绽放，我们一如往常一样，换上工作服，穿好隔离衣、防护服，戴上护目镜，一切流程顺利流畅、敏捷迅速。相互检查之后，又开启了我们的"战斗"。

好消息也在我们走进病房的那一刻传来，"8、11、27、34、37、39 床患者痊愈！"我们马上通知他们，并对他们做好出院宣教，患者们的脸上都露出久违的笑容，就连我们都跟着高兴！

忙完早上的治疗，我们给每位患者送上了象征平安健康的平安果（苹果），祝福所有的患者都能早日康复出院，他们则祝福我们早日平安健康回家，阳光透过窗户洒满整个病区，暖暖地照在所有人的心间！

我用纸折了一朵红色小花送给 32 床的老先生。他已住院一个月了，从最初只能绝对卧床、高频吸氧，到现在能拿掉氧气起来走走坐坐。我真心为他感到高兴，送这永不凋谢的花，希望他坚强乐观，眼中有更多的光亮，争取早日康复摆脱病魔！

阴云散去，这座城市美丽依旧。

我们会赏樱、看雪，就像曾经每一年那样。

"病房里喜忧参半，患者视物模糊仍坚持自己吃饭"

——闵行医院心内科护师　王宏

2月4日

上午在帮助医疗队整理物资时，得知自己负责房间里的 23 床爷爷与世长辞了。

接管护理他以来，他一直处于昏迷状态，瘦弱的老人看上去很慈祥，给他更换体位对于我来说算不上费力……在这座他生活已久的城市里，有他牵挂的家人，只是他没挺过去与家人重逢……

一下午想着他离去肯定会触动同房间里其他 3 位患者的情绪，更换好防护服，不到 16:00 便快速进入隔离区接班，来自同区的莉莉老师还在忙碌着，我走进房间巡视了一圈。病情一直还算稳定的 20 床五伯伯今天也用上无创呼吸机，一脸严肃地靠在床上紧张地呼吸。21 床阿姨较前几日烦躁不安的状态，今天倒是很平静。22 床婆婆看见我走近，像以往一样和我挥挥手，今天她由无创呼吸机辅助通气换成了高流量吸氧，去除了无创面罩的遮挡，她嘴角上扬的弧度更高了。而 23 床那里空荡荡的……

随后，莉莉老师向我交接了患者的情况，一半欣喜一半忧——20 床今天下午突然视物模糊，看不见了，肺部炎症较之前并没有改观，昨天遵医嘱为他由双鼻导管吸氧换成高流量吸氧也未能改善他的缺氧症状。为他更换了一个简易的无创面罩，解除了眼睛被卡着的不适，尽管已经看不见了，但我想保持戴眼镜的习惯能略微给他增加一点安全感吧。他很坚强，帮他领好晚饭准备喂他吃饭时，他坚持要求自己吃，拗不过，只能帮他架好床旁桌、摆好餐具。他对我说："你去忙其他人吧，我可以的。"进食期间没有叫过我，看他吃好了，我走过去，他的第一句话是："不好意思，我是不是弄得到处都是垃圾啊……"

饭后，他安静地躺在床上，时不时举起双手在眼前挥舞……

都说如果岁月静好，一定是有人替你负重前行。如果看不到黑暗，一定是有人帮你挡住了黑暗。而此刻我却无能为他遮挡黑暗，能做的只有上前握住他的手，不时询问他要不要喝水，要不要小便……

转身，我在纸上写下了"WH 加油！"是为武汉加油，也是为自己打气。

天色渐渐暗了下来，想着今日立春，是啊，春天来了，五伯伯重拾光明的那天，看到的定是白天色彩斑斓的美好和夜晚华灯初上的武汉！

"火线见担当"

——青浦区中心医院（筹）呼吸内科副主任医师　周锋

1 月 27 日

青浦区第一批援鄂医疗队安排在武汉金银潭医院北二楼普通病房上班，护士三班制，进入隔离病房上班；医生 4 天值一个夜班，夜出查房后休息一天，然后日班。护士上岗和医生查房全部穿全套防护服、戴 N95 口罩、戴护目镜、外面戴面屏。由于病区患者较多，护士工作量较大，很辛苦，护理操作与新冠病毒感染患者接触较频繁。虽然存在较大的感染风险，但是我们做好了严格规范的防护措施。虽然称为普通病房，但有些患者的病情还是有点重的，都是两肺感染新型冠状病毒的患者，氧饱和度低，很多都需要 HFNC（经鼻高流量氧疗）治疗。

由于我们工作病房收治的是相对轻症的感染患者，接管的也是标准的病房，各方面条件尚可，物资供应也正在逐步丰富起来。我们医护相互协作，一个医疗队统一安排在北二楼普通病房，方便相互照应。

所有人都拧成了一股绳，没有私心，想得最多的是工作和帮助身边的人。我们队里"60 后"、"70 后"、"80 后"、"90 后"都有，年长的像妈妈一样照顾年幼的队员。我们的"敌人"看不见摸不着，因此不能有丝毫的马虎和大意，所以大家都相互督促、提醒、关照、勉励！还有克强总理来了，离我直线距离 100 米以内，感谢克强总理的关怀，我们相信总理来了，一切都会好起来的！

　　第一天夜班在武汉金银潭医院余洋医生的带领下，一起值班，学习新型冠状病毒性肺炎重症患者的诊治。病区患者都比较平稳，工作比较顺利。感谢武汉的同仁，在近一个月的抗击新冠病毒的抗疫战斗中，没有休息，坚持工作。我们来了，你们可以稍作休整，我们将继续与病毒战斗，为武汉人民的健康贡献自己的一份力量。

　　1 月 28 日

　　今天晚上召开了上海市援鄂医疗队全体党员第一次会议。上海市第一批援鄂医疗队临时党委书记郑军华同志为全体党员上党课《勇担当，善作为，让党旗在防控疫情斗争第一线高高飘扬》。

　　郑书记说，党员干部要有不一般的精神、不一般的干劲、不一般的担当！我们要弘扬"敬佑生命、救死扶伤、甘于奉献、大爱无疆"新时代职业精神，坚决服从国家和当地的工作部署要求，落实岗位职责；要加强对疫情防控相关方案的学习，严格按照诊疗方案实施诊疗，确保诊疗流程符合防控工作要求，保障医疗质量和案全；要切实加强个人防护，认真做好个人防护；要发挥战斗堡垒作用和先锋模范作用，在危难时刻挺身而出、英勇奋斗、扎实工作、经受考验！

第 三 篇

病新医日进

『可喜！可喜！病日新兮医亦日进！』

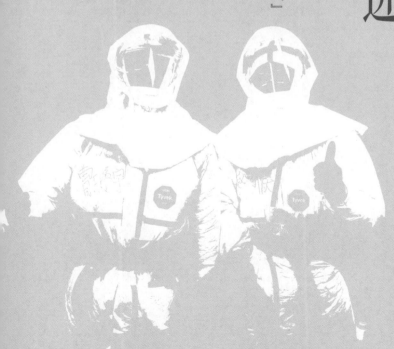

谢幼华：
在疫情攻坚战中，我们有义务贡献出自己的力量

来势汹汹的新冠肺炎疫情，可用"猝不及防"4 个字形容，在闻玉梅院士的指导下，医学分子病毒学重点实验室和病原生物学系集中系室力量向新型冠状病毒发起了一场科研攻坚战。1 月 23 日（小年夜），复旦大学三级生物安全防护实验室（简称 P3 实验室）的蔡霞和医学分子病毒学重点实验室的王玉燕老师紧急准备新型冠状病毒实验活动申报材料；初一，P3 实验室人员到位启动和调试实验室设施设备运转；1 月 27 日，P3 实验室主任瞿涤教授亲自到国家卫生健康委员会递交开展新型冠状病毒实验活动的申请材料；1 月 30 日，获得开展新型冠状病毒实验活动资格（国家认证认可监督管理委员会和国家卫生健康委员会）。系室即时组织了一支由青年教师和博士后组成的新冠科研攻关团队（志愿者），经过生物安全加强培训，与 P3 实验室的平台运行团队共同承担新冠病毒研究的主要实验工作。由于任务重且强度大，自春节以来团队成员基本上未能休息过。考虑到进入 P3 核心区工作人员的身心健康，闻院士坚持捐款买牛奶给大家补充营养。

2 月 3 日，在上海市卫生健康委员会的支持下，我们从上海市疾控中心拿到标本，在袁正宏教授的带领下立即开始病毒分离。我们的团队中有几位教师具有冠状病毒研究的经验，他们将患者样本接种到两种细胞系（vero‐E6 和 Huh7 细胞），于 2 月 7 日成功从一例病例样本中分离并鉴定出上海市首株新型冠状病毒毒株（nCoV‐SH01），为上海及全国的新冠科研攻关提供了重要支撑。

在此基础之上，我们建立了数种细胞感染和动物模型，用于开展药物筛选、中和抗体和疫苗有效性评价等研究。在药物筛选方面，我们筛选了 3 000 多

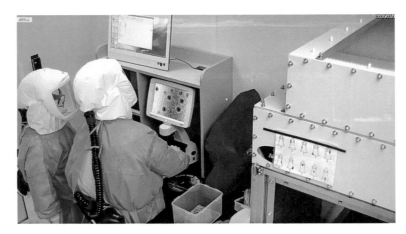

科研人员在 BSL－3 实验室工作

个候选药物，从中筛出了两个有效抗病毒浓度比瑞德昔韦更低、体外安全性更好的抗新冠病毒候选药物，正在进行动物实验。应天雷课题组和黄竞荷课题组通过不同途径，均获得了可中和病毒的中和抗体。在疫苗研发方面，我们与中科院巴斯德所合作研发疫苗的初步研究数据显示，候选重组蛋白疫苗可产生高效的中和抗体。程训佳/隋国栋课题组开发了基于荧光免疫层析技术检测特异性抗新冠病毒 N 蛋白抗体的试剂盒，以及免核酸提取、整合反转录和扩增的一体化扩增试剂盒。姜世勃/陆路团队研发了适合呼吸道病毒疫苗使用的新型疫苗佐剂。攻关组和 P3 实验室还为上海市以及全国多家科研机构和企业的药物和疫苗研发提供了专业的技术服务。

尽管目前国内的疫情已经得到了控制，但抗疫科研攻关仍然还在争分夺秒，我们的团队深感肩负的压力很大，希望新冠疫情能够早日被控制。

随着科研攻关的不断深入，我们也越来越深刻地认识到，自然界的病毒有其发生、发展规律，要保持平常心，不可急于求成，应注重平时的积累和沉淀。

我们系室领导和教师也不断在科研攻关的实际过程中思考系室的发展方向，思考如何能够在未来新现突发传染病和生物安全防控中发挥更大的作用。

以前我们的研究工作往往聚焦在某几个热门的领域里，但这次疫情告诉我们，病毒学、病原体的研究需要具有一定的广度，需要有人对不同的病毒、不同的细菌等进行专门和长期的基础性研究，而不是大家扎堆地往热门领域走，因为我们不知道未来会发生什么，会在什么样的领域需要一些专家凭借自己的专业能力挺身而出。这就需要我们通盘考虑、总体布局。当然，这样的发展得有一系列政策的引导与支持，要以国家的需求为导向调整包括人才引进、成果评价等在内的相关政策。

其次，我们的技术平台也要从以仪器使用管理为主转变为以提供专业的服务为主，不仅仅为大家的实验需求提供设备和指导操作，更要通过承担实验服务产生优质可靠的结果，就像这次我们 P3 实验室为上海市和全国各家单位提供的服务一样。同时，这一次组建的 8 人 P3 实验室攻关团队应该继续保留，即使疫情结束，不做新冠病毒了也还可以做其他的新现病原体研究。平时平台服务人员的技术需要不断磨炼，在非常情况下就能够拥有抢占先机的优势。

最后，还有一个要加强的地方就是科普工作。科学研究尤其是医学领域的科研成果对普通人来说比较难以理解。要加强老百姓对于疫情防控工作的认识，科普就显得尤为关键。科普工作是我们科研工作的重要一环，我们鼓励系室里的老师特别是青年教师发挥自己的智慧积极做好科普工作，用接地气的语言发出专业的声音，引导大众去了解病原体的科学知识和自我防护措施。

这次疫情让我们深刻体会到，思考病原生物学未来的发展，眼光要放得更加长远，要针对未来可能会出现的危机进行战略性的布局，充分利用好高校的科研资源，将平时的研究与突发情况的运作机制结合起来。我们的老师、我们的学生都是胸怀远大志向的，都是怀揣着对医学的热爱加入到我们团队中的，因此我们有义务也有信心为重大传染病和生物安全的防控贡献我们的力量。

（整理：张宇涛）

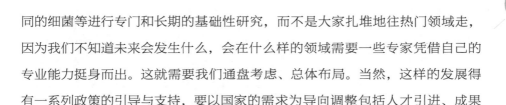

谢幼华

研究员，博士生导师。复旦大学基础医学院病原生物系主任，教育部/卫生健康委员会医学分子病毒学重点实验室常务副主任。主要研究乙肝病毒感染和致病的机制，研发慢性乙肝和肝癌的治疗药物。

姜世勃：借"东风"推"后浪"

——在抗疫一线培养和考验后起之秀

2020 年"五四"青年节，演员何冰生动形象的《后浪》演讲在互联网上掀起一阵"巨浪"。众人齐呼，要让"后浪"汹涌澎拜，须借"东风"推波助澜！新冠肺炎疫情的暴发给人类健康和全球经济发展带来严重影响，作为从事新发突发传染病基础研究的人民教师和博导，借抗击新冠疫情的"东风"，培养和考验团队"后浪"，引导他们在抗疫一线贡献自己的力量是我的职责所在。

2020 年 1 月上旬，得知武汉暴发的不明原因肺炎病原体为一个新型冠状病毒时，我凭着自己 17 年从事 SARS 和 MERS 研究的经验，立刻意识到一场类似于 2003 年 SARS 的瘟疫可能暴发。于是我立即退掉早已买好的春节返家机票，并要求实验室几位还未离校的同事和学生也退票，组成一个攻关小分队，由陆路研究员担任队长，带领攻关队员在前线冲锋陷阵、奋力拼搏；而我则负责在幕后出谋划策、借风助浪。

如果每一名"后浪"都有一朵属于自己的浪花，那么徐巍青年副研究员便是勇敢的那一朵。2020 年春节，全国新冠疫情进入紧张阶段，徐巍毅然选择在最危险的时候"逆行"——大年初一便赶到实验室，参与抗新冠病毒的药物和疫苗研发。得知学校 P3 实验室获得认证，可以从事新冠病毒的研究后，她更是第一时间报名参加了"P3 实验室抗疫小组"，置身于战疫的最前线。即使每天需要乘坐 3 个小时的地铁和小火车上下班，每天需要在 P3 实验室与病毒近距离接触，面临巨大的感染风险，她也从未有过犹豫和退缩，短短 8 天时间便与抗疫小组成员一起成功分离并培养出上海市第一株新冠病毒，并积极投身到抗新冠药物的检测工作中，参与完成数千个药物的抗病毒活性检测，筛选出一系列具有临床潜力的抗病毒药物。

徐巍是勇敢的，夏帅则是睿智的。他是我们课题组博士后，也是广谱冠状病毒融合抑制剂领域的先行者，早在 2019 年就设计出能够有效阻断 SARS、MERS 以及其他人类冠状病毒感染的"通用冠状病毒融合抑制剂- EK1"，论文发表在 *Science Advance*。2020 年 1 月，在获得了新冠病毒的全基因序列之后，他立即分析了病毒的基因序列，设计出 S 蛋白的质粒。但当时正值春节，也是疫情流行期间，许多公司都已放假，不再接受订单，质粒合成面临巨大的困难。夏帅就多次打电话到公司说明该质粒对新冠攻关的重要性，希望他们能够与科研人员一道，挑起抗击新冠疫情的重担，帮助我们尽快合成质粒。最终，公司被他的执着和攻关决心所打动，破例在春节假期和疫情流行期间派人到公司开工生产，帮我们合成了质粒。拿到质粒后，他立即着手研究，建立了国际上第一个病毒融合和新型冠状病假病毒感染系统，并在 20 多天内解析了新型冠状病毒膜融合机制，并证实了 EK1 也能有效地抑制新冠病毒的感染，文章于 2020 年 2 月初发表在 *Nature* 子刊 *Cellular & Molecular Immunology* 杂志上。

但他的眼光很长远，研究也不限于此。

从 2003 年至今，全球共发现了 3 种可以感染人的高致病性冠状病毒，因此不排除未来出现类似新的冠状病毒的可能性。为了研发更高效的通用冠状病毒融合抑制剂，响应习近平总书记"把论文写在祖国的大地上"的号召，夏帅对 EK1 进行了胆固醇修饰，得到 EK1C4 脂肽，其抗冠状病毒活性提高了 100～200 倍，其成果很快地发表在我国自主创办的影响因子超越 20 的学术期刊 *Cell Research* 上。

夏帅的另一个重要贡献是研究弗林（furin）酶切位点。新型冠状病毒和 SARS 冠状病毒的一个主要不同点是在棘突（S）蛋白中与受体结合的区域出现了一个弗林酶切位点，但该位点是否是造成新型冠状病毒具有高传染性、高融合作用的原因尚不清楚。解析弗林酶切位点的功能作用将对新型冠状病毒药物的研发具有重要意义，而他也很快阐明新型冠状病毒弗林酶切位点在病毒感染细胞过程中的重要功能，这项成果也很快地发表在另一个我国自主创办的影响因子超越 13 的学术期刊 *Signal Transduction and Targeted Therapy*（STTT）上。此外，他还带领实验室其他的同学开展抗新冠疫苗和药物的研究工作，所以，他在短短 5 个多月内发表了 3 篇第一作者论文和 8 篇共同作者论文，为抗新冠病毒的研究和防控新冠疫情的做出了重要贡献。

除了徐巍和夏帅两位坚守者，课题组几名研究生也在得知课题组在组建"攻关小分队"后，第一时间申请回校参与攻关工作。

刘泽众是 17 级博士研究生，年初申请返校后，他选择了极具挑战的抗新冠疫苗的研发任务。短短的 3 个月时间便在"设计-验证、再设计-再验证"的循环往复中完成了安全、有效的疫苗设计、构建和表达，并进行了动物免疫，完成了新冠疫苗研究的大部分工作，论文已投出。

王欣玲是 18 级博士研究生，春节假期离校后，她每天都在关注新冠科研动态，并在大年初一向学校提出返校申请，大年初三便回到实验室，加入"攻关小分队"。除了开展新冠病毒入侵 T 细胞的机制研究以外，也参与了弗林酶切位点的研究，成为 STTT 论文的共一作者之一，并作为第一作者在 *International Journal of Molecular Sciences*（IJMS）发文介绍抗冠状病毒多肽药物候选。

蓝巧帅是 18 级直博生，是返校"攻关小分队"中年龄最小，接受科研训练最少的队员。但他在夏帅博士的指导下，很快地掌握了检测抗新冠多肽抑制膜融合的关键技术，参与发表了 6 篇研究文章。

只要有梦想，哪里都是舞台。

苏珊是去年刚毕业的博士研究生，在无法返校参与科研攻关的情况下，她选择在家为国际著名专业期刊写评述的形式，向世界传递自己的声音。疫情期间，苏珊多次配合我完成了相关写作。一次是为 *Nature* 子刊 *Nature Chemical Biology*（NCB）一篇重要研究论文写评述。后来，*Cell* 杂志刊登了一篇颠覆性的研究论文，认为干扰素可通过诱导新冠病毒受体——ACE2 的表达，加重新冠病毒的感染。但在临床上干扰素被广泛地用来治疗新冠肺炎。 *Nature* 子刊 STTT 的主编邀请我对该文进行评论。苏珊博士再次配合我对干扰素的两面性进行了评述，该文也是很快地被 STTT 接受发表。近几个月来，全球都在"超常规"快速研发抗新冠病毒的疫苗和药物，现在全世界有几百个临床试验正在评估抗新冠的药物和疫苗的安全性和有效性，但有许多药物和疫苗没有使用新冠病毒感染的动物模型评估其在动物体内的安全性和有效性，就匆忙进入临床试验，我对此非常担心，便在 *Nature* 发文呼吁不要匆忙部署没有足够安全保证的疫苗和药物。文章发表之后，很多专家和媒体都非常关注，对我多次进行采访，希望能有更为具体的说明。*Nature Review Microbiology* 因此希望再写一篇比较全面的综述，我又请苏珊博士拟写了初稿，论文目前正在返修过程中。

疫情期间，《人民日报》的一个编辑邀请我们团队写一篇关于抗击新冠疫情的感想，我把这个邀请函发到我们课题组的研究生群里，因为疫情被隔离在家乡的 19 级直博生王李珏主动应战，写了一个初稿"担起抗击病毒性传染病的重任"，我对稿件作修改后被《人民日报》接收发表。根据《人民日报》的要求，我们还要把其中有关"加强对防控新发传染病战略产品研究的支持"的建议写具体一点。王李珏又写了一个草稿，其中特别提到"要吸取 SARS 的经验教训，不要病毒一来一哄而上，病毒一走一哄而散，造成了严重的经费浪费，并阻碍了对新发突发传染病防治的战略储备研究的支持"。后来，这篇文章呈报给了有关领导。希望该文能够为国家抗击新冠疫情及未来的新发突发传染病有所助益。

因为疫情被隔离在家乡的 18 级硕士生曹妙也主动请缨为抗疫作贡献，先后拟写了 3 篇抗新冠的综述，其中有关"广谱抗冠状病毒疫苗及多肽"的论文已被《微生物与感染》杂志接受发表。

从疫情发生到现在，在短短几个月的时间里，我们完成了十几项新冠攻关课题的研究。2020 年，我们发表了 41 篇 SCI 论文（其中 31 篇论文与新冠病毒的研究相关）和 5 篇中文论文，包括 1 篇 *Lancet* 的文章，2 篇 *Science* 和 1 篇 *Science* 子刊的文章，1 篇 *Nature* 和 10 篇 *Nature* 子刊的文章，以及 3 篇 *Cell*

子刊的文章。此外，我们还申请了两项抗新冠病毒药物的中国和国际专利，并将 EK1 的专利转让给山西锦波生物有限公司，该公司已基本完成临床前研究，开始了一类新药的临床试验申请。我们与山西锦波生物联合开发的具有抗菌和护肤功能的外用产品，在疫情期间捐赠给了山西、湖北等多家医院的抗疫一线的工作人员，帮助他们解决了因为频繁使用护具导致的皮肤、黏膜损伤的实际问题。

科研的价值就在于关键时刻的挺身而出。在新冠疫情"飓风"助推下，课题组的"后浪"们迅速成长，展现出该有的责任和担当，经受住了时代的考验，为新冠疫情的防控工作做出了应有的贡献。

姜世勃

教授，博导。复旦大学病原微生物研究所所长、复旦-锦波功能蛋白联合研究中心主任。主要从事抗艾滋病病毒、人乳头瘤病毒和冠状病毒药物及疫苗研究。

程训佳团队：攻坚克难　诊断新冠

2020 年 1 月，在春节的气氛越来越浓郁的时候，一场突如其来的疫情彻底改变了人们原有的轨迹。1 月 23 日，病原生物学系的一些老师们聚集在会议室，讨论疫情的相关信息。除夕，医学院召开紧急会议，告诉大家："如今病毒肆虐，医学院责无旁贷，大家需要行动起来了……"这场疫情，俨然一场没有硝烟的战争，我和我的"战友们"踏入"战场"开始"迎战"。

消除一场疫情需要各种力量，然而面对陌生的新型冠状病毒，很多东西需要从零开始。武汉传来了诊断、治疗、物资等各种各样的困难消息，当时我们便选择了从诊断研发入手，以找到突破点。一方面，是因为长期从事新发突发传染病高通量诊断工作；另一方面，在"非典"期间曾研究相关抗原抗体，有一点原始积累。这个想法和环境系的老师不谋而合，我们当即拟定了方案，从核酸和免疫诊断两方面入手，研发诊断相关产品。2 月初，"新型冠状病毒现场快速检测系统"项目立项，这样就拉开了"众志成城、攻坚克难、诊断新冠"的序幕。

由于受春节假期影响，研究人员短缺，然而任务很重，我们仅仅两位老师负责抗体检测相关工作，需要尽快拿出方案。冠状病毒的核衣壳蛋白（N 蛋白）与刺突蛋白（S 蛋白）是其主要结构蛋白，从"非典"当时的研究中发现患者血清中也主要存在针对这两种蛋白的特异性抗体，所以这两种蛋白的抗体最有机会成为理想的检测靶点。我们使出全力查序列、设计引物、做 PCR；真是绝对的快速，一个个具有诊断意义的重组蛋白的基因克隆了、表达了、纯化了。环境系隋国栋教授团队也只有两位老师，他们负责摸索敏感而易行的检测体系。不到两周时间，在 2 月中旬，团队确定了使用重组 N 蛋白检测抗体的基本方案，因其在敏感性和特异性上相对于其他蛋白有优势。

诊断产品的研发不仅仅只是原理的研发，要让产品实用化，应用化需要企业的参与。此时，近岸蛋白质科技有限公司、复星医药加入了合作团队。为了诊断的快速便捷，研究团队选择了比较有把握的荧光免疫层析技术，这是一种基于传统免疫层析技术基础上的改良方法。而上海科源电子科技有限公司提供了荧光分析仪，解决了传统免疫层析技术不能定量的问题，大大增强了结果的准确性。2 月下旬，我们拿到了第一批试制样品，通过了实验室鉴定，初步达到了预期目的。

项目有了一个好的开始，我们要继续推进，具有诊断意义的重组抗原的表达、纯化后需要患者阳性血清来检测其敏感性，健康人血清或者阴性血清来检测其特异性，试验样品到了需要临床验证的时候了。儿科医院检验科、公共卫生临床中心，他们作为上海的抗疫一线，知道我们需要验证一款诊断产品后非常愿意提供帮助。我们的需求得到了解决，在医院的检验科，我们的试验产品检测了新冠康复期患者的血清，并且成功得到了阳性结果。

此时我们的研究队伍越来越大了，有实验室、医院、企业，研发、生产、检测一条龙。从 2 月底到 3 月下旬的日日夜夜，我们团队的成员在上海不同的地方努力地检测着、优化着。借助闪送，互相传递实验试剂和器材；借助视频，互相讨论着那些实验中的棘手问题；借助微信中的一个拥抱标记，互相鼓励着。终于，实现了一个月内成功研发能够在 10 分钟内检测患者血清中抗新冠病毒 IgM/IgG 抗体的检测试剂盒和新冠病毒核酸免提取现场快速检测系统；期间，我们的这款产品还获得欧洲医疗器械注册证书（CE-IVD）。一个又一个好消息不断鼓舞着大家，疫情下的工作比平日繁重很多，但大家都有同一个信念——早日获得成熟的诊断产品。

3 月 20 日，随着第一批批量生产的诊断试剂盒交付，我们的工作重心转向了规模化生产和提高产品稳定性的方向。和平时的实验不同，小规模生产和批量生产之间有条鸿沟。由于实验室的设备并不是针对工业生产设计的，重组 N 蛋白的大规模制备着实卡了我们半个月。我们数倍提高生产规模，但最终产量提高有限。半个月之中，我们换了五六种方案，每天从清早忙到夜晚，反复尝试，反复排除，最后终于能够同步提高重组蛋白的产量。到了 4 月 5 日第二批批量生产的诊断试剂盒交付时，我们已基本解决了各种问题。所完成的实验室和临床的初步评价表明，这种抗体诊断试剂盒不仅具有特异性高、操作简单、快速等特点，同时兼顾灵敏度高、可以准确定量的优点，是抗新冠病毒抗原抗体检测的有效方法。其不仅可以应用在临床一线，也可以在出入境检疫中应用。

从 1 月底构思想法到 3 月底产品面世，虽然开发抗体诊断试剂盒时间不长，但是疫情十万火急。快速地研发产品不仅需要一个团队配合默契、兢兢业业，同时也考验着这个团队的历史积累、底蕴沉淀。

面对疫情，我们没有退缩。我们选择了知难而上、攻坚克难，我们团结协作、列队攻坚，我们无所畏、不后退，心里共同怀揣着一个信念——为防疫事业贡献全力。为我们的团队喝彩！

程训佳

复旦大学基础医学院病原生物学系教授，博士生导师。从事病原生物学教学 30 余年。

应天雷：

疫情是一面镜子，通过它照出我们的使命与担当

当前，抗击新冠肺炎疫情仍然是全人类的共同任务。作为对抗病毒的一线科研人员，在一月份病毒基因序列公开后，我们实验室就第一时间拟定了实验方案，划定了时间线，争取以最快的速度结束战斗，筛选到高活性的全人源抗体。

我和团队通过应急攻关，于 1 月 22 日在国际上率先鉴定出第一株与新冠病毒具有高亲和力结合活性的全人源单克隆抗体 CR3022。相关数据以论文形式及时公布，抗体也已第一时间免费分享给国内外几十家科研机构或企业，用于检测试剂盒或疫苗药物开发等（专利申请日期：2020 年 1 月 23 日；论文接收日期：2020 年 2 月 3 日）。

经典的单克隆抗体药物生产周期长、成本高，多被应用于治疗癌症和免疫性疾病，用于治疗病毒感染的单抗少之又少。因此，我和团队后续集中力量攻关一种新型"全人源纳米抗体"的研发。近年来，一类被称为"纳米抗体"的新型抗体由于分子量仅为经典单抗的 1/10，且生产成本低、性质稳定，逐渐受到制药行业青睐。然而，纳米抗体来源于骆驼或羊驼，即使人源化后仍然含有一定驼源成分，使得其人体使用存在安全性隐患。为了解决这一问题，我们近期与合作者基于合成生物学的理念开发了一种新技术，可迅速筛选到完全来源于人体基因的纳米抗体，该抗体具有活性高、成本低、生产快、易于纯化等特点。利用这项新技术，团队成功筛选到针对新冠病毒受体结合区的数十株全人源纳米抗体。研究表明，这些抗体分别结合新冠病毒受体结合区上不同位置的

5 类表位。针对其中两类表位的全人源纳米抗体能够有效中和新冠病毒，且具有显著协同效应；其中一类抗体靶向了非常保守的三聚面隐藏表位。因此，这些全人源纳米抗体有望开发成有效的防治药物，应用于新冠肺炎的临床救治。值得一提的是，该类全人源纳米抗体由于体积小且理化性质优异，可开发为雾化吸入制剂，将大量抗体迅速输送到肺泡等病灶部位，理论上尤其适合用作新冠肺炎等呼吸系统疾病的治疗。这个成果也被传染病领域的顶尖期刊 *Cell Host & Microbe* 报道。（专利 1 申请日期：2020 年 2 月 26 日；专利 2 申请日期：2020 年 3 月 30 日；论文接收日期：2020 年 4 月 28 日。）

科研攻关目前还在进行，这场战斗已持续了 4 个多月，其实打得很不轻松。且不说持续不间断的熬夜对体力的考验，让我们觉得最焦虑的是，在疫情的冲击下想和时间赛跑、做得更快一点，能够打败病毒、跑赢疫情的煎熬感。此外，受疫情影响，我们起初的人力、仪器、试剂非常有限。幸而，学校给予了科研人员无微不至的关心和支持。早在 2 月初，科研院就按照学校部署，为我们的研究提供了经费支持；学校特别批准了团队的几名研究生返校参与新冠科研攻关；学院也在攻关过程中不断给我们提供消毒物资、口罩、功能饮料等后勤保障。

这里要特别提一提我们团队中的年轻人。他们在关键时刻主动请缨，不计个人安危得失，刚过完春节就克服各种困难回到学校，并且第一时间投入实验。有的同学行李箱都没放回宿舍，就直接来到实验室做实验。因为大量的实验，很快同学们手都磨出了水泡，平时挺注意形象的女生在这段时间觉得洗个头都是浪费时间，还自嘲从来没有这么邋遢过。有一次凌晨 3:00 多分析完数据后，我经过实验室，发现学生们居然都还在，问他们为什么不回去睡觉，实验明天再做。他们都回答：想要第一时间看到分析的实验结果，想更快点开发出药物，打败病毒。这些学生们平时我当他们是孩子，但经此一役，我在他们身上深刻体会到了"90 后"、"95 后"们强烈的责任心，以及青年一辈的报国情怀。

我想这背后，就是复旦上医精神和五四青年精神的传承。在疫情之初，闻玉梅院士就在上海市政府新闻发布会上说道:"历史上从来没有一个病毒能够把一个国家的人民打倒。"这句充满了正能量的话当时给了很多人信心和力量,也让我们再次见识到,什么是真正的科学家,什么才叫共和国的脊梁。我们医学院的老师和学生,也都知道上医创始人颜福庆先生说过的话:"人生意义何在乎?为人群服务。服务价值何在乎? 为人群灭除病苦。"这句话在疫情中被我们老师和学生在朋友圈里分享了无数次,也不断给我们攻关组带来坚守的勇气和动力,在这里也分享给大家。我想疫情是一面镜子,愿通过它,照出我们的使命与担当,在经历磨炼与成长之后,获得传承与力量。

应天雷

复旦大学基础医学院研究员,抗体工程与新药研发课题组组长,博士生导师,国家自然科学基金优秀青年科学基金项目获得者,国家重点研发计划首席科学家。

陆路：科研的目的是为了人民

此次疫情之前我们组一直在开展冠状病毒等新发突发病毒防治策略的研究，包括 2012 年中东呼吸综合征冠状病毒，也就是 MERS 病毒，暴发时就一直开展药物等研究工作。因此，我们对新发突发病毒一直很关注，当 2020 年 1 月看到有报道说出现了新发冠状病毒，我们就开始部署了相关研究。当时，不知道它会不会形成大的传播。但作为新发病毒，对其开展研究，我觉得是非常必要的，对未来的防疫可能会有所贡献。

面对疫情，大家都表现出了极强的责任感。我们组的一名博士后夏帅，主动放弃了春节假期，大年初一晚上还在细胞间工作。那时疫情已经被认为比较严重了，我们的压力和责任感剧增，脑子里出现最多的就是闻老师平时教导我们的，做科研不是为了发文章，而是为了人民。真心希望能与时间赛跑，多做一些研究工作，为药物和疫苗等开发提供一些武器。

一开始遇到的困难是缺乏人手，学生无法返校，很多仪器平台没有开放，包括提供试剂、测序等服务的很多公司都停工了，只能靠我们自己去做各种科研工作。这是当时我们所面临的现实困难，但我们完全理解，在防控疫情的关键时期，这样的措施也是非常必要的。

于是我们开始对困难各个击破。为了加快实验进度，不光是我，我们系的应天雷教授、黄竞荷教授等，以及生物医学研究院蓝斐教授等，都自己扑在实验室里。我觉得这带给我们一个对于"平战结合"的启示：平时教授们在思路上指导学生的同时，也要保持在一线做实验的能力，这样应对战时的科研攻关就能够从容不迫。

随后学校也制定了很好的政策，允许攻关组少量学生进校，对攻关起到了很大的作用。

2月的上海非常寒冷，学生们统一住在临时安置的宿舍里，没有空调，晚上被冻醒好多次，真的非常辛苦；实验室的中央空调也停了，大家白天穿着大棉袄，每天工作到很晚。姜世勃教授已年近七旬，本身就怕冷，但仍然坚持工作，每天都到凌晨。我也比较习惯了晚上在沙发上睡一下，第二天醒来，继续干活。真心来说，看到学生们召之即来、来之能战，勤奋乐观、不怕苦，我感到非常欣慰和自豪。有时候真的有一种冲动，想对世界说：中国青年，靠谱！

另外吃饭也是问题，因为科研攻关时间紧、任务重，一天只吃一顿饭已经成为了常态。我们觉得学生还是要好好吃饭、加强营养，就和合作的课题组一起到外面订饭，取回来后在保证实验不停的情况下大家轮流吃饭。

庆幸的是，我们在冠状病毒领域工作了多年，有一定的经验，所以一些工作还算顺利。在初期，我们较快地建立了新冠病毒假病毒感染模型，它为没有P3实验室，无法开展活病毒研究的科研团队，提供了一个能在普通实验室开展药物和疫苗初步筛选研究的模型。目前，全球有数十个研究组向我们要该模型，我们都第一时间相赠。事实证明这个模型的建立是有意义的，我们系做新冠病毒抗体的黄竞荷研究员组在康复者体内中和抗体水平的研究中用到了我们的模型，他们发现一些康复者体内的中和抗体水平较低甚至极少。这个研究通过预印本的形式刊登后，获得了世界卫生组织和各国的广泛关注，该成果还被世界卫生组织多次引用，为疫情防控提供参考。看到该模型能为抗疫提供支持，我们真的感到非常高兴。

此外，基于之前的研究，我们在短时间内研发了高效广谱抗新冠病毒等冠状病毒的多肽抑制剂，目前已向药监局申报，正在进行新药开发。同时，我们和企业合作开发的一个胶原蛋白产品可以帮助一线医护人员缓解因频繁使用护具导致皮肤黏膜损伤的问题，这个产品在疫情期间捐赠给了武汉火神山等医院，希望能够为一线抗疫作出一些贡献，没想到还获得了中国医师协会的推荐。

需要强调的是，取得这些成绩是我们整个团队齐心协力的结果，我们站在巨人们的肩上，才能走得更快更远。闻玉梅院士、姜世勃教授、袁正宏教授等都亲身投入科研攻关一线。闻院士一直教导我们"科研的目的是为人民"，因此我们一直在开展应用相关的研究，在本次抗疫中也是时刻从开展"能解决一线抗疫实际问题"的科研角度出发。姜世勃教授是国际冠状病毒领域的知名学者，他一直以其丰富的研究经验带领我们开展工作。袁正宏教授和谢幼华教授组织和带领 P3 实验室团队很快分离出了新冠活病毒，为科研攻关提供了重要的平台和资源。没有这些团队工作，我们无法取得进展。其实在此期间的科研工作强度一直都很大，说实在的，我确实觉得好累，真希望全球能早点控制住疫情。

疫情暴发之初，偶尔晚上开车回家的路上，发现这座国际化大都市变得异常安静，路上一个人都没有，仿佛路灯就是为我一个人开的。原本堵车要一个多小时的路程，那段时间到家最快十几分钟，这个城市真的就像停摆了一样，突然失去了生机。2 月底，上海开始复工复产，慢慢车多了起来，有一天我发现又开始堵车了，特别高兴，觉得上海终于开始恢复她往日的活力了，整个社会重启了！

回忆起这段时间的经历，我在想我们是不是也为复苏做了点贡献？我想如果有的话，也只是很少很少的一点贡献。我们城市、国家的重启，是包括一线疾控人员、医护工作者、科研工作者还有我们"闷"在家里的百姓在内全民奋战的结果。

我感到很开心，同时也觉得要多学习，多加强自身的能力。这是一个新病毒，存在很多未知，目前，我们还有一些疫苗、药物等研究正在推进。我们的主要想法还是研发特异性抗冠状病毒的广谱疫苗和药物，这样不但可应对新冠病毒疫情，而且也将为未来可能暴发的未知冠状病毒防控提供技术和实物储备。

（整理：王媛媛　陈思宇）

陆路

　　研究员，博士生导师。国家百千万人才工程入选者，国家自然科学基金优秀青年科学基金项目获得者。长期从事抗病毒新型防治策略及功能蛋白的研究，并在转化医学方面有专长。

张荣课题组：
坚守初心，为抗击疫情做好科研工作者的本职

在"打病毒"的战斗中肩负起科研攻关使命

从大年三十回去待了两天，到初二凌晨 5∶00 不到就搭顺风车赶回学校。从寒风阵阵到现在办公室空调都开始制冷，我才意识到，春天被直接跳过去了，我们新冠课题组已经连轴运转 4 个多月了。还记得有次跟儿子视频，我很惊讶地听到他说："我也要去做实验，要去打病毒。"3 岁多的孩子，是他妈妈告诉他我每天在忙什么。也记得过年离开家时小女儿还不会走路，视频的时候还只会对着手机屏幕使劲地喊"爸、爸，爸、爸"，现在她可以一个人到处跑，也会说更多的词语，只不过视频时已经不会理我只顾自己玩耍了。4 个多月的时间，孩子们都有了不小的变化，而我们的科研道路依然在艰难而坚定地继续着。

武汉封城，疫情形势逼人，离过年就只有几天的时间，学生们都全部放假回家了。学校决定立即成立新冠攻关团队，我有幸成为其中一员，主要承担病毒的分离工作，这是开展后续疾病诊断、药物筛选、疫苗研制、致病机制研究等工作的基础。博士阶段我从事冠状病毒的研究，之后几年转到了虫媒病毒。这次我们重新拾起，开始了这场艰难而持久的战役，从对新冠病毒的一无所知到逐渐了解，从一个科学问题到另一个科学问题。

我们的课题组很年轻，我和两三个小伙子一起，花了大半年时间，刚把实

验室平台初步搭建好，新冠疫情就暴发了。我们对冠状病毒没有任何前期准备，课题组成员都是从零开始学习培训。我们主要从病原学角度去认识新冠病毒如何侵入宿主，如何致病。我认为，病原学的基础研究虽难却是基石。从攻关小组成立以来，我们一直承担了病毒毒种的纯化、鉴定和制备，为整个科研团队的各种试验开展提供了保障。

新冠疫情传播席卷全球，远超预期。作为病毒学研究工作者，特别是能重新拾起对冠状病毒的研究，深感特殊使命和责任。我希望，有天等孩子长大了，还能跟他们聊聊曾经"打病毒"的故事。

——张荣（基础医学院病原生物系课题组长）

在崎岖山路中探索科研的意义

这是一条崎岖的山路，但那山顶充满光明和希望！

时间飞逝，今天已是承担新冠攻关项目的第 121 天，在这 121 天中发生了许多事情，现在一一回想起来，颇有感悟。

疫情无情，来势汹汹。原本是喜庆欢乐的春节，一下子就没了味道。全国上下都投入了抗击新冠疫情奋战中，在家时不时刷新着微博，感叹道"新冠确诊人数又涨了，快过万了"，看着小区里播报防控疫情知识的小车每天来来回回好几遍，心里总感觉不是滋味……当导师告知我可以申请加入新冠攻关小组时，我毫不犹豫地报名了。那天姐夫开车送我去高铁站，他饶有兴趣地问我，病毒是什么？灭活疫苗是什么？我说病毒是生的肉包子，而灭活疫苗就是蒸熟的肉包子。他又问目前有治疗的药物了吗？我说还没有特异性的，目前还在研究阶段，主要是老药新用。他又问那你回去研究啥呀？我陷入了思考，回答可能是药物筛选吧。

2 月 1 日，我正式返校加入新冠攻关小组，没多久我们课题组的其他成员也都到齐了，4 个人的小团队，大家时刻戴着口罩，交流着关于新冠的各种话题，不再讨论"聚餐""美食""旅游"等话题了，压力剧增，没有往日的轻松和欢快。

对于新冠病毒我们没有经验，一切得从零干起。很快导师给我安排了任务，和疫情的搏斗正式开始了！从新冠病毒上海株 SH01 的分离到分子机制的探究，每一个实验都伴随着从发现问题到解决问题的过程。在此过程中我们遇到过各种困难，然而解决困难的过程也是学习的过程。从查阅文献、设计实验，到解决实验难题，离不开导师的耐心指导和团队的通力协作；严峻的疫情形势决定了疫情科研攻关的高压态势，一百多天连轴转，也使得大家身心俱疲，但高兴的是对于新冠我们也不再陌生。我们看到全世界的医护人员和科学家战斗在一线，与新冠轮番交手，逐渐揭开新冠神秘的面纱，为战胜疫情带来光明和希望！

新冠攻关这段经历，让我理解了科研工作者的角色定位，也更加坚定了我从事病原生物学研究的决心。生物安全属于国家安全，病原生物学的研究于国于民都是意义重大的。当我看到亲朋好友面对疫情时不再恐慌，国家安然有序，我想这也是每一个从事病原生物学研究的科研工作者的心声吧！愿国泰民安！

等疫情结束了，如果姐夫问我，你研究了啥？我会骄傲地告诉他：有意义的事啦！

——朱云凯（张荣课题组 2018 级博士生）

在不确定中做确定的自己

2020 年初突如其来的新型冠状病毒打乱了我们每个人原本祥和的春节节奏，也打乱了我们每个人原本的工作生活计划。

作为一名病毒领域的科研工作者，我们课题组包括我在内的每一个成员都时时刻刻关注着疫情的变化，从首次报道不明原因肺炎病例的发现，到湖北武汉全城的封锁，再到全国范围疫情防控措施的实施，形势愈发严峻，不确定性愈发增多，我们深感这将是一场没有硝烟的战争，这将是一次对医务工作者、科研工作者的严峻考验。

从疫情突发，到全国性甚至全球性的蔓延，一批又一批的医务工作者奔赴前线，这需要勇气，需要智慧，更需要信心。但越是在这种诸多不确定性存在的情况下，深感越是要做好确定的自己。所以，作为复旦大学病原生物系的一分子，我主动申请加入复旦上医新型冠状病毒科研攻关小组，为新型冠状病毒的基础科研工作贡献自己的一份力量。

早在1月底，我刚回家过年几天，便接到了张老师在课题组微信群里的返校通知："做好准备，随时返校，展开相关的研究工作。"同时，张老师也给我们详细介绍了复旦上医新型冠状病毒科研攻关小组的相关工作内容、计划部署，将要承担的相关课题内容，以及当前的严峻形势。当时的我既激动、又忐忑。确定时间之后，我便开始了返校行程。返校途中我也切身体会到了当前新冠疫情的严峻：各类出行交通的管控，公共场所的严格防疫措施，等等。

到达实验室后，张老师召集我们课题组成员进行了详尽的任务部署："医务工作者奔赴疫情前线，而我们作为病毒学领域的科研工作者要做坚实的后盾，为抗击疫情做好自己的本职工作，尽自己的一份力量。"张老师说。

随后便陆续开展新冠课题相关的科研任务，对科研任务的繁重和不易也深有体会。由于任务的紧急，几个月来我们几乎没有休息日，每天两点一线，我们私下里也打趣地自称为"007"。科研工作与其他临床工作不一样，由于它的探索性、不确定性，我们前期工作遇到了各种阻碍。一次次的实验条件摸索，一次次的可行性分析与验证，一次次的失败后又重头再来……这段时间确实是检验了自己在科研道路上是否初心依在，是否适合科研工作，以及即使坚持下来但能否在这条道路上走得更长远。但是，遇到问题、提出问题、回答问题，探索科学奥秘，并最终解决实际所需，这是从事科学研究的成就感所在，也是我不忘初心，坚持下去的动力！

——冯飞（张荣课题组科研助理）

张荣

　　青年研究员，博士生导师，复旦大学上海医学院基础医学院病原生物系，教育部/卫生健康委员会医学分子病毒学重点实验室 PI。长期从事冠状病毒和虫媒病毒等的研究。

蓝斐：药物研发，与病毒赛跑

　　一场被打断的春节，原本并没有太在意。本打算趁过年在家，整理好去年没做完的工作，尽快把一些半截的论文修改完。但短暂的平静很快就被一个个紧急通知打乱节奏，一时间关注点全部集中到 2019‐nCoV 上了（后来这个病毒被命名为 SARS‐CoV‐2，病名为 COVID‐19，但我还是习惯前面的名字）。29 日，大年初五，返回上海时，地铁和马路上几乎空无一人。即便偶遇一人，也是眼神交流后便低头匆匆离开。

　　走回学校的路上，新闻中提到当年 SARS 过了大半年时间才真正离开，我心里隐隐有些担心。有无更快的方案呢？脑子里回忆了一下大学免疫学，一种病原之所以能侵染人体引发疾病，那首先要逃避免疫屏障在人体内繁殖。而康复者之所以能够被治愈，说明他们体内一定已产生了针对病毒的抗体（这工作主要由 B 细胞负责），这样免疫系统才能找到病毒并清理它们。如果能以最快的速度得到康复者的抗体，那就能帮助到那些正在得病，还没来得及产生足够抗体的患者。此前一直与上海艾跃生物公司（Active Motif Inc）合作开发科研用单抗，整套技术体系完全可以用在新冠病毒的康复者全人源抗体的快速发现上。也就是说，只要能有康复者的血液，从中分离出病毒特异性的记忆 B 细胞，就能通过单细胞技术很快得到有效抗体。当然，想法归想法，一件事一旦决定要做，就要花费大量精力。当时无学生可返校，实验室几乎闲置，再加上感染病并不是我的专业，并没有在第一时间决定启动。

　　2 月初，日子一天天过，疫情虽得到控制，但学生短期内仍不得回校，实验室原有课题完全无法开展，内心非常焦急。某天与学院领导和同事交流时发现，我的想法完全可以借助复旦大学的应急力量和资源来实现。复旦大学附属公共卫生临床中心可以提供康复者血样，复旦大学有着上海"唯二"的 P3 病毒实验室，过年都没有关闭，正在进行大量相关研究。同时，上海艾跃生物技术公司也愿意尽全力联合开发 COVID-19 全人源抗体药，以解国家燃眉之急。突然间，我觉得我们也许是为数不多的各个环节都具备的团队，如果能尽早一天得到病毒的抗体药，就能尽早一天帮助到患者并缓解社会恐慌。当然，学生也能尽早返校，恢复正常的科研工作。

做了决定后，我们就立刻开始联络资源争取支持。首先，我们很快组成了产学研医联合攻关小组，包括了从抗原制备、血样采集、抗体发现、类抗体研发以及功能测试的全链条研发能力。然后，我们用了两天时间突击完成了简单的项目书并申报浙江大学和复旦大学的应急项目（后均获批准）。同时，我们还争取到复旦大学科研院的认可，大力推动我们的项目。2 月 16 日，我们从上海市公共卫生临床中心获得首批康复者 B 细胞。因为准备充分，次日我们就获得了数百例抗体重、轻链编码区，并采用快速重组表达技术，在 4 天后就获得了初步制备的重组抗体。令我们惊喜的是，其中有数十株抗体在冠状病毒蛋白的检测中呈阳性。我们团队实现了一周内完成全人源抗体的快速发现。我们随后在 2 月 23 日和 24 日分别通过艾跃公司和 BioART 学术公众号第一时间公布了这一令人振奋的消息，引起了广泛关注。现在我们又从后继更多的血样中，分离到了更多的全人源单克隆抗体，并在体外证实了多株抗体具有中和性。多家下游药企也正在与我们团队积极接触中，大家都明确表示，关键时刻要把自身利益放一放，全力合作，以最快速度完成抗体药的开发。

其实，大家也都很清楚，传染病来得快，走得也快，很可能等药物完成所有审评流程时，COIVD-19 已经离开了。但对于我们团队来说，开弓便无回头箭，项目的完成体现的是我们战胜病毒的决心，所以我们仍在积极推动后续的药物开发。从另一个角度，我们也想看看最快需要多少时间完成传染病全人源抗体药的开发，为未来疾病防控提供参考。曾经没有单细胞技术的时候，病原抗体药的发现是以年来计算的，因此疫苗研究一直是常发传染病的主流。但现在从康复者 B 细胞出发，仅用一周时间便可完成全人源抗体株的初筛，最快 2~3 个月即可完成 GMP 生产。如果未来碰到危害性更强的病原，这个流程甚至可以缩到更短。在这一方面，我也同复旦大学上海医学院相关领导和部门交流过"一月模式"和"第一批康复者血样"的概念。可以预期，这种快速应急机制，很可能成为未来传染病的应对策略之一。如果能顺利走通，是一个完全可以推广的模式，可大大降低全社会的防控成本和恐慌情绪。

最后，谈谈我的实验室吧。一般我们过完年，初五到初八，大部分学生就会回来。今年 2 月初，每天都有学生问什么时候能回来。我也天天研究疫情趋势，总想着等着拐点出现，大家就能慢慢回来了。可实际情况并没有像我想象的那么简单。由于大部分研究生无法返校，传统院校的科研资源在这次疫情中的利用率是比较低的。我只能发动全实验室的力量，远程提供信息分析、实验思路并帮助完成项目书书写工作。可喜的是，我国生物企业的研发力量，在这次抗疫科研战中扮演了主力军的角色，功不可没。我及时让部分已经返沪的学生以艾跃生物公司的实验室为主战场，配合企业力量，夜以继日地完成前述工作。有学生后来跟我说，疫情期间饭店不开，学校不能进，只能自己做菜吃，突然发现自己原来要吃那么多。我心里想，一定是工作量太大，太累了。

当然我们也都理解，科研院所是人员聚集地，一旦大批学生返回，很可能会出现不可控局面。在与多位同事的交流中，对于前线医护人员的奋战，我们都十分感动，大家也希望在疫情应急战中，针对科研人员能有更好的分批管理机制。未来能更多地让科学家、研究生和医学生的智慧参与到抗疫战中，用人类的智力和现代生物医学技术来消灭病毒。

（后记：在整理成文的数天内，国际疫情的发展远超想象，同时还需要警惕国内的第二波反弹。愿 COVID-19 相关的抗体药和疫苗等能尽快研发成功。人类，加油！）

蓝斐

教授，博士生导师。复旦大学生物医学研究院副院长，上海市教委表观遗传重点实验室主任，科技部医学表观遗传和分子代谢国际合作基地副主任。一直致力于基因活性调控方面的研究，在表观遗传领域中组蛋白甲基化的可逆调控以及识别机制方向作出重要贡献。

何纳：为有公卫报国志　敢教新冠远人间

　　新冠肺炎疫情牵动每一位公卫人的心，于我更是如此。这半年来，我积极响应国家和上海市号召，始终奋战在抗击疫情的防控和科研一线。作为上海市新冠肺炎防控专家，第一时间应急开展新冠肺炎的流行病学研究与预测预警分析、传播机制、卫生应急管理政策研究等，参加国家和上海市新冠肺炎防控决策咨询。作为项目负责人，主持有关部门指令性课题以及国家自然科学基金、上海市科委、上海市卫生健康委员会和复旦大学有关新冠肺炎的应急科研攻关课题共5项；受上级部门指示，起草有关新冠肺炎流行病学与公共卫生研究"十四五"重点研发计划立项建议；作为专家工作组成员，协助制定复旦大学新冠肺炎防控预案和工作手册，起草复旦大学新冠肺炎防控应急科技攻关建议书。受中华医学会公共卫生分会推荐，担任国家新冠肺炎防治对外联络专家。

　　上海市疫情发生后，我受市委市政府领导指派，先后多次进驻市新冠肺炎疫情联防联控指挥部、市疾病预防控制中心、市公安局等部门和机构，通过应急流行病学研究，于2月初构建了上海市新冠肺炎疫情传播动力学模型，结合实时疫情，动态研判和分析预测上海市疫情流行趋势，为市防控决策动态调整提供持续的技术支持和科学依据。组织团队持续收集武汉市和全国疫情动态信息，分析平均潜伏期和病例间隔时间等重要流行病学参数，紧急构建武汉市和全国疫情传播动力学模型；进而在公安和通信管理部门大数据支持下，分析研判全国327个地市新冠肺炎疫情，结合上海市外来人口来源地构成、人口流动等信息，对上海市新冠肺炎防控需要重点关注的地区进行排序。定期完成《上海市新冠肺炎流行形势与预警预测报告》，实时提交给市疫情防控指挥部，定期向市领导当面汇报，为上海市早期境内防扩散重大决策提供了重要科学依据，为保障上海市作为特大城市没有发生社区传播并迅速控制疫情作出了应有的贡献。

2月29日，市领导指示我作为上海市境外输入疫情防控专家组成员，着力对境外疫情发展和防控政策进行收集、分析和研判，就如何防控境外疫情输入提出措施和策略建议；自2月29日起，对意大利、伊朗和韩国等主要疫情国家的新冠肺炎疫情构建预测模型和持续研判；3月1日，根据疫情分析，科学地将境外国家按照输入风险分为4类不同风险等级的国家和地区，并连续完成系列报告；在3月11日世界卫生组织宣布全球新冠肺炎大流行后，提出"逢机必检、全部隔离"的防境外输入政策；持续参与上海市境外输入疫情防控措施制定和调整的决策咨询。迄今为止，我们很高兴地看到，上海市新冠肺炎疫情防控取得了"早控制、无扩散、低输入"的显著成效。

我还应邀对与我国接壤的周边14国疫情流行趋势作分析研判，对武汉市疫情分析报告以及防控措施效果评价工作提供咨询建议。此外，在整个疫情防控期间，多次应约参加市委市政府的防控专家座谈会。特别是2月18日，有幸参加了李强书记主持召开的专家座谈会，得到李强书记的高度评价："各位专家持续战斗在疫情防控、科研攻关的最前线，以科学研判为做好防控工作提供重要依据，以精湛医术和医者仁心全力救治患者……"（2月18日"上海发布"微信公众号以及上海市各主要媒体）。

在5月14日下午宗明副市长主持的上海市加强公共卫生人才培养的座谈会上，市领导给予我工作极大的肯定和褒奖，而我为能有机会直接服务于上海市和国家新冠疫情防控工作而感到荣幸，同时体会到作为一名公卫人身上的责任。

应有关部门委托，我牵头负责完成"'十四五'时期完善公共卫生体系研究"课题，并根据要求形成万字专题报告。受上海市科委应急攻关课题资助，开展新发呼吸道传染病预警指标体系与精准防控模式研究，为新冠疫情防控以及未来新发呼吸道传染病防控提供技术参考，应急研究成果定期向市科委和市卫生健康委员会联合科研攻关协调组汇报。

作为教育工作者，坚守教育初心。我结合这次新冠肺炎疫情暴发及防控，积极思考和研究如何加强公共卫生人才培养，先后接受新华社《半月谈（内部版）》（2020 年第 3 期，标题为"备战未知病毒突袭"）、《中国教育报》（2020 年 3 月 25 日第四版《新闻·深度》栏目）、新华社《瞭望周刊》、《文汇报》和《解放日报》专访和深度访谈，就加强公共卫生人才培养和继续教育提出观点和建议，同时主持建设并申报的国家虚拟仿真实验教学项目"不明原因疾病暴发调查与处置"在本次疫情暴发之初即被教育部作为防控宣传的重要内容向全国在线开放。

作为中华预防医学会流行病学分会副主委，我与中华预防医学会杨维中副会长、流行病学分会副主委沈洪兵院士、分会前主委李立明教授等一起向国家自然科学基金委提议并获准立项应急重点专项"新型冠状病毒无症状感染的流行病学研究"，并作为核心专家参与国家有关新型冠状病毒无症状感染的血清流行病学调查工作。我本人主持多项新冠肺炎应急攻关专项课题：①国家自然科学基金重点专项"新型冠状病毒无症状感染的流行病学研究"；②中财办指令性课题"'十四五'时期完善公共卫生体系建设研究"；③上海市科委课题"新发呼吸道传染病预警指标体系与精准防控模式研究"；④上海市卫生健康委员会课题"上海市新型冠状病毒感染肺炎疫情预警预测模型研究"；⑤复旦大学课题"新冠肺炎的流行病学、预测模型和防控策略研究"。

作为院长，精心组织学院多学科团队，发挥专业优势，围绕新冠肺炎疫情的流行病学、传播动力学、防控措施效果评价、心理健康、卫生应急管理等开展科研攻关。迄今为止，学院作为主要完成作者单位之一，学院师生的新冠肺炎研究成果已发表于多个顶级学术期刊上，包括一篇 *Science*，两篇 *Nature*，一篇 *New England Journal of Medicine*（NEJM），一篇 *Lancet Infectious Diseases*（LID），一篇 *European Respiratory Journal*（ERJ）等，并将我国早期疫情较严重地区的成功防控经验总结发表于世界卫生组织专刊 *Bulletin of the*

World Health Organiation 上。

> 何纳
>
> 教授，博士生导师，现任复旦大学公共卫生学院院长。主要研究方向为艾滋病防治与卫生防疫关键技术。主要研究领域为艾滋病传播控制及其合并症发病机制、卫生防疫关键技术。

罗力：发挥专业优势，助力疫情管控

1月24日，上海市宣布启动重大突发公共卫生事件一级响应机制，全力防控新冠疫情。防控的核心措施之一是佩戴口罩。我很关心口罩的供应问题，因为上海市有两千万居民，出行均要戴口罩，口罩肯定紧缺。果不其然，没多久零售药店出现了哄抢口罩和人群聚集现象。于是就赶紧联系了平常就有课题合作的上海市商务委，询问是否能够做些事情，比如说紧急开发一套信息管理系统。商务委知晓我的课题组有这个能力，平时就有很多项很成功的课题合作，相互之间比较信任，所以表示了热烈欢迎，邀请课题组一起完善口罩配售方案、配套建设信息系统，把口罩配送这件大事做好。

因为春节原因，我课题组的成员分散在全国各地，但有一个牵头的博士生张天天，是上海本地人，当时在上海，平常的课题合作基本上都是以她为主完成，和商务委的领导也很熟悉，所以成为与商务委面对面联系沟通的当然人选。同时，张天天的业务能力也极为出色，也就委托她召集课题组在公共卫生学院、计算机技术学院和软件工程学院的成员，组建应急攻关团队。

疫情如火，时间很紧，从接到任务到系统上线，商务委只给了16个小时的时间，而且还是在晚上，需要团队成员连夜加班。情况复杂，任务很重，团队成员拿到的人口、药店等原始数据比较乱，需要协调的部门又很多，不仅是商务委，还有民政、医保、生产企业、物流企业、零售药店、街道、居委等。动态变化又大，16个小时的沟通中，不时有已经确定的药店因为各种原因不能承担销售任务，已经建好的居委和药店一一对应的关系需要临时变更，每次变更都意味着系统的关闭、代码修正、重启，意味着 15 个人要远程沟通很长时间。

团队成员都是好样的，张天天负责组织协调，迅速明确了成员分工，4 人负责前端开发、4 人负责后端开发、3 人负责宣发联系，另有 3 人分别负责数据核准、数据对比和技术顾问。15 个人，远程、通宵、集团作战，不眠不休，硬是在 16 个小时内把口罩信息管理系统做了出来，按时成功上线。之所以说不容易，因为这个系统要承担起 6 家生产企业、58 家物流配送公司、6 077 个居（村）委会、1 182 家药店、2 480 万居民之间的信息收集、流转和分析利用工作。

系统成功上线，团队成员并没有就此歇下来，反而更忙碌了，后续有更多更麻烦的问题要逐一解决。在我印象中，一开始碰到的问题，是系统过载问题。各方同时登陆系统，系统一下子就崩溃，然后就是各方打电话询问原因，不知情的就在批评系统不稳定、不靠谱，团队成员承受了巨大的压力。想想看，全上海的口罩调配因为信息系统问题而停滞下来，是不是压力山大？在压力面前，团队成员选择的是迎难而上，努力解决问题，想办法，找对策，最终解决了系统超载问题，之后系统没有再崩溃过。

第二个问题是口罩配额的合理性，一开始每个零售药店的口罩配额是根据到居委会登记需要口罩人群的数量，按比例分配。但每个零售药店的销售情况不一样，时间一长，有些零售药店卖得多，库存就少，有些药店买的人少，库存就多。此外，还存在一些人为或客观损耗现象。有人提出来，应当让库存多的药店首先消化库存，少给一些配额，把配额给最紧缺的药店。道理是对的，实施是困难的，需要大量沟通协调，协调层面甚至细化到单个的药店。团队成员熟悉信息系统和数据处理，所以介入了这个任务。张天天联系市、区两级的商务委和民政局，其他同学联系街道、里委和药店。通过人为协调和信息技术，很好地解决了口罩配额合理性问题，做到了让最有需要的人群尽快地获得口罩。

第三个问题是口罩预约、配售的进度展示问题。每天居民口罩预约的数量、配售的数量、各个药店的库存量，这些关键信息在 16 个区各自的情况，以及汇总成的上海总体情况，需要有准确的、可视化的表达。市政府领导可以根据这些信息决策口罩的本地生产、外地购买和配额销售政策。信息系统可以提供原始数据，但指标的选择和计算需要方法学支撑。团队成员继续发挥了专业优势，在充分理解决策要求的基础上，给出了一整套的指标体系和可视化表达方案，为科学决策口罩生产、配售管制，及时转入市场化运营，做出了重要贡献。比如说，口罩配售持续了6轮，之所以决定不再进行第七轮，是因为第六轮配售过程中预约销售比这个指标出现了明显下降，这说明市民已经不再抢购口罩，可以放松管制，让市场满足需求。

团队成员的应急工作，从2月2日开始，4月23日结束，接近3个月的时间。在这个过程中，遇到了大量困难和障碍，上述3个问题仅仅是冰山一角，有些问题甚至不是技术层面的，但团队成员也从不推诿，而是尽力协助解决。比方说，物流配送到药店的口罩数量严重不足，致使居民排队后却买不到口罩，团队成员紧急协调居委、企业临时调配。居民抱怨口罩规格有问题（配售了儿童口罩），拒绝购买，团队成员紧急协调更换……有困难，想办法，办法总比困难多，是团队成员在这次经历中得到的最深感悟。

团队成员参与了总计6轮1.5亿只口罩的公正、公平、透明配售，为上海打赢疫情阻击战做出了重要贡献。更重要的是，在这个过程中，团队成员不仅在专业知识上得到了应用、在技术上得到了提高，更接触了社会、接触了政府，领略到了社会的复杂性，感受到了上海市政府的高效、务实和高素质。上海市商务委的刘敏副主任、刘炜处长、曹瑛副处长、赵洁瑾女士，民政局的王晓虹处长、刘占一副处长，以及各区的商务、民政、街道、里委干部，都给予了团队成员无私的指导和帮助。这些指导和帮助，是难能可贵的，团队成员将受用终身。

罗力

教授，博士生导师。复旦大学公共卫生学院党委书记。从事系统论及健康领域的应用研究，在卫生政策和健康管理方面有专长。

阚海东：能为国家抗疫作贡献，我很高兴

　　当新冠肺炎疫情刚开始的时候，我作为从事环境与健康相关工作的研究人员，就一直都想着怎么为国家抗疫工作出一份力。在这份热情的驱使下，我们研究团队和香港科技大学、上海环境监测中心、香港中文大学等多个机构一起合作研究 SARS‑CoV‑2 在气溶胶中的传播能力，并且复旦大学作为通讯单位之一，在 *Nature* 杂志上发表了相关成果。

　　我们做这个研究主要是因为，虽然当时已经明确新冠病毒可以通过人类呼吸道飞沫和直接接触传播途径散播，但究竟能不能通过气溶胶途径传播尚无定论。这是非常重要的问题，如果病毒可以随着风传播，那么控制疫情的工作难度将大大增加，所以我们团队一直想做相关的研究。

　　刚好有位武汉大学病毒学国家重点实验室的教授联系了我们在上海做空气污染研究的几位老师，想做武汉的空气采样。印象中那时是大年初六、初七，学生都已经回家了，我们团队的老师们就自己紧急赶制空气采样的设备，东拼西凑地做了好几台设备第一时间运去武汉开展项目。

　　设备好不容易运输到武汉之后，在武汉的研究人员做了很多环境的空气采样，其中最重要的采样环境是方舱医院和武汉大学附属人民医院 ICU。

　　最后的研究结果显示，医院里不同区域的气溶胶中 SARS‑CoV‑2 RNA 的含量是有差异的，隔离病房和通风良好的病房中病毒含量很低，但是在病房的厕所里检测出的含量较高，而在大多数公共区域中都无法检测到病毒 RNA 的水平。

另外我们还发现，一些医务人员区域最初具有高浓度的病毒 RNA，且气溶胶的大小分布在亚微米和（或）超微米区域显示峰值，但在执行严格的消毒程序后，病毒浓度降低至无法检测的水平。

根据这些结果，我们认为新冠病毒拥有通过气溶胶传播的潜力，但维持室内通风，并对防护服进行消毒以及对厕所区域的正确使用和消毒，可以有效地限制气溶胶中 SARS-CoV-2 RNA 的浓度。

另外，因为过往对上呼吸道感染性疾病和环境温度的关联研究经验表明，病毒需要在一定的温度条件下生存，随着气温升高其传播能力会有所下降，所以有"春暖花开时，新冠病毒可能就会自己消失"这种说法。但过去的经验是否适用于这次新冠病毒呢？

我们和流行病学教研室的王伟炳教授团队都对这个说法非常感兴趣，所以合作研究随着天气转暖新冠疫情能否得到缓解的相关课题。

为了搞清楚这个问题的答案，我们团队收集了截至 2020 年 3 月 9 日至少有 10 例确诊病例的中国 224 座城市（湖北省外 207 座）的病例数据和气象数据。此外，还选取了截至 2 月 10 日（湖北省疫情高峰时间）确诊病例大于 50 例的 62 座城市（湖北省外 50 座），计算了病毒的基本再生数（R_0，无干预的情况下，完全易感人群中，一个感染者平均传染人数）。数据显示，R_0 最高的 3 座城市和累计发病率最高的 15 座城市都在湖北省。

这 244 座城市的气温范围在 -17.8℃～22.0℃，平均 5.9℃。随着纬度和海拔升高，气温和紫外线辐射强度逐渐下降。在调整相对湿度和紫外线强度后，气温与累计发病率和 R_0 都没有显著关联；相似地，在调整相对湿度和气温后，紫外线强度与累计发病率和 R_0 也都没有显著关联。无论在湖北省内还是省外，这一发现都是一致的。这意味着，温度升高或紫外线强度增加可能都不会影响新冠病毒的传播能力。我们也没有观察到相对湿度、温度与累计发病率或 R_0 有明显关联。

鉴于以上的结果，我们团队认为新冠病毒"没有遵循既往研究中的预期模式，目前的研究发现不支持环境温度和紫外线辐射可以减少新冠病毒传播的假说",这一成果发表在 *European Respiratory Journal* 上。

另外,闻玉梅院士还和我们做了一个关于口罩再生后 PM2.5 的过滤性的实验,这个研究的结果对于在疫情形势最为严峻的阶段,面临着口罩等医疗物资非常紧缺的情况,如何做好个人防护有着重要的指导意义。

对于这次在国家需要我们的时候,我们能及时作出回应这件事上,我是很开心的,作为高校的老师,能真正意义上地为国家做一点实事,我感到非常高兴。同时在这次的抗疫行动中,我也深刻感受到我们中国人的团结精神。比如提供采样设备的商家,原本因为疫情没有开工,但在得知我们的需求后,二话不说就把仪器给了我们,表示"先做研究,钱的事情之后再说"。我也对跟香港的研究团队合作印象深刻,他们有着非常强烈的家国情怀,表示想要为国家做一些实事,大家对这项工作都充满激情,因此整个研究项目的效率很高。

虽然我们没有能够到达武汉抗疫一线,但我觉得能够在远方默默地为国家做点实事,我很高兴。

经过这次突如其来的疫情,我认为我们复旦大学公共卫生学院的学科部署是具有前瞻性的,整体的研究贴合国家和社会的需求。在新冠疫情发生前,我们学院就部署了一个课题——对上海的一些重要公共场所和交通工具进行空气检测,看上海市民日常的生活场景中是否存在长远的重大风险。相信将来随着不断深入的科研攻关,我们的学科将大有可为。

(整理:钟映红)

阚海东

医学博士,教授,博士生导师,复旦大学公共卫生学院副院长,教育部长江学者特聘教授。主要研究空气污染、全球气候变化与人体健康。

余宏杰：人生在勤，不索何获

2003 年开始，我作为国家疾控中心传染病防控技术带头人，多次带队深入
SARS、猪链球菌病、H5N1 禽流感、手足口病、甲流、H7N9 禽流感等新发传
染病暴发疫情一线，开展现场调查、应急处置和流行病学研究。相关研究为控
制这些传染病疫情的扩散、蔓延，减少对我国人民健康的危害、对社会稳定的
冲击和国家公共卫生安全的影响，做出了突出的贡献，改变了国际社会对
SARS 期间我国传染病防控和研究能力薄弱的认识。这些经历坚定了我投身传
染病防控和科研的决心，并使我重视科研成果的转化，为中国或其他疫情流
行地区的传染病防控决策制定提供重要科学证据。2017 年 5 月，我全职到复
旦大学公共卫生学院工作。在短时间内，我建立了跨学科、人员规模及结构
合理的研究团队，团队成员人人秉持"勤奋、勤奋、再勤奋"信念开展科学
研究。

随着武汉新冠疫情愈演愈烈，无论是身上的家国责任，亦或是自身科研兴
趣，都促使我全身心投入新冠研究中。2020 年 1 月 21 日（农历腊月二十七），
大部分师生均已离校之际，我迅速召集课题组成员组建新冠肺炎研究小组。加
入到新冠研究是与国际同行竞争，既是机遇，也是挑战。既往从事新发传染病
的研究经历告诉我，只有尽早开展应急研究、抓住关键时间节点，才能及时转
化研究成果、为新冠肺炎疫情防控决策提供科学证据。

在本次新冠研究中，我带领课题组师生分成不同研究小组同时开展了多个
研究项目，涉及 COVID‑19 的流行病学、传播动力学、临床严重性、干预措施

效果评估、疾病负担、聚集性发病、血清流行病学、疫苗接种策略等诸多问题。

课题组在新冠病毒感染的年龄差别尚不明确的情况下，率先回顾性分析了武汉市同济医院 3 家分院自 2020 年 1 月 7—15 日纳入的 366 例儿童（≤16 岁）住院病例，用 RT-PCR 检测了病例咽拭子样本，发现了 6 例 SARS－CoV－2 阳性病例。该研究首次发现在武汉市暴发 SARS－CoV－2 感染疫情的早期即有少量儿童病例，并且儿童感染后可引起中度至严重的呼吸系统疾病。这些发现提示有必要将 COVID－19 纳入常规监测，以全面了解其疾病谱。研究结果于 3 月 12 日发表在 *New England Journal of Medicine*。

春运之际，随着武汉病例数的持续升高，湖北省外的输入性病例以及引起的本地传播病例也开始不断增加。但少有研究报道湖北省外 COVID－19 的流行病学特征和传播动态。我组织了 30 多名研究生和本科生从零开始，系统收集了 2020 年 1 月 19 日—2 月 17 日湖北省以外地区报告的 8 579 例实验室确诊的 COVID－19 病例个案信息。团队付出了大量精力收集数据、清洗数据，以保证个案信息的准确性和科学性。截至 2 月 17 日，个案数据库的完整性达到了当时报告病例数的 70%。

研究根据监测病例定义的变化，分阶段分析了湖北省外 COVID－19 的人口学特征，估计了潜伏期、代际间隔、有效再生数等流行病学参数。研究发现，病例从发病到入院隔离的时间逐渐缩短，体现了各级政府控制疫情的更快行动。平均代际间隔短于潜伏期，表明病例在症状出现前可能存在传染性。各省疫情动态变化存在异质性。截至 1 月 30 日，平均有效再生数均下降至流行阈值下。中国政府所采取的迅速隔离病例、追踪病例的密切接触者、严格限制人群流动和接触、提高人群对疾病和预防的认知等防控措施，有效地切断了病毒在社区水平的传播，为阻断湖北省外的本地传播和扩散蔓延做出了重要贡献。

研究结果于 4 月 3 日以 Fast Track 形式发表在 *Lancet Infectious Diseases*。鉴于本研究的重要科学及公共卫生意义，杂志同期刊登了专家评述：余宏杰课题组利用公开数据回答了中国 COVID－19 的关键流行病学特征和传播动力学变化。中国公开数据的透明度和及时性超过了绝大多数国家，快速的数据分析和模型研究，为疫情进展中的其他国家提供了重要的决策依据。

课题组前期关于 COVID－19 的流行病学研究表明，中国政府采取的严格的防控措施，有效控制了疫情的本地传播和扩散蔓延。然而，年龄、接触模式、增加社会距离、人群易感性和疾病传播动态之间的相互作用尚不清楚。为此，课题组同时开展了一项流行病学模型研究，旨在阐述增加社会距离对 SARS－CoV－2 传播的影响。

该研究于 2020 年 2 月 1—10 日在武汉市和上海市开展了一项社会接触的电话调查，定量测量了疫情暴发期间人群社会接触行为的改变，并构建传播动力学模型，阐述了增加社会距离对 SARS－CoV－2 传播的影响。研究发现，增加社会距离期间，武汉和上海的日平均接触人数显著减少，多数发生在家庭内。严格增加社会距离类措施足以将疫情控制在流行阈值下。尽管主动关闭学校无法中断传播，但可将高峰期发病率降低 40％～60％。为干预措施的效果评估以及下一阶段的防控决策提供了及时的科学证据。

研究结果于 4 月 29 日以 Fast Track 形式发表在 *Science*。*Science* 中国等国内媒体以及 *New York Times*、*Science news*、*Nature news* 等国际媒体均对中国防控策略的效果进行了解读，为疫情进展中的其他国家提供了重要参考。

鉴于全球范围内 COVID－19 的死亡风险具有异质性，为了解我国各地COVID－19 患者的死亡风险，课题组基于公开收集的病例个案信息，估计了中国、武汉市、武汉外（湖北省内）、湖北省外的死亡风险及其危险因素。

研究发现，COVID－19 在中国的总死亡率为 5.56％，武汉为 7.71％，武汉外为 3.62％，湖北省外为 0.86％，且死亡风险随着临床严重程度增加相应增大；年龄和性别是死亡患者的首要危险因素，年龄每增长一岁，死亡风险增加1.14 倍，男性的死亡风险是女性的 1.83 倍。这些发现为 COVID－19 的流行病学研究提供了重要参数，为全球了解 COVID－19 的死亡风险提供了证据。研究结果在 *Clinical Infectious Diseases* 上发表。

随着国内第一波疫情的基本结束，课题组紧张的工作节奏稍作缓解。但是，全球的疫情风险仍然居高不下，病毒不分国界，我国面临的境外病例输入风险依然很大。人类与新冠病毒的抗争从未放松，科研亦不能止步。课题组仍然继续奋战在新冠肺炎的研究项目上，以应对今年冬春季可能暴发的第二波疫情。目前开展的研究项目：基于聚集性发病数据，估计易感性和传染性的年龄差别；定量测量干预措施放松时社会接触行为的变化，以评估防控措施的放松是否足以引起第二波疫情的暴发；估计全国 COVID-19 的疾病负担，以评估现有医疗资源是否足以应对第二波疫情；评估疫苗的最优接种策略及其对第二波疫情的影响；其他基于实验室的血清学研究等。

传染病方向的科研工作，尤其是新发传染病任重道远。展望未来，我们课题组还有更长的路要走，还有更多的事要做。如果能以科研结果改变临床实践，改变公共卫生实践，支持建立基于证据的公共卫生项目和决策，是医学和公共卫生研究的最高境界。"漫漫长路"，希望我国的公共卫生事业能够随着我辈及后辈科研人员的不懈努力迈向国际前沿。

余宏杰

教授，博士生导师，公共卫生安全教育部重点实验室（复旦大学）主任。获国家自然基金委"杰出青年基金"、教育部"长江学者"、中组部"万人计划科技创新领军人才"等。主要从事新发传染病和疫苗可预防性传染病的流行病学研究。

葛均波：抗击疫情，没有旁观者

在人类与自然界作斗争的过程当中，很多疾病我们都经历过从不认识，到认识，再到征服的过程。2019 年 12 月底，湖北省武汉市疾控中心监测发现不明原因肺炎病例。

我觉得可以用"打仗"来形象描述与新冠病毒的决战，最开始我们都低估了病毒的传播和毒性，犹如遭遇战，来了一帮敌人，大家都措手不及，没有准备。我自己是一名心内科大夫，其实我一直把自己当成一个内科大夫，作为《内科学》的主编，内科学每一个系统的疾病，每一个字和标点符号都值得我去研读。我一直在关注着新冠病毒的所有信息，查阅了大量文献，非常想自己亲临一线，去观察下这个病毒到底会对人体造成多大损害，但多次申请援鄂，均未得到组织批准。于是我始终保持与前线的密切联系，通过各种途径来获取信息，在这次战役中，没有旁观者！

新冠病毒是个新的病原体，传播快、传播广，我们人类对它没有任何的免疫力，而且还存在轻症患者没有表现出肺部炎症的现象，更加加重了疫情的传播。经过一段时间与病毒的斗争，随着国家政策的不断落实，我们选择用歼灭战，多部门协同，不让病毒传播出去。我就在思考，如何快速简便筛查感染者。

抗体检测在病毒检测中很常见，雁过留痕，只要人体被病毒感染过，就存在抗原，那么体内一定可以检测到抗体，就像一个螺丝对一个螺帽一般准确。于是，在 1 月底、2 月初，我就联合泰州市人民医院、相关企业，针对新冠病毒的 S 蛋白与 N 蛋白，快速研制成功 IgM 抗体和 IgG 抗体检测卡。这两种试剂联合使用，在 10 分钟内就可以判断出患者是否感染过新冠病毒，并有效区分早期、中晚期感染。根据对上海市公共卫生临床中心 170 位确诊患者的随机检测结果来看，单卡 IgM 抗体检测中，有 150 个患者呈现阳性，说明感染处于早期的占到总人数的 88.2%。在单卡 IgG 抗体检测中，153 个患者呈现出阳性，说明感染处于中晚期的占到总人数的 90%，采用双卡联合确诊全病程后，只有两个患者不是阳性（不排除超早期患者），准确率高达 98.82%。

血清检测的最大作用是可以解放一批被隔离的疑似病例和大量密切接触者！如果呈现出阴性，那么就说明目前不处于早期和中晚期，可以极大地缩短回到正常生活中去的时间。当然，在检测过程中也可以排查出一大批无症状的感染者，采用与核酸检测和 CT 检测联合检测，可以锁定那些正在被感染的患者，可以采取科学治疗，这样会大大减少隔离带来的人力和物力消耗，也可以提高患者的治愈率。

除了想尽快解决快速检测新冠病毒这个难题，另一让我忧虑的是高血压的常规治疗药物血管紧张素转化酶抑制剂（ACEIs）和血管紧张素受体阻滞剂（ARBs）在这次新冠疫情中被推到了风口浪尖上。

历史上冠状病毒大肆进攻人类有 3 次：2003 年 SARS，2012 年 MERS，以及本次 COVID‐19。基于 SARS 和 MERS 的研究，冠状病毒的共同致病靶点是血管紧张素转化酶 2（ACE2）。ACE 及 ACE2 是肾素血管紧张素系统（RAS）中一对相生相克的兄弟，可以简单理解为 ACE2/Ang1‐7 轴和 ACE/Ang Ⅱ 轴是互相拮抗、互相平衡的系统，共同维持机体血流动力学稳定和正常的心肾功能，因此是心血管医生非常关注的领域。由此可见， ACE2 将新冠病毒和心血管系统紧密关联起来。ACEIs/ARBs 理论上有可能会加重新冠肺炎，但目前的基础研究和理论推导比较混乱，结果自相矛盾，临床证据缺乏。为了廓清诸多临床上和理论上的疑惑，而我又未被组织批准亲自前往疫区，于是我委托已成长为科室骨干的学生黄浙勇副主任医师代我逆行武汉，希望以一线的资料正本清源，为临床困惑提供数据支撑。

　　黄浙勇医生到达武汉后更加深切体会到，面对患者肺部病变进展、临床病情恶化时，医者从内心深处散发出来的无力感，真的很痛苦。ACEIs/ARBs 到底有没有在新冠病毒基础上雪上加霜，这点很重要！于是我的学生们在穿戴防护服进入重症病房污染区工作外，不顾体能和精力的损耗，仍利用休息时间制定研究方案，积累分析统计数据，撰写论文并反复校正、推敲，终成其稿并发表在优秀 SCI 期刊上。虽然数据统计完后，发现结果基本是阴性的，但我们心里很踏实、很欣慰，因为阴性结果意味着新冠肺炎患者终于可以放心大胆地使用 ACEIs/ARBs 了，这比什么都重要，毕竟临床意义是论文的灵魂所在。

　　在这场被称为全球大流行的疫情面前，没有一个人是旁观者。我们每个人都是这场全球战役的主角，作为一名心血管病医生，同时也是内科医生，我们肩负着更多的使命担当，我会一直保留自己的抗疫申请！

葛均波

中国科学院院士、长江学者、教授、博士生导师。现任复旦大学附属中山医院心内科主任，上海市心血管临床医学中心主任，上海市心血管病研究所所长，复旦大学生物医学研究院院长，复旦大学泛血管医学研究院院长，复旦大学泛血管基金理事长，教育部"心血管介入治疗技术与器械"工程研究中心主任。长期致力于冠状动脉疾病诊疗策略的优化与技术革新，在血管内超声技术、新型冠脉支架研发、复杂疑难冠脉疾病介入策略、冠脉疾病细胞治疗等领域产生了一系列成果。

蒋进军：武汉前线的"上海发明"

1月24日除夕夜，我作为上海派出的第一批援鄂医疗队队员飞往武汉。我们是全国第一批抵达武汉的医疗队，接管了金银潭医院的一个重症病房和一个ICU病房。当时有不少医务人员发生感染，而且防护物资紧张，我们的很多队员也很担心。如何有效地做好医务人员的自身防护是我思考的一个问题。

那天是我在医院第一次吃工作午餐，地点就在病房隔壁的一个小小的房间里。当几位队员围坐在一起拿下口罩吃饭时，我觉得在高危区域就餐，对呼吸道的防护形同虚设。吃饭是件平日里看来再平凡不过的小事，在这样的特殊时期却应当被作为一件大事来认真对待。"不使病毒防控被毁于一餐之间"，做好医护防护是抗疫成功的首要环节，作为奋战在一线的呼吸科医生，我深知抗击新冠肺炎疫情阻击战是一场艰苦卓绝的战争，然而细节往往关乎成败。

是否能有什么办法来解决这个问题呢？饭是要吃的，但是防护也是必须的。仔细分析发现，吃饭时，只用到嘴巴，而鼻子是管呼吸的，如果把鼻子防护起来，而把嘴巴解放出来，问题就能迎刃而解了！我想着把外科口罩下缘推到上嘴唇，就可以实现一边吃饭一边罩住鼻子，这样就餐时的防护就实现了——"一次性医用鼻罩"就这样初步形成了。于是我立刻联系后方复旦大学附属中山医院呼吸科陈淑靖和毕晶两位主治医师，以及宋元林主任，组成科研攻关小组，积极设计和优化鼻罩。随后的几天里，我和上海攻关小组的同事们反复试制，最后终于做出了比较理想的样品，并给上海医疗队队员们试用，大家试用后反映效果良好。

于是我和中山医院科研处程蕾蕾主任医师联系，迅速写出专利申请书，通过代理机构快速递交知识产权局，在当天就拿到了专利申请号。我们的专利也得到了中国科学院院士、中山医院院长樊嘉，中国科学院院士、中山医院心内科主任葛均波，中国工程院院士、复旦大学上海医学院教授闻玉梅三位院士的关注和肯定，在他们的支持和关心下，专利转化工作迅速启动。但是，一项专利从想法变成实际产品，按照惯例往往需要数月乃至数年的磨合时间。

疫魔当前，刻不容缓！中山医院科研处在周俭副院长的指挥下，联合上海容智知识产权代理有限公司，在一小时内集结工作团队，发布募集企业"英雄帖"；另一方面，医院宣传科也通过各大媒体向全社会广发"英雄帖"，征集合作企业，共同实现专利的转化和产品。

"英雄帖"发出后，得到了全国范围内700多家企业的热烈回应。中山医院立刻组织相关部门和企业对接，我们经过严格筛选和谈判沟通，最终第三天就实现了成功转化，分别和上海罗莱家纺和宏隆医药签约成功，两家公司迅速组织生产。期间，我们积极指导企业设计和生产，一周之后，三万个"一次性医用鼻罩"就送到武汉前线，分发到各大医院和医疗队。一线的医务人员积极使用，大家纷纷表示"鼻罩"简单、实用且有效。包括中央电视台在内的20余家新闻媒体报道了这个来自武汉金银潭医院的上海发明。疫情期间，一共有十万只一次性医用鼻罩送到武汉前线供使用。而在上海，上海公共卫生临床中心、中山医院等单位也在使用中。

随着企业等单位的全面复工，我们还将"鼻罩"逐步推广到在飞机、高铁和学校就餐时使用，并协同徐汇区科委，组织相关部门制定"一次性医用鼻罩"的国家标准和国际标准，填补国内外空白。这个项目还申请到了徐汇区科委的立项支持。目前，我们正在申请国家医疗器械注册证，将严格依照国家口罩生产标准进行生产，期望最终实现产业化，为各种呼吸道传染病防治期间的就餐防护提供帮助。

仅仅3天时间，诞生于武汉金银潭医院的"上海发明"便得以实现，这个医学专利产品化的奇迹速度，以高效和精准体现了抗击新冠肺炎疫情的"上海速度"，为前线医护人员就餐安全提供了保障!

蒋进军

　　复旦大学附属中山医院呼吸科副主任、RICU 主任，硕士生导师。长期从事并专注于呼吸危重症的临床和科研工作。临床方面擅长机械通气、ARDS、急慢性呼吸衰竭的诊治，免疫抑制宿主感染以及肺栓塞的预防和诊治。

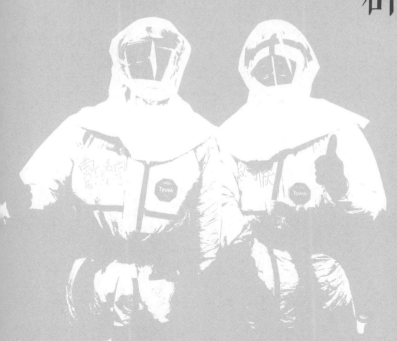

第四篇

「完我医家责任」

科普为人群

12位院士联名发倡议：
配合排查、及时就医、做好防护

　　"控制传染病、保护人民生命安全和身体健康，需要党和政府的坚强领导，需要多部门的通力合作，更需要全社会的共同参与！"正当全国防控新型冠状病毒感染的肺炎进入关键时刻，1月28日，汤钊猷院士、闻玉梅院士、邱蔚六院士、戴尅戎院士、葛均波院士、金力院士、宁光院士、张志愿院士、陈国强院士、樊嘉院士、黄荷凤院士、马兰院士等12位院士联名向上海市民发出倡议书，共同向全社会呼吁：科学认知新发传染病，配合排查、及时就医、做好防护。

　　"人类发展的历史，从来就是一部疾病斗史。实验室里、无影灯下，我们征服了一个个病毒，书写了一次次奇迹，挽救了无数人的生命。"院士们的倡议书中如是说。当下，新型冠状病毒感染的肺炎疫情牵动所有人的心，目前卫生部门和科研人员已掌握致病的病原体及其主要的传播途径，政府部门、专业机构和社会各界联防联控、群防群治，在相当程度上阻止了疫情的进一步扩散蔓延。但是，对于新发现的病原体及其所引发的传染病的认识与控制，需要一个过程。因此，12位院士联合向全社会呼吁：科学认知，了解新型冠状病毒感染的肺炎的发病机制、传播途径和防护知识，不过于恐慌，不信谣传谣，树立科学、理性的态度。配合排查、及时就医、做好防护，这既是对个人和家庭负责，也是对社会负责。我们并肩承受这一次考验，携手打赢这一场硬仗，医患同心、全民同行，为这座卓越的城市书写传奇，在这个崭新的时代创造历史！

附：

给上海市民的倡议书

市民朋友们：

　　我们正在共同经历一个注定将被载入史册的事件，我们从没像今天这样感受到：健康是最重要的祝福，平安是最真挚的愿望，胜利是最深切的期待！

　　人类发展的历史，从来就是一部疾病斗争史。实验室里、无影灯下，我们征服了一个个病毒，书写了一次次奇迹，挽救了无数人的生命。

　　目前，卫生部门和科研人员已经掌握了致病的病原体及其主要的传播途径，政府部门、专业机构和社会各界联防联控、群防群治，在相当程度上阻止了疫情的进一步扩散蔓延。但是，对于新发现的病原体及其所引发的传染病的认识与控制，需要一个过程。控制传染病、保护人民生命安全和身体健康，需要党和政府的坚强领导，需要多部门的通力合作，更需要全社会的共同参与！

　　今天，我们向全社会提出如下倡议。

　　一、科学认知。了解新型冠状病毒感染的肺炎的发病机制、传播途径和防护知识，不要过于恐慌，不信谣传谣，树立科学、理性的态度。

　　二、配合排查。当您被测量体温或询问相关情况时，请积极配合，并详尽告知您的接触史和旅行史；如需隔离医学观察，请依法履行公民义务。

　　三、及时就医。如果您有可疑的接触史和旅行史（现阶段主要是在两周内曾经前往过湖北），并出现发热、乏力、咳嗽等症状，请佩戴口罩、手套及时前往发热门诊就医，并避免乘坐公共交通工具。

　　四、做好防护。这既是对个人和家庭负责，也是对社会负责。要注意个人卫生，勤洗手、多通风，尽量减少外出；去人群密集的公共场所、乘坐公共交通工具务必佩戴口罩。

　　这是一次考验，需要我们并肩承受；这是一场硬仗，需要我们携手作战。

在一切疾病与困厄面前，我们都是命运共同体，医患同心、全民同行，守护健康、敬畏自然、珍爱生命，为这座卓越的城市书写传奇，在这个崭新的时代创造历史！

中国工程院院士　汤钊猷

中国工程院院士　闻玉梅

中国工程院院士　邱蔚六

中国工程院院士　戴尅戎

中国科学院院士　葛均波

中国科学院院士　金　力

中国工程院院士　宁　光

中国工程院院士　张志愿

中国科学院院士　陈国强

中国科学院院士　樊　嘉

中国科学院院士　黄荷凤

中国科学院院士　马　兰

2020 年 1 月 28 日

（刊载于"人民网"2020 年 1 月 28 日）

沪上 12 位专家发布
《疫情防控健康科普上海专家共识》

今天下午，上海市举行新冠肺炎疫情防控系列新闻发布会，介绍上海新冠肺炎疫情防控工作情况。会上，复旦大学上海医学院副院长吴凡代表 12 位医学专家，发布《疫情防控健康科普上海专家共识》。

吴凡表示，抗击新冠肺炎是一场人民战争，健康科普是有力武器。如何激发全民参与、调动社会力量，筑牢疫情防控的"铜墙铁壁"，同时解疑释惑、安定人心、消除恐慌，关键时刻，医学专家要挺身而出。面对疫情，民众健康意识空前高涨，医学专家要抓住时机，大力推进健康科普。

吴凡表示，我们达成如下共识。

一、 公众的健康素养对疫情防控极其重要。医学专家在参与新冠肺炎医疗救治、疾病预防、科研攻关的同时，要致力于健康科普，用健康科普这个特殊的"药物"，帮助市民抵御疾病传播。

二、 健康科普要主动回应社会关切。遇到突发传染病，民众难免出现焦虑、恐慌情绪，不容易识别谣言。谣言止于智者，更止于公开，信息公开透明是疫情防控的重要原则，健康科普是信息公开的有效手段。

三、 健康科普既要重视理念引领，也要注重实用性和应知应会能力的培养，比如六步洗手法、口罩正确佩戴法；既要提高健康意识，更要改变行为习惯，养成健康生活方式。

四、 健康科普的实质是学术大众化，健康科普要通俗易懂，讲"人民的语言"，把深奥的知识讲浅显，将复杂的道理弄简单，使枯燥的内容变有趣。

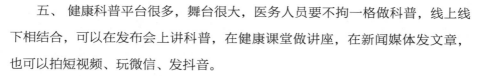

五、 健康科普平台很多，舞台很大，医务人员要不拘一格做科普，线上线下相结合，可以在发布会上讲科普，在健康课堂做讲座，在新闻媒体发文章，也可以拍短视频、玩微信、发抖音。

六、 健康科普是基础理论、临床经验、实践能力等综合体现，健康科普有利于锻炼、提升业务能力，青年医务人员要积极投身健康科普，在服务社会的同时，更快成长成才。

七、 健康科普要讲"双重性"，既要讲医学技术的进步、医学成就的伟大，也要讲医学的局限与无奈，引导市民合理预期。对新冠病毒既要重视防护、消毒，也不要防御、消毒过度。

八、 健康科普要通俗，但不可低俗、媚俗，不能放弃科学、严谨、专业的底线，做科普，"三观"正确很重要。

九、 医务人员要做有情怀、有温度的科普，人文科普是健康科普的更高境界。

十、 健康科普要加强机制化建设，将医务人员做科普纳入工作绩效评价，为健康科普注入持久的动力。

吴凡说："突发公共卫生事件来临，没有人是局外人。医学专家、专业机构要发出权威的声音，动员民众参与。我们号召更多的医务人员投身健康科普，形成健康上海行动的最大社会公约数，使民众在疫情面前更镇定、更理性、更自律，使上海市民的健康素养进一步提升。"

（刊载于"人民网" 2020 年 3 月 11 日）

闻玉梅：用好战胜疫情的科学利器

当前，我们正处于疫情防控的关键时期。打赢疫情防控阻击战，必须全面贯彻坚定信心、同舟共济、科学防治、精准施策的要求。2 月 3 日，习近平同志主持召开中共中央政治局常务委员会会议，会议强调"战胜疫病离不开科技支撑"。科学是我们战胜疫情的利器，一定要用好。

在人类生存与发展的漫长历史中，由病原体（病毒、细菌、寄生虫等）引发的疫情始终是人类社会的严重威胁。作为最危险的瘟疫，天花很早就出现在人类历史进程中。在已死去逾 3 000 年的古埃及法老的木乃伊上已有明显的类似花状脓疱的疤痕。18 世纪的欧洲，天花是夺取人类最多性命的疾病，每年约有40 万人因其而死。18 世纪下半叶，英国乡村医生爱德华·琴纳在治病过程中注意到挤奶女工因得过牛痘而未感染天花病毒的现象，经过 20 多年努力，于 1796年成功证实牛痘可以有效预防天花，并提出种痘预防天花的重大创举。1980 年5 月，在全球多年执行痘苗接种后，世界卫生组织宣布扑灭天花，使之成为首个在世界上绝迹的人类传染病。

虽然疫苗可以有效控制传染病，但是病原体引发的疫情至今未曾消匿。20世纪初 H1N1 型禽流感在全球暴发，导致至少 2 000 万人死亡。尽管当时没有效的疫苗，但最终也控制住了疫情。17 年前的"非典"疫情暴发时，虽然没有疫苗，但通过有效隔离、制止果子狸等野生动物交易，也较快控制了疫情。美国曾发生过经蚊虫传播西尼罗河病毒的输入性疫病流行，通过检疫及灭蚊也使疫情得到控制。近年来，在南美发生的寨卡病毒的流行，在了解其危害对象主要是孕妇、可引起胎儿小头症后，通过采取防止孕妇进入疫区等措施，也得到有效控制。值得注意的是，由于人类活动的全球化，交通往来日益频繁，而且与动物（宠物、野生动物）的接触日益增多，人畜共患病的疫情不断出现。但是，通过科学应对，各种疫情最终都得到控制。

　　科学这个利器，在人与病毒等病原体的斗争中具有不可估量的作用。最早研究病毒的工具是电子显微镜，它使人们对病毒的观察从微米水平跃升至纳米水平。由于冷冻电镜的发展，病毒的酶、受体等的结构能被仔细观察并解析。同时，由于病毒只能在活细胞中繁殖并表现生命活性，细胞与组织培养技术的发展是证实病毒生命活性不可缺少的工具，成功分离新型冠状病毒用的就是这类技术。只有使用这一培养技术，才能最终考核和筛选针对某一病毒的有效药物。现在用于检测病毒核酸的技术，用的是从美国黄石国家森林公园火山温泉中分离出的耐高温的 DNA 复制酶，通过有效扩增病毒核酸，从而进行快速诊断。目前，疫苗研究已从单一灭活病毒或传代减毒的传统方式，发展到通过基因工程研发多种新疫苗。这些都是人类利用科学对付病毒的武器。

　　科学这个利器，必将在人类与病毒等病原体的斗争中发挥更大作用。客观地看，生物之间的竞争或斗争是自然界的必然规律，新的或改变了的老的病原体还会不断在全球出现，病原体引起的疫情也会随着人类群体活动、人类群体组成特点的变化而不断变异与进化，防控疫情是人类社会永恒且富有挑战性的任务。对于在一定时间内出现的一种疫情，必须以科学态度来对待。对于现在出现的新型冠状病毒，我们要在科学揭示其传播途径基础上，采取有针对性的预防措施。虽然目前还没有相应的疫苗，但是严格执行排查、隔离及预防传染的措施，已被证明是有效的预防和控制疫情的方法。尽管针对此次疫情的特效治疗药物研制成功尚需时日，但是通过对症治疗，越来越多的患者已经痊愈出院。在目前复杂严峻的形势下，我们要相信科学、各尽所能，积极参与疫情防控阻击战。最终的胜利，一定属于我们。

（刊载于《人民日报》2020 年 2 月 11 日第 9 版）

王李珏、姜世勃：担起抗击病毒性传染病的重任

病毒是自然界中最小的生物。与大部分能独立生存的细菌不同，病毒必须"寄宿"在活体生物内。在缺乏科学医疗体系的时代，病毒导致的传染病曾夺去了数以亿计的生命，是威胁人类健康和经济社会稳定的最大因素之一。

纵观历史，人类一直在与传染病进行艰苦卓绝的斗争。疫苗被认为是抗击传染病最伟大的发明。18 世纪末，疫苗被率先用来预防天花病毒。1980 年，世界卫生组织宣布消灭了这种古老的病毒。20 世纪 70 年代，各类疫苗和药物的成功研制使部分科学家认为，人类即将完成抗击病毒性传染病的历史任务。然而，统计数据显示，2000 年至今，至少有 20 种病毒导致的新发传染病出现，而那些过去得到控制的传染病又有卷土重来之势。这意味着，我们眼下面临着新发与再发传染病的双重威胁，人类与病毒的拉锯战进入了一个新的历史阶段。

病毒是善变的。伴随着漫长的人类历史，病毒这一古老的生物以超乎想象的速度不断演化和繁衍，每当人类应变能力出现微小劣势，就会沦为病毒的载体。2003 年暴发的 SARS 和 2012 年开始流行的 MERS 等，病亡率都很高。此次新冠肺炎疫情虽然病亡率较低，但传播范围更大。

不断变化的自然和社会环境，是新发与再发传染病的温床。城市范围不断扩大，蚕食了过去属于动物的领地。野生动物是巨大的病毒储存库。随着居住环境的改变，人类被原本寄宿在动物中的病毒传染的机会显著增加。此外，经济社会的快速发展和人口的迅速膨胀，加剧了全球人口的频繁流动，促进了国

际交流，也为病毒的广泛传播提供了条件。更重要的是，现代医学的发展与人口严重老龄化关系密切。这意味着免疫受损人群大大增加，成为各种病毒"青睐"的入侵对象。

病毒频频发威，人类抗击病毒的科技手段和效率也不断提高。SARS 时期，传统的病毒鉴定技术十分耗时。此次疫情中，科研人员短时间内就获取了新型冠状病毒的全基因序列，从患者体内分离活病毒的科研工作也不断取得进展。而在 1918 年，甚至无人知晓正是流感病毒导致了数千万人的丧生。病毒其实从未远离，只是由于上述客观原因，让我们产生了新型病毒频发的直观感受。未来，科学技术的发展将帮助我们识别更多过去忽略的病毒性传染病。

对抗病毒，科研人员的工作在很大程度上是为了防患于未然。如果缺乏有效的医学工具，在当下和未来，都可能引发严峻的公共卫生危机。流行病学、医学、病毒学、免疫学、药理学等多个领域需要共同发力，采取可持续的主动战略，持之以恒地做好前瞻性储备，确保病毒学和流行病学基础研究、疫苗研制和药物开发走在疫情的前面。对于人类来说，敬畏自然，注重保护生态环境，无疑是疫情给我们的重要警示之一。

（刊载于《人民日报》2020 年 3 月 10 日第 18 版）

汤钊猷：发挥好中西医结合优势

2月10日，习近平总书记在北京市调研指导新型冠状病毒肺炎疫情防控工作时强调，不断优化诊疗方案，坚持中西医结合。面对严峻复杂的疫情防控形势，充分发挥中西医结合的优势，能够为人民群众构筑更牢固的健康防线。

人类与疫病灾害的较量从未停止：14世纪在欧洲暴发的黑死病曾夺走几千万人的生命，1918年暴发的流感造成数千万人死亡，2009年美国甲型H1N1流感疫情导致至少1.2万人死亡，埃博拉、中东呼吸综合征、南美洲流行的寨卡病毒等都曾危害人类生命安全。从一定意义上说，人类发展史也是一部人类与疫病斗争的历史。虽然人类与疫病的斗争一直在进行，但人类有了科学这个利器，控制疫病的能力不断增强，人类健康越来越有保证。

中医和西医是在不同社会文化背景下发展起来的两种医学体系，在应对疾病方面各有所长，应坚持优势互补。中医在治疗常见病、多发病和疑难病等方面具有独特的理论体系，其所强调的整体观念、阴平阳秘、辨证论治、扶正祛邪等都有自身特色。对疫情防治而言，西医强于病毒的鉴定、相关药物和疫苗的研制、危重患者生命支持等，而中医在调控机体、增强对疫病的抵抗力方面拥有千百年的经验，具有独特见解和防治经验。2003年抗击"非典"期间，中西医结合疗法取得明显效果，在缩短平均发热时间、改善全身中毒症状、促进肺部炎症吸收、降低重症患者病死率、改善免疫功能、减少激素用量、减轻临床常见不良反应等方面都显示出优势。事实上，中西医结合一直在促进医学发展，提高各种疾病的治疗效果。

应对新冠肺炎疫情，习近平总书记提出的"不断优化诊疗方案，坚持中西医结合"是具有战略意义的。一方面，在目前尚无有效药物和疫苗的情况下，提高治愈率、降低病亡率是当务之急。坚持中西医结合，能充分发挥它们各自优势和所长，有效做好救治工作。另一方面，参与一线救治的医护人员，既有中医也有西医，能够结合各自的专业背景进行全盘思考，努力实现最佳治疗效果。特别是有中西医双重背景的医生，更能够从患者整体出发，做到中西医互补，避免"中西医并用"可能导致的相互重复或抵消。所有这些都有助于推进中西医结合诊疗的发展，进而总结出具有中国特色的新冠肺炎治疗经验。

需要强调的是，面对新冠肺炎疫情，不仅要研究如何对付病毒，还要关注人的机体本身。《黄帝内经》载"阴阳者，天地之道也，万物之纲纪，变化之父母"，又说"其知道者，法于阴阳"，就是要看到阴阳互存、阴阳互变。换言之，要全面看问题，不能只看"阴"不看"阳"；要辩证看问题，要看到阴和阳可以互相转化。抗击新冠肺炎疫情，除了全力做好救治工作以外，如何帮助健康人群强身防病也很重要。《黄帝内经》说"正气存内，邪不可干""风雨寒热，不得虚，邪不能独伤人"，提示外因通过内因而起作用。在内因中尤其要重视精神的作用，《黄帝内经》说"恬淡虚无，真气从之，精神内守，病安从来"。又说"百病生于气也"，而"恐则气下""惊则气乱"。面对疫情，我们要保持积极乐观的情绪和健康向上的心态，既对疫情有科学认知，也要积极做好个人防护，保持科学文明的生活方式，同时要不偏听偏信、不信谣传谣。此外，还要做到积极应对而不是过度反应，积极治疗而不是过度诊治。相信通过全面辩证看问题，必将有助于坚定战胜疫情的信心。

（刊载于《人民日报》2020 年 2 月 20 日第 9 版）

葛均波：新冠病毒会攻击心脏吗

疫情初期，报道死亡病例以老年人居多，并且基本合并多种慢性病。但随着观察的深入，病情的进展变化，越来越多的年轻人也发生猝死，很多重症患者并非仅仅表现为肺部的损伤，而是伴有多器官的损害。

造成此种现象可能存在多方面的因素和机制。

首先，从发病机制上看，新型冠状病毒是一个单链 RNA 病毒，病毒本身不像细菌一样可以自我复制，新型冠状病毒自己不能复制，必须依赖于宿主细胞，如通过呼吸道上皮，尤其是肺部的一些上皮细胞进行复制。

其次，这个病毒是个新的病原体，我们人类对它没有任何的免疫力，传播快、传播广，而且还存在轻症患者没有表现出肺部炎症的现象，更加重了疫情的传播。

除了病毒本身对机体的损伤，更重要的是通过宿主本身的免疫反应反过来作用于我们的机体，造成了多器官的损伤，造成机体损伤的机制可能是过度的免疫反应，一些重症或者危重症的患者存在"炎症风暴"或称"炎症瀑布"的情况。炎症风暴/炎症瀑布，即在短期内大量的细胞因子释放到血液里，血中病毒负荷过重刺激机体的细胞想清除病毒，会产生一些如白细胞介素等来扩大免疫反应，比如有种细胞叫抗原递呈细胞，即树突状细胞，吞噬病原体以后，会进行修饰放大免疫反应，但面对新冠肺炎反应过激，导致"自我攻击"，造成多器官的损伤。

从目前掌握的病例来看，新冠肺炎患者以呼吸道症状为主，但同时我们观察到，尤其是重症患者或者危重症患者，很大部分存在心肌酶升高、肌钙蛋白升高、CK-MB升高、心电图改变等情况。

面对此种情况，我们试图探索治疗手段，抗炎可能是一个可以选择的办法。在《新英格兰医学杂志》上有一篇研究也许能够窥探其中的机制。临床上心肌梗死的患者，尤其是大面积心肌梗死一般采用开通血管，放支架或搭桥，但有些患者反而没有活下来，这是因为突然开通血管以后，大量的炎性介质释放，导致心肌停止收缩。

针对细胞因子风暴，目前运用到的治疗包括IL-1家族阻断治疗、IL-6阻断治疗、IFN抗体治疗以及糖皮质激素、胸腺肽、环磷酰胺、单克隆抗体等其他治疗。

总体而言，新冠肺炎传染性强，传染途径多样化，致死率相对较低，重在预防，避免恐慌。

新冠肺炎对心脏损伤的机制尚不明确，细胞因子风暴所致的过度免疫需关注，抗炎药物可能发挥作用，要关注基础疾病对新冠肺炎进展的影响；对心肌损伤的患者，及时启动心室辅助装置。

此外，还要关注新冠肺炎导致巨大心理压力、相关心身疾病的心脏表现，注意情绪舒缓与指导。对待新冠肺炎患者，尤其是重症和危重症患者，我们更应该整体去看待，"看到一个患者的时候，我们不能仅仅看山是山、看水是水，应该跳出这个概念，当你看山不是山，看水不是水的时候，就说明你把这个人作为一个整体去看待。之后再回到原点，还是看山还是山，看水还是水。"

（刊载于《文汇报》2020年3月20日第4版）

张文宏：科学防治　战胜疫情

人类社会是在不断应对挑战、战胜疾病的过程中发展的。天花是最古老也是死亡率最高的传染病之一。18 世纪末，英国免疫学家琴纳发明了"牛痘"预防天花，人类开始广泛地接种天花疫苗。1980 年，人类宣布消灭了天花。这也是人类消灭的第一个传染病。1346 年，鼠疫开始在欧洲蔓延。1945 年，青霉素开始在全球范围内被广泛使用，大量的抗菌药物相继问世。由于抗菌药物的发明，鼠疫已不再对人类构成威胁。现在，部分地区偶尔还会发生鼠疫，人们可以用抗菌药物很好应对。霍乱也是一种急性传染病。在一些农村地区，整村人共用同一水源，一旦受到致病细菌感染就会生病，一直腹泻。目前，霍乱在非洲、东南亚部分地区仍然存在。消灭霍乱主要靠两个因素，清洁的饮用水和抗菌药物。

1918 年第一次世界大战期间，流感病毒在欧洲大陆肆虐，估计造成 2 500 万～5 000 万人死亡。人类社会原本没有流感病毒。研究发现，流感病毒的很多基因来自禽类等家畜的病毒。人类和驯化的家畜生活在一起，很多病毒杂交混合，产生各式各样的新病毒。通常情况下，这些病毒的危害并不严重。然而，一旦有病毒突破了界限，它就可以跨物种在人群中传播。2009 年，H1N1 流感病毒在全球大流行。它的基因跟 1918 年的流感病毒基因非常相近。一百多年来，这个病毒不断变异，疫苗、药物仍然不能完全地消灭这个病毒。

2013 年，全球首次发现了人感染 H7N9 型禽流感的病例。研究发现，人类饲养的鸡携带的病毒与候鸟携带的病毒在候鸟过冬的时候出现了混杂，病毒在鸡的体内杂交进化出一个新病毒。这一病毒获得了跨物种传播的能力。此病毒在鸡体内不断进化，大多情况下不会使鸡生病，但人一旦感染就会致病。

应对传染病暴发，人类的认识不断深化。在国家层面，需要不断加强全球性传染病和新发传染病的监控，卫生系统要做好全面应对预案，加快疫苗与药物的开发。对于普通民众而言，要保持个人卫生，进入可能有病原体存在的区域要勤洗手、戴口罩，远离可能被污染的食物和水。

2003 年"非典"以后，我国的传染病防治体系日益强大，卫生水平不断提高，医疗设施逐步完善。当前我们正在全力抗击新冠肺炎疫情。通过我们对疾病本质的认识，通过有效的个人防护，相对隔离，控制传染源，在政府的坚强领导下，联防联控，全面动员，我们一定能够赢得这场战役的胜利。

未来，人类可能还会遇到新的挑战。我想，在战胜疫情之后，我们需要总结经验教训，为了人类社会更美好的未来做更多的长远考虑。

（刊载于《人民日报》2020 年 2 月 21 日第 17 版）

附：科普案例

中山医院系列科普视频《新冠病毒中山谈》正式上线

2月18日晚，由樊嘉院士、汪昕教授、葛均波院士等9位复旦大学附属中山医院专家团队录制的系列科普视频《新冠病毒中山谈》正式上线。

据介绍，专家团队将围绕如何正确面对新冠、如何科学防控疫情、重症患者如何救治、新冠病毒是否会攻击心脏和大脑、新冠到底有多毒、如何合理地使用口罩、遇到疾病如何安全就医、如何做好心理调节等方面，对新冠病毒进行全方位的科学解读。

新冠肺炎疫情暴发以来，以湖北省最为严重，病死率、重症患者，以及受感染人群等皆为最高和最多，但在全国各地或在世界其他国家的非严重疫情地区的病死率和重症患者比例并不高，更多的是轻症患者和易感人群。目前疫情防控进入胶着对垒的关键时期，然而随着复工、返程高峰的到来，各类关于新冠病毒的谣言层出不穷，大众对于"新冠"的科学了解亟需权威科普。

"面对疫情，我们应该重视而不恐慌。"樊嘉院士表示，《新冠病毒中山谈》邀请了包括呼吸、感染、重症医学、心内科、神经内科、医学心理领域，以及医院医疗、物资管理的权威专家，针对目前老百姓关于新冠病毒最困惑和最需要了解的内容进行系统解读。

"在人类与自然界作斗争的过程当中，很多疾病我们都经历过从不认识，到认识，再到征服的过程，新冠肺炎其实也一样。"葛均波院士对于患者出现的"炎症瀑布"现象进行了分析，他发现很多重症患者并非仅仅表现为肺部的损伤，而是伴有多器官的损害，"看到一个患者的时候，我们不能仅仅看山是山、看水是水，应该跳出这个概念，当你看山不是山，看水不是水的时候，就说明你把这个人作为一个整体去看待。之后再回到原点，还是看山还是山，看水还是水。"

新冠肺炎会对包括我们大脑在内的神经系统产生影响吗？中山医院党委书记、神经内科汪昕教授说，目前没有报道新冠病毒破坏血脑屏障的证据，新冠肺炎重症感染者，由于全身免疫力低下，其他病原菌，如细菌等才可能趁虚而入，破坏血脑屏障进入脑内。他建议大众在正确的科学引导下，了解正确的疾病知识，建立对疾病正确认识，提升自己的神经心理免疫力。

"在过去两个礼拜，通过包括减少人员流动等比较有力的控制措施，除了湖北或者武汉的地区还有一定波动，全国的很多省市现在的疫情发生率在下降。"中山医院感染病科主任胡必杰教授认为，根据发现传染源、切断传播途径、保护易感人群是传染病防控的三大原则，提升自身免疫功能，避免成为密切接触者是每个人都可以为抗击疫情做出的努力。

很多老百姓谈起新冠色变，甚至将新冠和绝症画上等号。事实上，只有少数新冠肺炎患者病情危重。中山医院重症医学科主任诸杜明教授介绍说，老年患者、早期感染者，既往有心肺疾病、糖尿病、肾功能不全、免疫系统疾病患者，容易转变成重症和危重症状态，需要通过氧疗、呼吸机机械通气甚至ECMO急性治疗。

中山医院呼吸科主任宋元林研究员将新冠肺炎与既往的SARS、MERS、H7N9禽流感、H1N1甲流、H5N1异型流感和普通感冒等疾病常见的一些症状、潜伏期进了归纳和数据分析。他认为，总体而言，湖北以外的新冠肺炎病死率仍然比较低，局部地区病死率相对较高与包括治疗条件、设施、诊断等在内的很多因素有关。

针对大众最关心的日常防护问题，中山医院副院长顾建英教授详细阐述了各种口罩的分类和特点。她认为，防护需要关注细节，科学防护，合理防护：针对医院等风险相对大的地方、普通大众在公共场所、人群聚集地方或者较小的密闭空间等，实行分层分级防护原则，既要防护到位，但也没必要过度防护，更不要恐慌。

为了防控疫情，包括中山医院在内的沪上各家医疗机构都对日常诊疗进行了部分调整。对于疫情期间如何安全就医，中山医院副院长钱菊英教授介绍，医院加强发热门诊工作，重视预检和分诊，做好流行病学病史的询问和调查，通过呼吸科专家的会诊，把发热患者分为第一和第二发热门诊，力争做到早发现、早检测、早诊断、早治疗，并尽一切可能减少院内交叉感染，做好医务人员的防护。

特殊时期，如何正确面对疫情和调整好自身心态非常重要。中山医院医学心理科季建林教授提出，心理上做到"三心"与"二意"（信心、耐心、小心，意识到自己是"守法者"和"健康第一责任人"），以及行为上做到"四平"和"八要"（平和心态、平稳心情、平常生活和平安期望；要作息、睡眠和饮食规律，要坚持运动、分散注意和放松心情，与人交往要保持距离和守望相助）。

除了《新冠病毒中山谈》系列科普视频，中山医院还推出相应科普文章，用权威专家的科普声音破除谣言，传递信心，共抗疫情。

"华山感染"微信公众号力担新冠疫情防控科普重任

新型冠状病毒肺炎的疫情举世瞩目，社交媒体上的信息轰炸牵动着全国人民的心。新兴的自媒体有传播速度更快、更具有实时性，覆盖范围也更广，影响力更大的优点，如果利用得当，将对传播效果产生事半功倍的作用。然而疫情期间不同媒体各种真假难辨的知识和消息漫天飞舞，谣言有时比疾病更可怕，普通民众对真正的专业知识难以进行准确判断，极易陷入更大的恐慌。在这样的背景下，张文宏教授及其项目团队自建的平台"华山感染"微信公众号，成为回应人民需求、传播正确健康知识的强大阵地。

2020 年 1 月 20 日，上海确诊首例新冠肺炎。1 月 22 日，为了帮助大家了解疫情的动态变化，作为新冠肺炎上海市医疗救治专家组组长的张文宏教授在忙碌的抗疫临床和科研工作之余，开始在复旦大学附属华山医院感染科官方微信公众号"华山感染"上持续发声。张文宏带领团队成员以专业的内核、冷静的分析，就疫情的变化趋势、热点问题及相关注意事项，及时予以解读。他们的文字既专业严谨又通俗易懂，帮助读者更理性地看待疫情、更有效地做好自我防护工作。疫情期间关注人数直线上升，及时准确的信息和分析对减轻民众恐慌、增强信心起到了极其关键的作用。

2020 年 1 月 16 日，张文宏团队以最快速度翻译编译《WHO 2019 新型冠状病毒指南（中文首译版）》作为新冠肺炎诊治的重要的临床参考内容。1 月 17 日，团队第一时间编译《WHO：大众如何预防新型冠状病毒》，图文并茂地为大众提供了预防新型冠状病毒的权威意见。在当时疫情尚不明确的情况下，这两篇公众号推文为临床一线和民众提供了权威的信息，先后获得超过 330 万和 1 550 万的阅读量。从 1 月 22 日—2 月 17 日，公众号连续密集更新 23 篇原创文章，第一时间解读疫情数据走向、封城决策、"小汤山"建设、世界卫生组织宣布 PHEIC 事件等大众关心的议题。2 月 25 日起，公众号连载 4 篇新冠肺炎复盘系列，以权威解读和通俗易懂的语言在全国引起热烈的反响，几乎每篇科普推文都有数十万阅读量。"华山感染"微信公众号在新冠疫情期间的累计阅读量超 3 700 万次，发表内容争相被各大主流媒体转载。此外，华山感染青年团队创作了抗疫歌曲《唯一的可能》《春暖武汉》，点击量超百万，给所有一线医务人员带去了鼓舞，宣扬了正能量。据统计，截至 2020 年 5 月末，"华山感染"微信公众号共发布文章超过 550 篇，关注人数超过 82 万，其影响力巨大，真正起到了引导科学防控，传递战疫信心的重要作用。

那么，张文宏是如何做到让科普如此深入人心的？"科普就是沟通，防疫策略要与公众充分沟通。"张文宏如是说。他被人们熟知，很大程度上来自他在防疫期间鲜活生动、言简意赅的警示语言。

"到底是风动还是幡动，其实是你的心动，中医西医我们是协同作战的""医生有多重要，我们的护理姐妹们就有多重要""闷在家里，把病毒闷死"……疫情期间，正是这些接地气的金句，让许多人早上起床的第一件事，就是点开"华山感染"微信公众号，看看张医生又"上新"了什么科普内容。

疫情期间，"华山感染"踩点精准，篇篇推文成为在朋友圈刷屏的"爆款"。这些"爆款"产生的背后是理性数据和专业知识，张文宏持续不断在抗疫一线奋斗的同时，带领团队总结相关数据和消息，不断根据疫情进展和防控措施的变化，调整对大众"喊话"的内容。学生们说，张文宏每天带领他们收集国内外研究进展、数据模型，并坚持每晚自己完成疫情分析文章，"张老师是牺牲睡眠时间在进行科普"。在题为"新冠时期，如何开展正常生活"的文章中，张文宏先引入直观数据，"以上海现在250例患者计算，2 500万的人口基数，那意味着在茫茫人海中，我们碰到一个新冠感染者的风险是十万分之一。"

同时，张文宏还非常清晰地列出了复工后应该注意的事项，每一条都是日常生活中需要关注的重要细节。网友在留言中颇为体贴地写道："请张主任也要保重身体，黑眼圈不能再深了""医生们，早点睡觉去吧！你们的健康对我们特别重要"……

一般而言，科普类文章的阅读量并不高，而"华山感染"在张文宏的带领下却用扎实的科普、风趣的讲述、平实的语言，让一篇又一篇科普文章"飞入寻常百姓家"。

肿瘤医院打造"云"端科普　守护患者及家属健康

在全民抗击新冠疫情的特殊时期，肿瘤患者作为特殊人群，他们的健康和关切也需要得到及时回应和照护。肿瘤医院一方面做好就诊患者及家属的防疫工作，一方面充分发挥"云"端服务的新优势，给予患者及家属全方位的健康守护及服务流程转型升级。

回应肿瘤患者关切，打造有意义的科普作品

针对肿瘤患者在就诊时经常碰到的问题进行逐一排摸和梳理，发现特殊时期，肿瘤患者一旦出现发热等症状时，总是比较担心和焦虑。为此，医院在官方微信首先发布文章"有一种发烧可能是'肿瘤热'"，科学辨析了"肿瘤发热"和"新冠发热"的不同点，同时对于肿瘤患者出现发热症状后，如何科学对待、及时就医给予了详细的科普。

针对肿瘤患者普遍关心的特殊时期，如何"吃出健康、动出活力"，医院推出文章"特殊时期，吃得健康、动出活力需要这么做"，这种兼具科学性和实用性的文章受到了肿瘤患者及家属的一致好评。

立足新媒体新形式，打造官方快手短视频作品

肿瘤医院在特殊时期，积极利用新媒体的优势和特色，联合新闻晨报《海上名医》栏目，在今年全国肿瘤防治宣传周期间开设了线上直播及医院官方快手号同步直播，观看人数近 10 万，众多肿瘤患者无须奔波，一个手机就能掌握一手权威科普资讯。

另外，医院也在疫情期间积极策划肿瘤科普短视频，在肿瘤医院官方快手号（fduscc001）上，累计发布科普短视频 25 条，阅读量超过 135 万，形成了强大的宣传效应。

依托医院官方快手号，医院对援建公共卫生临床中心的医护人员进行了短视频的拍摄，真实表现了身处一线的医护人员作为医者、家庭中的母亲及儿女，在面对疫情时，她们的人文情怀及医者担当，让人肃然起敬，在院内外形成了广泛的传播效应。

满足患者服务需求，打造医务社工"云"端服务

肿瘤医院于 2019 年 3 月建立患者资源小站，并设立营养咨询、运动及康复咨询、疼痛咨询、法律咨询、用药咨询等 5 个主题日咨询服务。

疫情期间，为满足众多患者服务需求，医院社工部将"线下服务"转成"云上服务"，有需要的患者或家属可以通过医院官方微信公众号一键线上分

时段预约。

资源小站"云"端服务采用热线服务制，患者或家属预约时留好姓名、联系方式、预约时段、病情简介等问题，预约成功后相关专家在指定时间回电，确保每个咨询能够在 15～30 分钟完成，解决特殊时期患者及家属对于社工服务的切实需求。

妇产科医院用健康科普助力筑牢疫情防控的"铜墙铁壁"

疫情肆虐下，传播正确的健康科普、主动回应社会关切显得尤为重要，而孕产妇作为特殊人群在这特殊时期更需要重点保护。妇产科医院全面贯彻"阵地前移、科普先行"的理念，以女性的实际健康需求为导向，努力践行"关爱女性，呵护生命"的宗旨，积极组织院内科普专家推广科学防控新冠肺炎疫情女性健康科普，并进一步指导其在疫情期间正确就医，用健康科普助力筑牢疫情防控的"铜墙铁壁"。

发挥国家队专业优势，多渠道传播科普知识

医院发挥在妇产科领域的专业优势，利用网络媒体为疫情期间女性的健康保健"远程"支招。为帮助女性正确判断病情并及时就诊，尤其是指导孕产妇在做好疫情防控的同时及时来院产检，医院组织产科专家从疫情防控、就医就诊、居家保健、心理调适以及来院防护建议等不同角度开展科普创作，让广大女性在积极配合疫情防控的同时能够得到专业的指导，维护自身健康。

同时，医院结合疫情发展特点及社会关注点，联合主流媒体共同推动相关女性科普知识的传播。例如，医院联合上观新闻等新媒体平台推出实景直播式科普宣传，让受众在"实地"体验医院现场就诊的同时掌握最接地气的科普知识，直播在"今日头条"等平台同步推送。结合疫情的发展以及孕产妇、女性朋友的具体需求，医院策划了诸如"疫情期间如何产检""得了新冠肺炎的哺乳妈妈该怎么办""'三八节'女性健康攻略"等多个女性健康相关话题，经由媒

体报道后得到了广泛传播，形成了极大的传播效应，进一步体现了妇产科专业医院的公益担当。

推出特色线上"轻问诊"，"红·Live"科普直播面对面

为及时解决患者的就诊咨询需求，结合疫情期居家隔离的特点，医院在正式开诊后同步推出线上"轻问诊"，在为患者就诊疗、保健问题答疑解惑的同时开通"抗疫一线工作人员妇科咨询"，不仅为居家患者及时提供科普指导，也为抗疫一线工作女性提供及时且专业的在线帮助，为在抗疫一线的她们解决"难言之隐"。

3月起，医院"红·Live女性健康学院"在微博、一直播等平台火热开播。专家们突破新冠疫情带来的"地理隔绝"，通过时下最热门的自媒体直播方式，"仅隔一面手机屏"为患者面对面讲解科普。权威妇产科专家的线上直播极大地带动了网友的参与热情，"红·Live女性健康学院"上线伊始便收获了极高人气。

以笔参"战"，青春抗疫，"红青说"吹响集结号

疫情期间，一支由妇产科医院团委发起的，集结15位来自妇科、产科等临床医技科室的青年科普突击队脱颖而出。他们根据疫情期间的热点，用文字、动画为疫情中的女性、孕产妇以及新生儿提供专业支持，并通过医院、社区、社会媒体等渠道进行了优质传播，有效缓解了疫情期间孕产妇及其家人的焦虑情绪，切实为受众自我保健和及时就诊提供了指导与帮助。

儿科医院发起"沪鄂童心守护行动"

在全国人民万众一心防控新冠肺炎疫情的日子里，孩子们经历了一个特殊的"加长版假期"。而在作为国家儿童医学中心的儿科医院，医务工作者们还牵挂着居家儿童的身心健康，尤其是武汉地区的孩子们。

"沪鄂童心守护行动"于3月9日正式启动。由儿科医院党委倡议，儿科医院主办、武汉儿童医院和上海音乐学院协办、多家单位共同支持。据项目发

起人、儿科医院党委书记徐虹教授介绍，该行动借助互联网平台，在儿童因疫情防控居家学习期间，汇聚儿科医务工作者和艺术、体育、教育工作者，融医学科学于人文艺术，为孩子们打造集"医疗咨询""健康管理""艺术课堂"和"心情树洞"为一体的多模块、多维度的空中乐园。

爱心汇聚，"线"递温暖

据悉，该行动由最初3家单位的支部共建、由单一的党员在线儿科问诊，发展到多模块、多维度的"空中乐园"，成为全社会的爱心汇聚。复旦大学党委书记焦扬，上海市卫生健康委员会党组副书记、主任邬惊雷，复旦大学常务副校长、上海医学院院长桂永浩，复旦大学党委副书记、上海医学院党委书记袁正宏及上海新冠医疗救治专家组组长、华山医院感染科主任张文宏受邀担任"沪鄂童心守护大使"。

作为"沪鄂童心守护大使"，桂永浩表示，在抗击新冠肺炎的关键时期，该项目通过线上信息网络的优势，优先服务湖北和武汉儿童，关注儿童全方面健康，具有重要意义。

邬惊雷表示，这个项目展现了上海人民对湖北孩子的关心，体现了儿科医院作为国家儿童医学中心的责任和担当。作为"沪鄂童心守护大使"，将与大家一起，为孩子们带去温暖和关爱。

战疫时期，呵护孩子

新学期伊始，孩子们为了这场特殊战疫继续着"宅家时光"，同时也开启了全民网络课程学习模式，家长们不禁担心起这样的方式可能会对孩子身心健康产生不利影响。

徐虹教授坦言，在这个特殊时期，孩子们面临很多困难，如体育锻炼减少、饮食胃口改变、睡眠作息不规律和屏幕前暴露时间延长等。尤其由于户外活动和与同龄儿童交往受限、对疫情担心、沮丧无聊、信息不足、缺少个人空间，以及家庭损失等一系列应激源，可能会进一步加剧上述因素对孩子身心健康的负面影响。"如何帮助孩子及其家庭，尤其是身处湖北武汉等重点疫区的孩子们，让疫情对其影响降到最低，是儿科医生义不容辞的责任，尤其是每一位党员医生要发挥先锋模范带头作用。"

"童"心守护，共度时艰

"沪鄂童心守护"公众号于3月9日正式上线。公众号汇聚了儿科医务工作者和艺术、体育教育工作者的力量，从"医疗咨询""健康管理""艺术课堂"和"心情树洞"4个板块全方位呵护因疫情防控居家学习儿童的身心健康。

"医疗咨询"板块涵盖26个儿童医疗专科，250余位儿科医生每天12小时在线为患儿解答医学问题。"健康管理"板块则由儿科医院儿童保健科徐秀教授领衔的团队负责，疫情期间将邀约沪鄂两地儿童青少年们参与健康管理项目，丰富健康营养知识、拓展动手能力、探索美丽生活，让知识技能掌握与品德意志铸就相成相长。"艺术课堂"板块则包含居家运动、美术手工、音乐赏析、诗词朗诵等多样艺术门类。"心情树洞"板块由儿科医院心理科团队负责，据儿科医院心理科主任朱大倩介绍，心情树洞又下设放松树洞、学习树洞和倾听树洞3个板块。

据悉，本项目持续开展至今，并将在疫情后长期开展，服务全国儿童。

"音"为有爱，沪鄂连心

自3月4日起，武汉儿童医院工会、儿科医院工会与上海音乐学院党办、学工部、团委联合，为沪鄂两地医务人员子女进行网上教授乐器课程云辅导。上海音乐学院通过志愿者招募，发挥专业特长，为奋战在一线的抗疫工作者的子女提供免费器乐辅导。此前经过两地医院医务人员子女器乐需求排摸，共有167名医务人员通过问卷星报名，涉及器乐种类共18种，上海音乐学院通过招募学生志愿者，针对报名信息梳理后进行专业匹配，一对一线上辅导。

隔离不隔爱，居家心敞开。徐虹教授表示，在医学科学和人文艺术相融合的平台上，将儿科医务工作者和艺术体育教育工作者暖暖的爱意，献给鄂沪两地坚强勇敢、聪慧自信的各年龄段孩子们，这是非常有意义的。"真诚希望我们的心能与孩子们的心联结在一起。亲爱的孩子，为了你们，我们一直在这里！"

据悉，5月15—21日期间，"沪鄂童心守护"服务号儿科问诊平台还举办了科普义诊周活动，每天由两个儿科专业团队在两间直播室同时进行长达两小时的线上科普和义诊。儿科医院和华中科技大学同济医学院附属武汉儿童医院的专家团队分别为家长们带来精彩纷呈、干货满满的专家授课和线上互动，帮助更好地守护孩子健康成长。

眼耳鼻喉科医院科普"三重奏"守护患者五官健康

在疫情期间，眼耳鼻喉科医院充分发挥五官科专科特色，结合最新的互联网技术，广泛运用融媒体手段，持续开展有益、有趣、有温度的专科特色科普宣传，帮助广大群众在防疫的同时，科学、有效地守护自身五官健康，提高爱护五官的意识。

第一重奏："AI 线上问诊"

3 月底，医院在官方微信公众号先后上线眼科、耳鼻喉科"互联网 AI 线上问诊"服务，将互联网人工智能咨询和医生在线服务相结合，第一时间解答患者亟待解决的病情问题，由眼科、耳鼻喉科医生提供高效、准确的诊疗建议和疾病保健知识。同时，通过人工智能实现精准导诊服务，为需要来院实地就诊的患者提供准确的就医和分级诊疗指引。

第二重奏：寓教于乐"微视频"

医院充分利用新媒体平台，创新科普宣传模式。医院官微结合健康日主题推出《疫情宅家的第 N 天，许医生教您一招》《你一定想不到，这样做能让你的嗓音更动听》《爱眼日冷知识 | 你是"左撇子眼"还是"右撇子眼"》等系列科普微视频，以生动有趣而通俗易懂的方式传递健康科普知识，手把手教会患者五官养护秘笈。《电眼杀手》科普短视频告诉大家购置家用紫外线灯进行居家消毒的要点及如何规范使用。相关科普微视频获得了受众的广泛好评。

针对疫情期间门诊"全预约"及相关防疫措施，医院官微为帮助患者更便捷地预约就诊，同时回应患者咨询中的常见问题，推出《1 分钟视频教学＋近期热点咨询》，一经推出即获得"10 万＋"的阅读量。

第三重奏：融媒体宣传、多渠道互动

医院将传统媒体与新媒体传播手段充分融合并广泛应用，组织开展内容丰富、形式多样的科普宣传。

医院携手"红领巾"战疫，守护少年儿童眼健康。疫情之下，医院发挥专业特色优势，积极与上海市少工委合作，开展"我要爱护我的眼"近视防控健康科普，引导少儿树立正确的用眼观念，掌握科学的用眼方法，确保孩子们超长假期"视力不下降"。自2月起，医院在"萌动上海"官方微信公众号推出"我要爱护我的眼"科普活动。针对家长们迫切关心的少儿眼健康问题，医院眼视光学博士相继推出"勤洗手，不揉眼，杜绝病毒眼传播""教你如何居家保护视力""戴防蓝光眼镜防近视有用吗"等一系列科普文章，及时给出专业的解答，帮助家庭建立科学的近视防控意识，共同呵护少儿眼健康。

医院搭载媒体平台快车，放大五官科普声音。疫情期间，医院专家通过报刊撰文，参加电视台、电台等媒体平台知名节目途径，以文字、图片、视频等多种形式进行五官健康科普。截至5月底，共发布短视频科普40余条，报刊科普40余篇，开展广播科普、电视科普节目20余次。 3月14日，余洪猛医生参加市政府新型冠状病毒感染肺炎防控工作发布会，面向市民进行耳鼻健康科普。

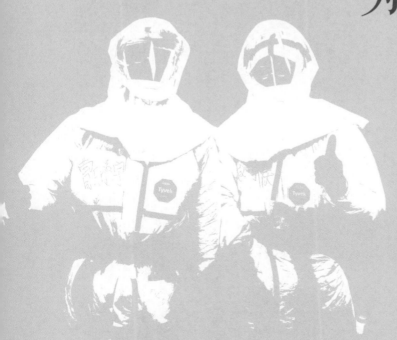

第 五 篇

诸君皆有为

『歇浦兮汤汤，古塔兮朝阳』

肿瘤医院：防疫抗疫，"复旦肿瘤"在行动

受新型冠状病毒疫情影响，来自全国各地的医护人员相继支援"疫"线，一批又一批医护团队从全国各地奔赴武汉。自 1 月 27 日中共复旦大学附属肿瘤医院党委、肿瘤医院向全院职工发布了《倡议书》以后，短短数语，在全院职工群中激起积极回应。"作为医护人员，坚守岗位、做好防护、时刻准备、积极应战……作为党员，要充分发挥党员先锋带头作用，不畏艰险、勇往直前、越是艰险越要第一时间站出来……"主动请缨的医务人员络绎不绝，5 位 ICU 医护人员在第一时间响应倡议、奔赴上海公卫临床中心支援"疫"线，众多"复旦肿瘤"医务工作者在防疫抗疫一线勇挑重担，一边做好疫情防控，一边精心做好肿瘤患者疾病诊疗工作。

持工作中的细致　筑牢入院"第一关"

在肿瘤医院内，每天都有这么一群医护志愿者们忙碌在疫情防控的关键岗位上。"绝不漏掉一个发热肿瘤患者"，是这群医务志愿者共同的责任和使命。

1 月 31 日，医院门诊照例开诊。清晨 6:00 医院入口处的预检大棚中，来自医护及职能部门的医务志愿者们早早换上整套防护服严阵以待，在低温和寒风里，迎接就诊患者们的到来。测量每个就诊者及家属的体温、核验身份证、填报健康申报书，志愿者们看似循环往复的工作，却是把好入院"第一关"的重要抗疫防线。

从 1 月 31 日至今，共有 2 400 余名医院职工主动报名参与徐汇院区和浦东院区的 90 余个志愿者岗位，其中党员报名人数 740 余人，目前累计有 2 400 余人完成疫情防控志愿服务工作，其中更是不乏许多临床医技及职能部门的党员科主任，有 1 000 余名医务人员一周内多次参与防控志愿者工作，各科室及党支部防疫志愿者名额总能在几秒内"爆满"。

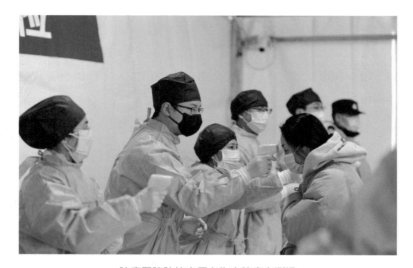

肿瘤医院防控志愿者为来院患者测温

志愿工作平稳有序开展的背后，离不开负责预检大棚内志愿者工作布置的党办主任陆冰和护理部奚燕的统筹协调。看似简单的志愿者工作，真正做好安排却没有这么容易。第一批报名人数约 300 多人，每天大棚志愿者需要人数 9 人，既要根据报名者的工作特长与志愿者岗位"按能适配"，还要协调不同职工的工作情况，做好志愿者服务时间的统筹，这也让刚负责相关工作的医务志愿者常常忙到深夜，电话、微信像极了"信息爆炸"，但第二天她们仍要在清晨 6:00 来到医院各个防疫的第一线，6:30 准时在门口接待患者的到来。

作为预检大棚的组长和总协调，奚燕、薛燕萍、张莉这 3 位来自护理部的"80 后"年轻护士身上，同样承担着重要的任务。有着丰富经验、了解医院流程、熟悉防控工作的她们，需要随时在预检大棚中处置预案外遇上的各种问题。每天早上当外面还漆黑一片的时候，她们 3 人就在 6:00 之前早早地赶赴医院，开始一天的新工作。门诊结束后，她们 3 人也会经常围坐在一起，根据每日碰到的情况，向防控领导工作小组提供自己的建设性意见，并做好反馈和优化等工作。待她们走出医院时，街边早已万家灯火。

虽然志愿工作辛苦，但每个身处防疫一线的医护志愿者还是坚持自己翻阅患者的病史及治疗情况，作出相应的医学判断，尽量减轻发热应急接待点的工作压力。在肿瘤患者中，放化疗后的副反应往往也会引起发热症状，如何在"第一道防线"处就能有效地将这部分发热患者与因新冠肺炎导致的发热患者区分开来，便是门诊大棚志愿者负责人在志愿岗位上需要完成的工作。事实上，春节开诊后的一波就诊小高潮期间累计发现类似发热进院者近 100 余例，绝大部分都在预检大棚完成了"排查"，仅有很小的一部分人转到了发热应急点再做检查明确发热原因。

每天下午 3:00，9 号楼 2 楼的咖啡吧都会展开第二天预检大棚志愿者的集体培训，这里也是负责志愿者工作老师离开预检大棚后的另一个"战场"。志愿者们往往都有自己的本职医护工作，不能统一行动、集中培训。为了节约志愿者的等候时间，负责志愿者工作的"队长"经常需要给不同时间前来的志愿者多次讲授培训内容，从防控流程到自身防护，她们拿出自己编写的"教案"，有时还辅以肢体语言，细心认真地讲解，确保每个志愿者都能对这些内容入脑入心。尽管同样的内容，这些"队长"平均每天都要不厌其烦地讲授 4 遍，但只要志愿者能够记住，能够对防疫工作有所帮助，她还是坚持着更新、调整培训资料。

以坚守中的冷静　严守防控"生命线"

春节前夕，即将完成新址搬迁的肝外科收到了病房改作临时隔离病区的防控紧急通知，当晚，肝外科 28 病区的护士长薛燕萍便带领护士们，开始着手硬件和软件的准备。临近春节，工勤人员许多已经返乡，薛燕萍和护士们撸起袖子自己干，在保安的配合下，她们将 26 张床位重新搬回 2 号楼 11 楼，只留 4 张隔离用床位，完工时墙上的时钟已悄然指向了深夜 12：00。

1 月 24 日一早，28 病区的医护团队便已经积极做好了院感及防控工作的医疗物资准备和流程梳理和演练。他们分工合作，不放过任何一个细节，有的准备医疗物品，有的干起了保洁工作，有的不断模拟流程……薛燕萍带领着 28 病区的"娘子军"们，仅用了不到 20 小时就完成防控准备工作，待隔离病区一切安顿之后，家里的年夜饭早已开席。

像薛燕萍这样坚守防疫抗疫一线的医护人员，肿瘤医院的院区中随处可见。

走近 5 号楼 1 楼 25 病区的后角，远远就能看到肿瘤医院为应对疫情而搭建的发热应急接待点。没有通过大棚"排查"的患者和可疑肿瘤发热患者，会在这里接受进一步排查。护士严红丹便是驻守在这"最后一道关口"的"把关人"之一。

24 小时待命，随时准备接待。严实的防护服、护目镜在严红丹身上，一穿就是一天，只有在吃午饭的时候，她才能脱下防护服稍稍透口气。由于每天都要面对发热待排的患者，为了避免传播病毒的风险，严红丹不再乘公共交通上下班，就连家中 2 岁的宝宝她也已经很久没有亲一亲、抱一抱了。

疫情期间，发热患者辨别与诊断的工作是发热应急接待点的家常便饭，每到早上 8：00，这里便会迎来接待的高峰。最多的时候，平均每天就会有 5 位患者会过来排查，大多数需要排查的病例都集中在这个时间段。为前来排查的患者登记好信息后，接待点护士会立即进行初步的处理，联系综合治疗科值班医生并抽血送检。综合治疗科的"90 后"医生廖星合便是这里值班医生中的一员，春节期间的他每隔两天值个班，几乎整个假期都"泡"在了病房工作。"一边是综合治疗科留院患者的诊疗工作，一边是发热应急接待点的工作。"来院工作两年的青年医生小廖坦言："这是一种挑战和锻炼，更是白大褂赋予的职业使命。"

这些医护人员沉着冷静、快速反应、及时检查、精准判断，发热应急接待点医护人员们丰富的临床工作经验，使得发热肿瘤患者在这里总能得到最快、最准的辨别诊断。

与医务人员并肩作战，同样承担起"防疫堡垒"的"守门人"角色的，还有医院的安保团队。在特殊时段的大人流应对中，安保队伍也在医院管理部门指导下，与医务人员共同筑起了医院疫情防控的"首道防线"。

清晨6:00，肿瘤医院的安保团队也早已上岗"开工"。防疫期间，医院安保团队的202位成员，轮流值守在医院165个岗位上，疏导进院患者有序进入测温预检点，分散可能拥挤的大人流，并协助测温点医护进行测温工作；对所有进院车辆和人群严格核查，并对司机测温登记；在门诊和住院部门口，安保队员们也严守"关口"，协助医务人员，二次核对证件和随身码，控制进出人流……高负荷的工作量只为确保院内就医秩序和防控工作的有序完成。

"兵马未动粮草先行"，在这场没有硝烟的战疫里，在医院疫情防控战士的身后，后勤服务部也承担起了物资筹措"勤务兵"的使命。他们为前线提供"弹药"和防护物资，筑牢后勤服务的"铜墙铁壁"，畅通疫情期间医院业务正常运转的补给线。

春节期间是防护物资最紧缺的一段时间，然而全国物流尚未像节前那般通畅，为了紧急调配货源分散的物资，后勤服务部的"勤务兵"们便在假期自行联系车辆前往浦东、嘉定等提货点搬货、接货，尽可能充实医院防护物资库存。在"一罩难求"的情况下，医院消毒供应室积极协助，将部分未经灭菌的珍贵口罩物资进行灭菌处理并重新包装。在常规工作外加班加点，每天灭菌口罩1 000～1 500只；在双休日仍来到医院，每天灭菌口罩约2 000只，累计灭菌口罩超过六万只，有效缓解这一时期的防护口罩的"缺口"。

医院线下多项防控措施有效实施的同时，疫情的发展也让"病理会诊全预约""线上问诊"等就诊新模式走进了不少患者的生活。为了切实做好医院疫情的防控工作，引导患者有序就医，减少人员的集聚，医院门诊与病理科先后取消了现场号源，大力推行全预约、分时段的就诊模式，从而有效减少患者排队等候时间，降低交叉感染风险。

2月，一款嵌入肿瘤医院官方微信号"就医助手—在线咨询"菜单的在线问诊服务也顺利上线，这款对所有用户开放的肿瘤疾病免费在线咨询服务，让许多患者及患者家属可以足不出户，就能获得肿瘤疾病权威诊疗解答，共有数百位医生报名参加线上问诊服务，来自全国各地的患者在线上完成了相关疾病问题的咨询，免去了来回奔波之苦。

疫情期间，医院社工部也回应众多患者服务需求，将"线下服务"转成"云上服务"，通过资源小站"云"端服务采用的热线服务制，预约成功后，患者或家属都能在指定时间内获得相关专家的回电，15～30 分钟的相关咨询有效解决了特殊时期患者及家属对于社工服务的切实需求。患者或家属在医院资源小站的"云"端预约，通过电话热线解决了自己的实际需求。

怀医者之仁爱　勇做抗疫"逆行者"

突如其来的疫情，给整座城市按下了暂停键。停滞的时光中，肿瘤医院 ICU 的张忠伟医生、刘静护士长、罗玲护师、孙洪护师、刘倩护师，却加快了他们逆行的步伐，第一时间奔赴抗击疫情第一线——上海市公共卫生临床中心，那里便是他们这几个月来的新战场。

初入公卫，开始的时间无疑最是难熬。翻班工作模式带来的身心疲惫，高强度长时间的工作造成的体力消耗，多团队间工作习惯需要的磨合与调整，这是支援公卫的 5 位"复旦肿瘤"医护人员每天都必须去适应的抗疫常态。平日里轻松就能完成的留置血透置管操作和静脉输液管理，当戴上了 3 层厚厚的手套，穿上了全套防护，熟悉的工作似乎立刻变成了陌生的模样，厚重的战衣使得手上的敏感性不再，原本十来分钟的操作时间甚至要花上数个小时，最终才能顺利完成。

作为与时间赛跑的"防疫尖兵"，工作中的他们时常会遇上直面危险的情况。其中最危险的吸痰护理，由于吸痰过程中会产生的大量气溶胶和飞沫，因此暴露在操作环境中的医护人员往往将面对成倍增加的感染风险。面对张牙舞爪、直面而来的病毒，心中害怕和恐惧的情绪多少难以抹去，但是一旦进入了病房，看着这些鲜活的生命躺在床上，这群年轻医护的脑海中便只留下全力救治的念头。

ICU 的战场安静而又略显沉寂的。这里的患者多是没有意识的重症患者，没有人能够看到他们工作中忙碌的身影，看到他们在工作结束后匆匆褪去的防护服下，是早已被汗水几度浸湿了的身躯，和戴着几个小时的手套共同脱下来的，还有手上连着的一大块皮。然而，即使没有掌声和鲜花，他们也从未喊过一句累，更没有一丝的抱怨。站在抗击疫情第一线的战场上，直面生死，带给他们最大的成就感莫过于将生命垂危、命悬一线的患者，通过团队协作的方式，使之起死回生，或步行出院，每每想起这些他们都会激动不已。这便是身上白色战袍给予他们的医务工作者的责任与使命。

人们将他们称为"英雄"，而他们也总是笑着打趣说，这称号太大了。即使前往了抗疫一线，他们也都是普普通通的护卫者，只是换了个地方上班，多承受一些压力，做了他们想做的、该做的、能做的事。

当 5 位"复旦肿瘤"的医护人员走出公卫时， ICU 血透患者基本已经清零了。作为"复旦肿瘤"医护团队的一员，他们再次回归了日常生活和最熟悉的工作岗位，新的工作已经在静静等待着他们去完成，但是这段不寻常而又刻骨铭心的人生经历，定将化作他们心底的一抹亮色。

（文字：肿瘤医院宣传部、社工部）

妇产科医院：守护女性健康之门

2020 年伊始，一场突如其来的疫情让人猝不及防。面对来势汹汹的新冠病毒，一场没有硝烟的战斗旋即打响。1 月 24 日，上海启动重大突发公共卫生事件一级响应。作为国家卫生健康委员会直属的妇产科专科医院，复旦大学附属妇产科医院同样面临了一场防疫大考。

火速响应，守好院内安全之门

尽管疫情肆虐，但作为一家妇产科专科医院，妇科肿瘤化疗无法停止，产前检查无法延迟，产妇分娩更不能等待。"陪诊陪产家属多"是医院显著的特点，而且患者 70％ 来自外地，人群来源复杂，防控难度极大。为了减少交叉感染，降低院内感染，医院党政领导班子高度重视，周密部署，根据上海市疫情防控工作要求，第一时间启动防控响应，成立防控领导小组，召开防控会议，启动应急预案，为患者、为职工守好门，站好岗。

随着疫情急转直下，全院上下随即进入一级戒备状态：紧急设立入院体温监测登记点、发热观察点，同时采取缩减住院陪护人员、关闭部分门诊及日间病房等措施，减少医院人流密度，以保障孕产妇、新生儿及患者的安全。行政、护理部及保卫科抽调人员积极支援院内各个入口的检测登记，守好医院的第一道关卡。黄浦院区场地小、空间有限，住院部更是捉襟见肘，腾挪不出地方作为检测登记室。但疫情就是命令，防控工作一刻不得耽搁。在院领导指示

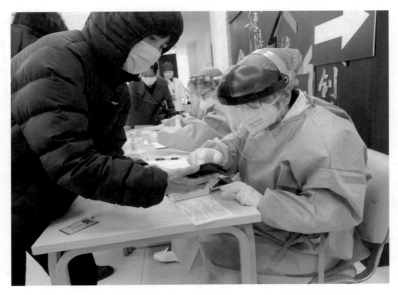

妇产科医院火速在医院入口处设立登记台，筑起防控第一道防线

下，原住院部入口停车场即刻改建，没有丝毫的犹豫，36 个小时后，一间
30 平方米的小屋平地而起，里面划分了检测、登记、孕产妇特殊情况处理等功
能区域，同时考虑到气候原因，暖心地安装了空调等设施。这就是"红房子速
度"！与此同时，门急诊、病房、出入院……各个条线都在第一时间梳理流
程、做好应对。布控第二天，医院在门诊、住院的出入口筑起了第一道防线。

产科工作不能因疫情而暂停。医院马不停蹄地在黄浦、杨浦各设立观察病
区，以收治需要重点隔离的孕产妇、婴儿及妇科患者，并及时制定工作流程，
落实人员调配、专业培训等工作。隔离区陪护受限，为了确保优质服务，护理
部还创建了隔离病区产前产时产后一体化护理服务模式。仅耗时两天，病区-产
房一体化隔离观察病区布局完成，黄浦院区则积极跟进防控调整要求，建立隔
离观察病区的手术室并重开原手术室的负压手术间，保障了产科防控重点病区
的工作开展。

在观察病房，每个留守的医护人员都要具备独挡一面的能力，既要负责孕
产妇、新生儿的处理，又要协助接产、产程观察、无痛配合等一系列产房护理

工作。而为了节省隔离衣，观察病房的医护人员坚持 6 小时不吃东西、不喝水、不上厕所，护目镜、口罩在脸上都留下了深深的勒痕。

但这一切，都阻挡不了医者践行使命的初心。2 月 2 日，正是疫情严峻之时，一名产检时发现腹内胎儿腹部肿块增大的安徽孕妇在当地及上级医院求治屡屡受挫后，被紧急送往医院。病情紧急，但隔离未满 14 天，怎么办？医院各部门紧急磋商周密部署，在最快的时间内商定预案并在保证安全的前提下，以最短时间完善各项检查。综合考虑到孕妇及胎儿情况，2 月 5 日在隔离病房为其实施剖宫产，一名男婴呱呱坠地，值得庆幸的是婴儿生命体征稳定、面色红润、哭声响亮，在场的医生都长舒了一口气，随后婴儿转至病房内的新生儿观察室。但是半小时后情况急转直下，婴儿突发面色苍白、呼吸加快、肌张力减弱，我院儿科迅速启动新生儿抢救预案，4 分钟后儿科专家到场，娴熟地进行吸氧、插管、新生儿复苏等一系列抢救措施……经过 6 小时奋力抢救，婴儿终于慢慢地面色转红，呼吸也逐渐趋于平稳。在宝宝后续的观察治疗期间，护士们精心呵护宝宝的同时为妈妈进行贴心的产后指导。疫情无情，但医护之心如初。保障院内安全是前提，而防护服下，还是那些"誓为病家谋幸福"的勇士。

为了在第一时间建立起保障母婴安全的防控护栏，在医院防控办的统一部署下，医院以最快速度组织开展全员全覆盖新冠肺炎诊疗常规及院感防控知识培训、高风险岗位医疗防护用品正确穿脱等防控培训。产科核心团队及时建立《产科应对新型冠状病毒感染防控管理预案》，预案从疫情刚开始 1 月 23 日的第一版更新至 3 月 4 日的第六版，随着疫情变化不断地修订并部署落实。

此外，为加强全院全员的防控意识，院内医护版和患者版防控视频于第一时间出现在各个视频显示终端并不间断滚动播放，全院员工培训也及时到位。检验科、输血科等医技科室则第一时间启动生物安全应急预案，加大管控力度并进行安全演练，加强安全管理。

尽管疫情突如其来，但医院上下众志成城，火速树立起了一道坚不可摧的安全屏障，为保障患者和员工的安全全力以赴。

开源节流，守好物资保障之门

防控初期，物资储备频频告急：额温仪没有了！N95 口罩库存不足！快消液后续断货！防护服仅剩 20 件！一项项医用防护品的短缺，让医院措手不及。而春节放假工厂停产、疫情突发原材料不足，上海乃至全国那时的防护物资都处于匮乏状态。

班子成员群策群力商讨方案。最终形成了适合医院的开源节流办法：减少行政人员上班人次，减少口罩使用数量、延长体温检测"前哨岗"的换班频次、用塑胶片自制防护面罩、积极争取政府支持调拨基本防护品……与此同时，职工们了解到医院难处，纷纷联系海外同学快递防护用品回沪。众人拾柴火焰高，在政府支持下，在职工联络下，很快防护用品的"头寸"调过来了，《每日医用防护用品进销存情况报表》上防护用品数量终于慢慢增长。物资保障有力，不仅让抗疫更有底气，也为医疗服务的正常开展提供了前提。

众志成城　守好使命初心之门

除夕夜，红房子"党建加油站"微信群里，一封来自妇科三支部的请愿书点燃了党员们的激情，随后全院 35 个党支部、629 名党员向党委请愿，准备随时投身抗疫第一线。尤其是副院长姜桦一句留言"医院若派医疗队赴武汉，我希望自己是队长"，让大家热血沸腾，这份热血同样激励着非党员们，大家请愿请求的最强音刷爆了微信群。

在这次疫情中，党员的先锋模范作用被激发得淋漓尽致。当医院受命组建"抗击新冠预备队"的消息一出，12 个临床和护理支部悉数响应，"我是党员，我先上"成为了每个党员的请缨告白。最终，15 名临床一线的党员编入预备队，他们时刻准备着，等候召唤命令一下达便奔赴抗疫前线。

疫情初始时适逢春节假期，原本是欢喜团聚的日子，医院的很多职工，悄悄退掉了出国旅游的机票，放弃了回乡过年的打算，留下或待命或坚守岗位；原本上完小年夜的班后就准备回家过年的安保人员，接到任务后放弃与家人团聚投入一线，毫无怨言；门办、医务科、院感科、后勤保障科、物资采购科……医院各个科室都或加班或备班，24 小时"on call"。

疫情期间，上海血库告急，肿瘤手术因之被迫中止，看着罹患癌症患者几近绝望的眼神，医院华克勤书记第一时间向上级建言重视"血库缺血"事宜，而医院的党员们，在没有任何动员的情况下，纷纷自发献血。输血科的主任独自一人悄悄前往血液中心捋袖捐献，事后即刻投入工作，一直到血液中心发来消息才让科室里的人得知此事，在她的影响下，科室成员纷纷慷慨捋袖、用爱续航。他们说："不能赴武汉尽力，但一定不能再错过上海的生命接力。"

疫情期间，医院从上至下浮现出来的感人事迹让人倍感温暖，"责任与担当"在无言的行动中充满力量。按照防疫要求，医院提高了防护级别，采血、放射、超声等各种检查的流程更为复杂，增加的环节诸如消杀等都给工作的正常开展带来了影响，突发情况也时有发生，但大家从不抱怨，迎难而上，24 小时随叫随到。有护士年前父亲刚病逝，疫情袭来顾不上悲伤便主动报名投入门急诊第一线工作；有医技人员身怀六甲，毅然放弃休假奋战在检验窗口；有尚在哺乳期的新妈妈，接到通知要去支援入院检测时毫不犹豫地答应……

疫情之下，难掩人性光辉，难抑热血澎湃。

云端助力，守好健康维系之门

疫情带来灾难，也带来了变革和发展。在互联网推动下，线下医疗机构正接受着前所未有的挑战。

从全预约就诊、扫码填表，到在线问诊……非常时期，互联网助力医疗机构实现着"就诊场景"的转化，而患者也在逐步习惯预约就诊的模式。数据显示，疫情期间医院提前预约率上升至 65％～70％，传统就诊观念正在发生转变。而这，同样也得益于医院自 2018 年就率先开展全预约制，就诊患者从中体会到了各种便利，已逐步养成全预约就诊习惯。

与此同时，在"医保账户可用作互联网医院支付"消息的刺激下，更多公立医院开始申请"互联网医院牌照"。天时地利人和，互联网医院开始初见端倪。医院也在无数次讨论后，踏出了"线上问诊"的步伐。1 月 31 日，医院开通线上"轻问诊"，来自临床支部的 219 名党员，1 天之内完成线上"轻问诊"党员团员志愿者队伍的组建。每天 14 名临床医生从上午 8：00 到晚上 22：00 为患者答疑释惑，截止目前，完成线上"轻问诊"咨询 17 860 条。医院更是开通了援鄂人员在线咨询专区，为援鄂女医护的健康保驾护航。

根据疫情防控要求，医院关闭了部分门诊，但很多患者或有随访的需求，或在治疗中遇到问题亟须咨询，为此，医护们想方设法借力云端，通过钉钉、微信群等平台，为患者实打实地答疑解惑。如停诊的营养门诊，在信息科协助下联系了我院接诊过的 400 多名糖尿病孕妇，建立微信管理群，专科医生和专科营养护士每周共 6 个半天在线上进行免费诊疗活动，并根据"围产营养线上诊疗平台"收集的孕妇健康信息，推送给每天糖尿病孕妇个体化的饮食处方和健康报告，同时录制《妊娠期糖尿病的血糖管理》科普视频，供孕妇学习。这种方式获得了糖尿病孕妇欢迎，其血糖得到了较好的控制，心理焦虑也得到了一定缓解。营养门诊恢复后，没有发现一例糖尿病孕妇因为疫情而错失营养管理。此外，孕妇学校也通过钉钉平台进行日常授课，为广大孕妇讲授围产期保健知识。

5 月 10 日上午，一场特殊的远程 MDT（多学科会诊）在云端拉开帷幕：网络的这头，是妇产科医院华克勤教授带领的妇科、病理科、放射科等科室及医院妇科优秀团队的顶级专家教授们；网络的那头，则是武汉大学中南医院妇产科主任张蔚教授以及该院放化疗科、病理科、影像科、超声科以及生殖医学中心的专家们。专家们济济一堂，只为给一名因疫情耽误了治疗的妇科恶性肿瘤患者制定既可以规范化治疗肿瘤，又能够实现个性化保留生育功能目标的方案。这场远程会诊，是妇产科医院与武汉大学中南医院携手以"'医'心抗疫，乐与同行"为主题举行的特殊母亲节活动之一。

除了 MDT 会诊，活动当天来自武汉的新妈妈珊珊还和大家分享了疫情期间感染新冠肺炎后分娩的经历，并深情地表达了对医护们的感谢，而她在母乳喂养上遇到的困难也由红房子医院国际泌乳顾问当场给予了解答和指导。直播现场，武汉大学中南医院产科主任李家福教授同妇产科医院产儿部指导程海东教授针对疫情期间的孕产妇安全管理进行了连线对话。两位专家就沪鄂两地在抗击疫情最困难时刻，围绕保障母婴安全、减少院内感染、保护医护工作人员等诸多细节方面工作进行了经验分享。此外，来自两家医院的医二代还准备了精彩节目，用他们自己的方式表达对全天下母亲的祝福。这场特殊的母亲节活动在云端连结起了沪鄂两地的医患，也表达了上海、武汉两地医务工作者对天下母亲的祝福、对生命的感恩和对未来的希望。

疫情期间，网络远程办公也开启了日常模式。从网络会议、视频科研组会、视频连线各地专家讨论新冠妇产科诊疗规范、线上举办各类诊疗学习班，到长三角 16 个党支部之间开展"党建结对云路演"……互联网打破了时空界限，人与人之间的交流体会到了前所未有的顺畅，科技改变未来，用科技创新的成果探索着"以人为本"的服务模式和工作模式的转变势在必行。

暖心支持，守好凝心聚力之门

与新冠病毒的无情相比，来自企业以及社会的关爱无疑是这场疫情寒冬中的"暖阳"。三八妇女节，我院收到了复旦校友会对女医护的关爱。而疫情至今，医院也源源不断地收到爱心企业的"投喂"，大大小小的捐赠物资、一句句鼓励的留言都让医护人员备受感动。疫情下，企业经营举步维艰，这些举动激励着医护人员更努力地回报，这是"反哺"的力量。武汉告急的日子里，医院第一时间向武汉同济医院捐赠监护仪等急需设备。华山医院驰援武汉的女医护生理期有难言之隐，医院赶在他们出发机场前捎上安心裤等贴心物资。

除夕之夜，也是疫情初起之时，党委书记华克勤和院长徐丛剑联手执笔写下一封《给全院职工的信》，在倡议同时，叮嘱大家"加强防护，注意安全"。大年初一一早，书记和院长一同为两院区的员工们送上新年祝福，并把力度伸等慰问物资带到一线。

而为了全力支持全国疫情防控工作，全院职工纷纷参加"支持新冠肺炎疫情防控工作自愿爱心捐款活动"，通过微信转账、网上银行等形式自愿捐款、奉献爱心，用实际行动彰显妇产科医院全体职工冲一线、站前沿、当先锋、作表率的责任与担当，用特殊的方式书写着红房子人打赢疫情防控阻击战的决心和力量。各党支部也在默默地做着牵线人，为驰援武汉的医护人员联系防护物资和卫生用品，每个人都尽力将这份温暖传递下去。

新冠肺炎属中医"瘟疫""温疠"范畴，而佩戴香囊也是一种预防瘟疫的方法。为此，中西医结合妇科医护人员亲手制作抗疫香囊送给医院坚守在测温预检点、观察病区及门诊的工作人员。馨香一缕情谊系，共抗疫情渡难关。

难能可贵的是，这份满满的同心抗疫之爱在"红房子二代"中传承，他们将自己的画作搬到病房的墙上，将自己的零花钱捐到上海市慈善基金会。他们说，要像爸爸妈妈一样，用自己的力量支持武汉！

疫情吃紧，一线医护出现思想负担时，党委和工会努力为全院职工提供抗疫心理支持。工会第一时间携手院内有资质的心理专家成立心理关爱团队（EAP小组），并撰写了《新冠抗疫期心理自助手册》，通过微信平台在职工中广为流传。同时，开通匿名预约通道提供心理咨询。截至5月31日，总评估人数74人，服务95人次，短信提示60人次，转归率100%，继续咨询1人。为进一步激发红房子人抗疫的决心，EAP小组还发起了三期线上公益"爱的魔力棒"接力活动，通过微信投票为抗疫一线的职工呐喊助力，三期累积微信点击量突破两万人次，累积投票9058人次，后台回复260条，并将线上的助力化作线下的营养礼包送到被助力的科室，给疫情中的一线职工送上了温暖。同时，EAP小组还推出了考前心理辅导、青春期心理教育等特色咨询，满足职工多方面的心理需要。

除了心理支持，工会、后勤部门还为医院一线做好后勤保障，如为观察病房的医护人员在隔离期间做好服务，为院内援鄂家属解决困难和需求，为职工根据不同的节日送上特色点心，送上"家的温暖"等。

点滴关怀，凝聚合力，人心所向。携手抗击疫情，凝心聚力是保障。

专业依托，守好科普传播之门

正确认识疫情现状，筑牢健康的第一道防线，需要科普传播的加持。为了帮助女性患者科学抗疫，医院宣传部门组织院内权威专家从疫情防控、就诊指导、居家保健、心理调适以及来院防护建议等角度开展科普创作。

为了帮助待产孕妇和新生家庭缓解恐慌情绪，指导他们在疫情期间正确就医，医院专家陆续从居家运动、营养指导、新生儿护理、孕检指导等角度撰写了30多篇科普文章，不仅通过医院官微、官网及时推送，同时通过联合上观新闻、《文汇报》等沪上知名主流媒体共同推动传播。截至目前，官方新媒体传播阅读量超50万，外媒报道149篇次。

疫情期间，以青年医生为主力的"红青说"抗疫科普队伍正式成立，他们通过青年人独特的视角和丰富的表现力将抗疫相关科普保健知识广为传播，为女性科学抗疫、及时就诊提供了有效的指导；医院还通过时下火爆的线上直播方式，开设"红·Live女性健康学院"，邀请专家走进网络直播室，发挥医学科普的力量助力抗疫。该直播课程联合了医院顶级专家结合世界子宫内膜异位症日、全国肿瘤防治宣传周等健康日开设专场，通过时下最热门的自媒体直播方式，为患者面对面讲解科普。开播至今共推出12次直播，观看量共计429.1万。为进一步扩大科普精准传播力度，增加二次传播效应，内容经剪辑后配图文在医院微信公众号平台、腾讯视频、今日头条等平台再次推送，聚焦精准人群作有效传播，播放次数共计15.35万，充分利用了互联网的线上优势，并对女性患者防疫期间的健康需求做出了科学的指导。

此外，医院党委华克勤书记作为妇产科专家受邀出席了面向上海市民的上海市新冠肺炎疫情防控新闻发布会，并就女性孕期产检、就诊问题支招解惑。

相关内容也经编辑、剪辑后在沪上知名主流媒体广为传播。

举国上下众志成城，同心抗疫共克时艰。疫情之下，红房子人用实际行动在这场大考中接受住了检验！"关爱女性，呵护生命"，红房子一直都在！

（文字：沈　艳　李　敏　李妙然）

眼耳鼻喉科医院：迎难而上　敢于担当

2020 年初，一场新冠肺炎疫情突如其来。病毒接触传播、气溶胶传播的途径和专科诊疗检查操作中医患超近距离接触的特性，使医院成为疫情扩散的高风险区域，疫情防控面临前所未有的挑战和压力。在市卫生健康委员会、复旦大学、复旦大学上海医学院党委的领导下，医院迎难而上、敢于担当，在防控和救治两个战场协同作战，牢筑防疫堡垒，全力开展医疗救治，用责任和大爱守护人民五官健康，彰显公立医院担当精神。

周密部署　建立科学防控工作体系

疫情发生后，医院党委班子成员主动担责，靠前指挥，把疫情防控作为最重要的工作，周密部署，科学布局疫情防控工作体系。

健全组织保障

1 月 21 日，医院举行疫情防控工作协调（部署）会议，成立疫情防控工作领导小组和工作小组。领导小组由钱飚书记和汪志明院长（时任）亲自挂帅，负责疫情防控期间整体部署。工作小组由周行涛副院长（时任）、邵骏副院长及吴岳军副书记牵头，各学科负责人及职能科室负责人分工合作，落实和推进疫情防控工作。

完善防控方案

按照国家卫生健康委员会和上海市疫情防控领导小组的诊疗和防控要求，

实时更新医院防控工作方案和流程。截至本文发稿前，院内疫情防控专项通知文件已下发至第 43 号。结合自身特点，医院制订了一系列应急处理预案，对预检、挂号、接诊、检查、治疗、手术、住院、转运、观察期及患者离开后的每个环节都精心考量，对预留隔离区、预留诊室、备班医务人员如何转运等每个细节都考虑周全。同时，医院第一时间组建应急小组，所有医护人员 24 小时待命，快速响应落实应急预案。

开展严督实查

在周行涛副院长（时任）的建议下，医院设立疫情防控督查小组，联合院感科制定巡查标准，每天两次进入临床巡查督导，排查隐患。督查小组第一时间发现问题，第一时间协调解决，确保疫情防控无死角，无漏洞。2 月 3 日以来，督查小组提交督查报告 140 份。随着疫情逐步好转，督查小组现在仍坚持每天一次巡查，疫情防控不松懈。

确保物资供应

疫情发生初期，防控物资紧张，做好物资的采购储备，科学管理和合理使用是抗击疫情的基础保障。1 月 25 日医院党委即讨论决定采购储备必要物资。从除夕起，汾阳、浦江院区 52 个临床科室及库房、11 种防护用品的每日库存、用量、次日预估用量等都逐一被精准统计，以作出最优的管理分配方案。在确保本院物资供应有条不紊的同时，2 月 3 日医院支援一批抢救设备物资运送至武汉同济医院，2 月 6 日连夜调拨防控物资支援中山医院援鄂医疗队。

迎难而上　开展线上线下医疗救治

医院特殊的专科属性决定了疫情期间开展诊疗工作面临着极高的感染风险。重重压力之下，医院急诊没有退缩，始终保持 24 小时开放，承担着全市乃至全国各地的眼科、耳鼻喉科患者急诊重任。眼科耳鼻喉科等科室通过在线医疗咨询为患者分忧解难。危急时刻，五官科人时刻准备着，为护佑百姓健康投身战斗。

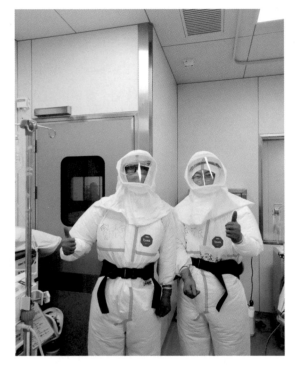

曹鹏宇（左）、赵可庆（右）在上海市公共卫生临床中心合影

关键时刻驰援公卫

在上海抗击疫情的关键时刻，2 月 15 日，医院派遣耳鼻喉科医生曹鹏宇赴上海市公共卫生临床中心为一名新冠肺炎确诊患者实施气管切开手术，冲向抗击新冠疫情、拯救患者生命的第一线。2 月 18 日，曹鹏宇医生再次为另一位危重患者急会诊。2 月 23 日，医院又紧急派遣鼻科医生赵可庆支援上海市公共卫生临床中心抢救一名鼻出血危重症新冠肺炎确诊患者。尽管负压病房内视野受限、移动困难、操作笨重，但两位医生凭借过硬的技术和良好的心理素质，顺利完成任务。

高危之下坚守一线

医院急诊主要接诊咽喉部异物、鼻出血等患者。坚持患者生命安全至上原则，医院领导紧急商议决定汾阳院区喉功能室保持开放，每天安排医生为急诊咽喉异物患者进行喉镜检查，并配备最高级别的医用防护、消毒用品以确保安全。截至 3 月 2 日，共接诊患者 1 247 人次。眼科玻璃体视网膜疾病学科每天至少安排一名住院总，处理复杂的玻璃体急诊手术。青光眼及视神经疾病学科轮流排班，及时为急性眼压升高等急症患者进行诊疗。春节假期刚过疫情最严峻阶段，我院眼表疾病学科徐建江主任主动承担风险，为一例角膜溃疡溶解急诊患者进行手术。1 月 29 日（年初五）起，医院放疗科就开始加班加点为头颈肿瘤患者进行不间断治疗。2 月 10 日，一女子在医院大门口突然倒地，并发生心脏骤停。事发突然，医护人员临危不惧，跪地实施心肺复苏，凭借急救人员精湛的技术，患者恢复自主心跳。

创新开展线上医疗

为缓解五官疾病患者居家抗疫期间的病痛和焦虑情绪，1 月 31 日—2 月 5 日，医院眼科、耳鼻喉科、放疗科、麻醉科、口腔科、病理科、眼耳鼻整形外科等相继开通在线医疗咨询服务，给予患者专业健康指导。131 名医生专家轮班在线，第一时间为患者答疑解惑。咨询服务推出后，受到患者普遍欢迎和肯定。截至 3 月 2 日，咨询量达 13 641 人次，患者在医院官方微信号下纷纷留言，表达感谢。网友"黑妹不黑"表示"医生已经回复了，解释了病情并指导我用药和音乐辅助治疗，太方便了，感谢"，网友"快乐天使"称赞"眼科医生回复得很快，很详细，赞一个，诊断、用药指导写得清清楚楚"，网友"韩昭华"评价"上海眼耳鼻喉科医院为国担忧，不愧为我国一流的专科医院"。

守好阵地毫不懈怠

疫情暴发以来，护理人员以医院为阵地，坚守在急诊、发热门诊、管控病区、手术室等各条战线。在门急诊筛查中，她们耐心指导患者，核对信息一丝不苟，筑牢"流调"墙。在管控病区，她们及时做好二次筛查，严格落实陪客管理，在悉心护理的同时及时关注患者及家属症状，加强健康宣教。在输液室，她们以岗位坚守护佑患者健康。监护室里，她们创新服务形式，推出"云探视"，安抚患者及家属情绪，传递携手抗疫人间真情，收到患者和家属一致好评。

精准施策　遏制疫情传播蔓延

防止交叉感染是抗击疫情工作的重中之重。医院从抓好防控知识培训、筑牢院感防线、做好科普宣传等方面入手，多管齐下，精准施策，做好防控。

防控知识全员覆盖

医院根据岗位职责确定针对不同人员的培训内容，对防控相关业务知识、业务技能、个人防护知识等进行全方位培训。建立部门负责制，各部门负责人将学习落实到每一位员工，完成学习后线上签名打卡。针对预检分诊等高风险医护人员反复强化培训，随时抽查考核。

筑牢院内感染防线

疫情发生后，医院发热预检通道前移至门急诊楼外空旷通风处，并筹建急诊临时隔离区和临时诊室。以门急诊预检为屏障，建立"三道哨卡"防止来院就诊人员感染风险。就诊患者通过流行病学筛查表和体温测量后拿到绿色标签通过第一道哨卡，挂号收费处工作人员根据患者的有效证件原件进行二次复核，出诊医生接诊后再次对患者进行流行病史问询，核对预检盖章结果为3次核查，"三道哨卡"为医护人员和患者筑起安全线，确保了院内零感染零传播。

及时做好科普防疫

疫情期间，医院通过文字、图片、视频等多种形式进行五官健康科普。截至6月15日，发布短视频科普40余条，报刊科普40余篇，开展广播科普节目14次，电视科普节目12次，新媒体科普访谈6次。

疫情暴发后，医院第一时间开展科普防疫。1月30日，即在官微推出《眼科防疫　五大关键要点》，指导患者防疫注意事项。针对疫情时期青少年居家网课用眼大幅增加，视力保护需求迫切的情况，2月，医院党委与上海市少工委合作开展"我要爱护我的眼"科普活动。开设《郑医生谈护眼》专栏，指导少先队员在居家防疫上网课期间做好视力保护，取得良好社会反响。医院郑克医生与上海科普合作制作的视频《居家上网课如何保护视力》在腾讯视频播放量超过 17 万。

3 月 14 日，医院余洪猛医生受邀参加市政府新型冠状病毒感染肺炎防控工作发布会，面向市民进行耳鼻健康科普。

营造良好舆论氛围

疫情期间，医院推出《战"新冠"五官科人在行动》《战疫心语》《援鄂家属访谈》等系列报道，通过图文、短视频、音频等方式，通过典型事迹和先进人物报道，传播正能量，形成全院上下共同战疫的强大氛围，增强全院医护战胜疫情的决心和信心。

共克时艰　高擎党旗奋勇向前

发挥支部战斗堡垒作用

医院认真学习贯彻习近平总书记关于打赢疫情防控人民战争的重要指示和整体部署，发挥学校党委、二级党组织和基层党支部"三线联动"工作优势，在门急诊一线、物资筹备和网络咨询等疫情防控主战场把党的旗帜举起来、党的声音响起来、党的形象树起来，做到哪里任务险重、哪里就有共产党员的先锋表率作用，团结带领广大医务工作者和师生员工，为打赢防控阻击战提供坚强政治保证和组织保证。

做好保障，全力解决后顾之忧

医院党委全力为抗疫前线做好保障工作，解决驰援一线医生及临床一线医护人员后顾之忧。制定慰问方案对驰援一线医生和临床一线医生进行慰问。医院工会联合护理部成立"心理关怀与支持工作小组"，为有需求的员工提供危机干预、心理疏导等服务。同时，由医院医务社会工作与志愿者服务工作部专业社工介入，提供特殊时期的线上心理支持服务。对援鄂家属做好关心与慰问，帮助解除后顾之忧。

勇挑重担，尽显责任担当

疫情之下，医院党员同志奋勇当先，冲在疫情防控第一线。带头做好患者流调、发热预检等工作，把牢疫情防控第一道关口；根据医院防控要求，组织落实门诊、病房各项工作；随疫情防控形势的变化，不断优化患者就诊和入院流程，严防院内交叉感染，切实保障患者和医务人员的生命安全和身体健康。在院党委的号召下，所有支部党员都积极响应支援门诊一线工作。为支持疫情防控工作，医院退休党支部组织了自愿捐款活动。

（文字：复旦大学附属眼耳鼻喉科医院宣传文明办）

公卫战疫者：
用血肉之躯构筑疫情防控的钢铁长城

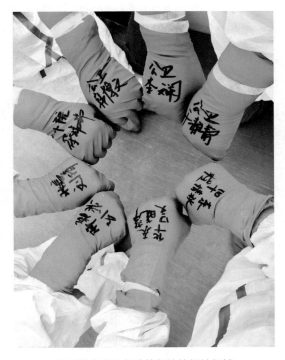

公卫战疫者用行动筑起防控钢铁长城

　　2020 年初，新冠肺炎疫情肆虐大江南北，疫情防控的集结号在各地接连响起。无数从公共卫生学院走出的毕业生们第一时间集结在疫情防控的大旗下，用血肉之躯构筑起坚不可摧的长城，谱写了一曲曲感人的战地之歌。

疫情就是命令，用全力以赴来与时间赛跑

大年初一，2015 届毕业生任宏接到紧急通知，要前往武汉支援一线的流行病学调查工作。作为上海市疾病预防控制中心第一批驰援武汉的工作队队长，她毫不犹豫地收拾行装，带领两位同事紧急出发。流行病学调查的目的是找到疾病的传播链，不仅需要调查患者，还需要实地考察医院、社区和流行病传播的现场，还原疾病传播的过程。任宏和她的同事们从到武汉的那一天起，每天工作 14 个小时以上，一直到武汉疫情趋缓为止。面对庞杂巨大的线索和数据，任宏有时也会产生深深的无力感。李文亮医生去世的那天，任宏看到一句话"世界冷酷，我们滚烫"，忍不住流下眼泪。看着堆积如山的数据和资料，和时间赛跑的她坚毅地擦干眼泪。

在武汉最前线的战场之外，有更多疾控人默默在守住后方阵地的战线上。上海电视台拍摄了一个短纪录片，叫《猎毒者》。出现在片中的上海流调队员郑雅旭、毛盛华、宫宵欢、孔德川等都是公共卫生学院走出的毕业生。他们的左臂上戴着一个神圣的肩章，上面书写着"中国卫生·传染病控制"几个大字。他们要做的，就是在进入上海的病毒发生第二代传播之前找到所有的密切接触者，阻断病毒的传播。否则，就是指数性的增长。每出现一起新发病例，除非找到所有密接者，否则他们不敢睡觉，甚至不敢吃饭，因为他们在和病毒抢时间。

在重庆市疾病预防控制中心工作的宿昆校友，在除夕之夜收到县疾病预防控制中心的突发疫情报告，他放下手中的碗筷，紧急带队前往现场处置。春节假期的头两天，他都在走访排摸、寻找线索，最终发现了无症状感染者的存在和无症状感染者传播病毒的证据。这对早期全国的疫情防控都具有重要的指导意义，得到了中国疾病预防控制中心和国内外同行的高度肯定。

祖国高于一切，筑起坚守国门的钢铁长城

随着形势的变化，阻断疫情的国际传播链成为至关重要的环节。从公共卫生学院走出的毕业生们，在海关、口岸等国门一线的检验检疫战场上，迅速建起了新的长城。

张澍校友是上海浦东机场海关旅客检疫处的副处长。疫情暴发以后，临时新增的检疫要求给她们带来了巨大的工作量，穿着防护服连续四五个小时无法进食、饮水也给她们的体力和心理带来很大挑战。除夕当天，浦东机场迎来一个武汉出境并返回的旅行团，其中有一位症状疑似的旅客。张澍校友顶替已经连续工作 14 个小时的检疫医生披挂上阵，进入负压隔离室排查处置。她判断该旅客为患者的可能性极高，果断转诊。随后该旅客被确诊为上海口岸首例输入性病例，把关人张澍成功地阻断了这起病例继续传播病毒的可能。

还有在杭州海关工作的袁立校友和在天津新港工作的赵乐校友。袁立校友和同事在除夕之夜对新航 TR188 航班 116 名武汉旅客进行逐一排查，身着防护服，询问旅行史，填写流调表，采集咽试子，5 个小时的连续工作，排查出并最终确诊两位新冠肺炎患者。赵乐校友见证了大年初一（1 月 25 日）中国版恐怖邮轮"歌诗达赛琳娜号"处置的全过程，大年初二又被紧急抽调到天津机场旅行检查现场支援，他和妻子双双奋战在卫生防疫一线，24 小时值班待命。

紧紧依靠人民，建起联防联控的血肉长城

疫情传播的阻断，单靠公共卫生工作人员是远远不够的，需要全社会力量共同参与，从而建起联防联控的牢固长城。从公安民警的交通排查到居民社区的进出排查，从医院对患者的救治到所有民众的自我防护，在疫情防控期间，每一件事情应该怎么做都要被重新定义。大批公卫校友通过防疫指导和防疫监督，建起一座座基层社区保障的血肉长城。

万里涛校友在上海市卫生监督所工作，作为上海市第二督导组的领队，他负责督导宝山区和杨浦区定点医院的发热门诊、社区卫生中心、集中隔离点的综合防控措施以及社区消毒工作。如果发热门诊不规范，就会变成交叉感染源。如果集中隔离点不规范，就会变成新的暴发源。如果综合防控不到位，就会给病毒传播留下更多漏洞。从1月25日（大年初一）到2月18日，万里涛校友完成了15轮的督导。他说："大家就像是一盘棋，每个部门相互配合，一起朝着联防联控的目标全力以赴。"

陈翔校友是复旦大学附属中山医院感染管理科的医生，随中山医疗队前往武汉同济医院支援一线。如果说医生救治患者的过程是在蹦极，她就是医生背后的保护绳。与万里涛校友不同，陈翔校友负责的是控制院内感染的规范落实，从医生防护服的检查，污染区与洁净区的严格切割，到医生生活区的管理、消毒，陈翔的任务是把所有人平安带回来。

还有在浙江省台州市疾控工作王良友校友，负责分析、研判全市疫情趋势，提出防控措施和建议，为市防控指挥部决策提供统计数据和研判报告。在湖北省荆门市疫情防控指挥部工作的雷鹏校友，负责对13个工作组的所有令、通告、公告、通报等11个类别的公文进行审核。他说："只有保证了政策协调、逻辑通顺和用语规范，公文才能尽快、顺畅地向下传达和落实。"

青山一道同风雨，明月何曾是两乡

随着中国疫情防控形势的逐步稳定，国外防控形势却突然恶化。万水千山，风雨同担，一批校友顾不上休整，又踏上援助海外国家抗击疫情的征途。

凌峰是浙江省疾控专家，传染病预防控制所所长。3月14日，他接到了出征意大利的通知，然后毫不犹豫地答应并立刻开始各项准备工作。凌峰说，这次去的主要目的，一个是把中国的防控机制和诊疗经验带过去，与当地医院和专家开展新冠肺炎防控的经验分享和交流，提供防控和诊疗指导与咨询。还有一个，要对当地中国使领馆、中资企业人员、留学生和华人华侨开展医疗卫生指导和帮助。和他及其他专家一起远赴意大利的，还有一批由浙江省捐赠、当地急需的医疗救治物品，包括呼吸机、监护仪、双通道输液泵等 ICU 装备各 30 套，便携式彩超两套，实验室检测试剂六万人份，还有一批防护物资、常用药品等共计 9 吨。算上这一次，他已经 3 次代表祖国援外。

还有抵赴伊朗的上海市疾病预防控制中心主任医师吴寰宇校友，2 月 29 日开始他作为中国红十字会专家团队组成员积极帮助伊朗共抗疫情。抵达德黑兰以后，专家组成员走访伊朗卫生部、红新月会、食品和药品管理局、收治新冠肺炎患者的定点医院、高校、科研机构等，并深入社区，与各方交流分享中国的疫情防控经验。中国红十字会还成立了由 4 名院士及 1 名资深教授组成的后方高级别专家团队，指导前方开展工作。伊朗借鉴了中国经验，也根据本国实际继续调整，迅速建立起综合防控体系，稳住了不断恶化的疫情发展形势。

还有很多奋战在疫情防控战线上的校友，无法一一列举。但从他们身上，我们看到了"团结·服务·牺牲"的精神印记，也看到了"为人群服务"的坚持与执着。曾经是家庭经济困难学生的宿昆校友说："人不能忘本，唯有忠于党，为人民，方能报答。"袁立校友说："穿上这身制服，就是国家的人。"李岚校友说："职责所在，舍我其谁。"左蔚瑶校友说："我为我的专业而自豪。"王良友说："我们要扛起这份责任。"赵乐校友说："你们的安全由我们来守护。"宫宵欢校友说："希望我们的负重前行，能换来大家的岁月静好。"

世上没有从天而降的英雄，只有一个一个平凡的坚守者，在关键的时刻，选择了勇敢，在需要的时候，选择了担当。没有一丝一毫的浪漫，只有日复一日的坚持。当无数平凡者的坚守汇集成汪洋大海，当无数平凡者的勇敢汇聚成熊熊火焰，当无数平凡者的勇敢汇聚成万道光芒，就铸成了一座英雄的城市，一个顽强的民族，一个伟大的国家。

向公卫战疫者们致敬！

（文字：刘岱淞　白　鸽　梁欣悦　尚　珂）

上医学生：
战疫中，他们在后方守护"初心"

疫情来势汹汹，复旦上医青年们看着昔日的老师、学长、学姐白衣逆行，走向抗疫一线，深受鼓舞和感动。广大上医青年虽不能亲身到前线参加战斗，但也践行着"正谊明道"的上医精神，他们积极组建临时党支部，坚守党员志愿服务岗，聆听一线医生的故事，倾心线上辅导小朋友，在家乡疫情防控中发挥所学……同上抗疫党课，共筑"医"理想，同聚"云"力量，在战疫后方，守护着医者初心。用实际行动展现着奔腾后浪的担当和责任。

党员先行、守望相助——学生党员同上"疫"党课

疫情面前，上海医学院党员教育不放松，组织生活不断线，在校园内外用党支部的坚强堡垒支持党员们迎难而上，渡过难关。校园外，2月的湖北正进入焦灼的疫情阻击战，在鄂学生面临身心双重考验。医学学工部成立在鄂学生临时党支部，送上抗疫党课，将大家团结在一起，成为党员们有力的精神支柱。校园内，4月启动分批返校后，一批学生党员志愿者走上后勤岗位，成为校园安全守护者，让党旗在防疫一线飘扬。

在鄂学生临时党支部：党日活动，云端战疫

复旦大学上海医学院于今年2月成立了在鄂学生临时党支部，进一步发挥在鄂学生党员的先锋模范作用和党组织战斗堡垒作用，通过"党员结对""定点帮扶""学习小组"等形式开展党群结对"1＋1"，加强对在鄂学生的健康关

怀、心理慰问、舆论引导和交流学习，团结服务好每一位在鄂学生。在来势汹汹的疫情面前，在鄂学生党员众志成城、守望相助、共克时艰。

3月1日，一场"众志成城、共克时艰"——在鄂学生党员同心战疫主题党日活动在复旦大学上海医学院举行，46名在湖北的学生党员在"云端"共同参加了本次主题党日活动。

主题交流环节，有6位同学分享了自己的所思所感。身处武汉的基础医学院病原生物学专业2015级博士生罗萌君提到，自1月23日武汉封城以来，她的心态一变再变，从起初只是适应着原本计划的假期旅行到漫长的居家隔离的转变，而后慢慢习惯对近在咫尺的亲人和朋友们只通过手机的遥遥问候，到后来心态逐渐归于平稳，能够冷静地去判断疫情的态势，并对我们国家最终能战胜这次突如其来的疫情满怀信心，期盼一个全新的春天的到来，也期盼能早一点回归到正常的学习生活中。

同时，她作为志愿者参与各地疫情物资的联络，协助全国各地的医疗物资送抵武汉。她说，当看到全国各地的医护人员和物资分批抵达武汉，当看到装载物资的大卡车整齐地驶过鹦鹉洲长江大桥时，当听到医护人员面对面喊着加油时，不觉热泪盈眶。

附属中山医院神经病学专业2018级博士生夏露，讲述了她身边很多奋战在抗击疫情一线的亲友的故事。她的丈夫从1月22日起一直坚持在发热门诊，在一线承受着巨大的工作压力。为了支持丈夫的工作，她在家中负责消毒隔离，做好一日三餐，免除丈夫的后顾之忧；她的闺蜜，一个被父母捧在手心里长大的"小公主"被这场疫情活活地逼成了"女战士"，于2月6日进入方舱医院成为第一批进入的医护人员，她说要坚持到方舱医院结束的那一天；她的师妹，一个94年出生的湘妹子，第一次离开父母在异地过年，第一年参加工作就遇到这场疫情，除了让自己快速强大，别无他法。她说在这段日子里，收获了很多感动，一方有难八方支援，各大医疗队在天河机场集结的视频看得她热泪盈眶。她感叹党和国家的强大，感叹社会主义制度的优越性，感激党和国家始终将人民生命安全放在首位，团结一切力量打赢这场战役的决心和付出。她为自己是一名中国人感到发自内心的幸福，为自己是一名中国共产党党员感到由衷的骄傲。

生物医学研究院医学系统生物学专业 2017 级直博生戴若飞也身处武汉。他讲到自己虽然不能像临床医生一样投身防疫一线，但是作为一名医学生，他主动学习相关文献，增加自己对病毒和疫情的正确认知，向家人和身边人积极宣传，提醒加强消毒和预防措施。自疫情发生以来，自己的导师一直在医学院的实验室中分秒必争、夜以继日开展科研攻关，辅导员建立了湖北小伙伴群，及时关心湖北同学的身心状况，这不仅令他深受鼓舞和安慰，更坚定自己要发挥党员模范带头作用，做好疫情防控知识的传播者和疫情谣言的制止者。

药学院药物化学专业 2017 级博士生余发志，每天从电视和网络时刻关注疫情形势，了解国家和政府为抗击疫情所作的部署和防控。特别是吴凡教授、张文宏教授所作新冠肺炎防控第一课，更让他认识到怎样科学防控。

这些在鄂党支部成员们，是这样说的，也是这样做的。他们从身边的社区村镇做起，承担起党员的责任，继承模范带头的优良传统。

农村有大年初一必须登门拜大年的习俗，是老人们看重的大事。然而面对如此严重的疫情，余发志协助村委会做好防疫宣传，向长辈老人讲解居家隔离的重要性，因此过年那段时间里，很多长辈老人都做到不外出不串门，托子女电话道一声问候，报一声平安。他也欣慰地看到身边人都平安健康。

脑科学研究院神经生物学专业 2018 级博士生文雅娴身处湖北省荆州市，自从当地下达了党员进社区、下基层的工作要求后，她就前往社区办理党员报到，加入社区疫情防控工作。帮助社区各卡点的轮班制值守；做好社区内所有住户的日常健康状况排查，重点帮扶独居老人及残疾人生活起居；并为居民统一购买物资，做好采购物资和受赠物资的分发和配送。她说在参与社区防疫工作过程中，遇到了很多党员榜样，向优秀的党员学习，有助于自我提高，也有助于不断反思，她坚信只要众志成城，终将取得胜利。

疫情发生以来，附属华山医院临床医学八年制 2015 级学生朱可淼的父母始终都坚守在工作岗位上。他的母亲是妇产科医生，疫情局势紧张，很多事都被迫停滞，"但生小孩这种大事却拖不得一下"；他的父亲是一名人民警察，也是一名老党员，每天承担着执勤站岗的任务，对街道上私自外出的居民进行劝返。他说，作为学生党员就是要在关键时候义不容辞地冲在前面，发挥自身的先锋模范作用：一是要坚决制止谣言的传播，避免恐慌情绪蔓延，同时也要坚决抵制在疫情尚未结束就开始的松懈行为；二是要发挥专业所长，投身到防疫战斗的第一线；三是尽自己所能为战疫一线的人员提供助力，为医护人员的子女提供在线的课业辅导、兴趣特长辅导、读书交流陪伴等方面的志愿服务，通过"云辅导"消除"白衣战士"的后顾之忧。

党员志愿服务队："我是党员我先上"

4月27日学校启动分期分批有序返校后，医学学工部开展了疫情期间学生党员志愿服务项目。项目发布后，共有14个学生党支部、191名党员报名参加。党员志愿者们走向园区各个岗位，加入到了守护校园安全的后勤工作者队伍中。

在食堂协助进出引导，进行体温测量、在校门协助督导员阿姨，做好人员入住引导和住宿提醒、在园区为返校学生提供帮助，收集学生反馈、在核酸检测点开展信息登记与核对……疫情期间，每个工作日的中午和下午，校园里处处都有着党员志愿者的身影。这些看似微小的工作，一点一滴都影响着整个校园的安全。

党员志愿者们耐心服务，记录下师生的反馈与需求，为校园的疫情防控贡献自己的一份力量。在服务的过程中，他们亲身体会到了后勤工作者们的辛苦和付出，也对"我是党员我先上"的时代强音有了更加深刻的体会。

放射医学研究所2017级学生王梦梦颇有感触。她说："通过志愿服务，我一方面感受到了学校对于疫情防控工作高度负责、认真与细致的态度，另一方面体会到了在疫情防控一线的工作人员的艰辛。"

公共卫生学院2018级学生诸心蕾负责核酸检测引导岗的工作，她觉得，作为党员能为学校为同学做一些服务性的事情让自己感到很开心，有一种践行使命的快乐。她认为："在防疫后方，我们也一样要贡献自己的力量，哪怕只是很小的付出，但我相信滴水成河，粒米成箩。"

对于党员志愿者们来说，坚守校园志愿岗，不仅仅是工作要求，更是党员的本分。正是他们的辛苦付出，让党旗在防疫的一线高高飘扬，让校园师生看到了关键时刻党员的担当。

白衣逆行，坚守仁心——医教共筑"医"理想

疫情来袭，医护人员白衣逆行。而对医学生们来说，这些逆行勇士就是站在讲台上授课、在医院里擦身而过、在临床实习期间朝夕相处的老师们。他们是身边的师长，更是在战疫中以实际行动书写"正谊明道"院训的大写的人。

援鄂医生马昕、刘子龙：讲述抗疫故事，坚守入党初心

疫情暴发后，武汉告急，当地的医疗系统持续超负荷运转。大年夜，首批"华山英雄"逆行出发，随后在 2 月 4 日，作为"国家队"的华山医院国家紧急医学救援队整建制开拔武汉。此次，华山医院投入战疫一线的医护人员共有287 人，其中驰援武汉的有 273 人，是全国选派援鄂医疗队员最多的医院。华山医院的医护们闻令而动，派出最多医疗队员，收治最危重患者、打最硬的仗，成为坚守时间最长的医疗队之一。

4 月 18 日，从武汉抗疫一线归来、刚刚解除隔离的华山医院副院长、华山医院援鄂医疗队总指挥马昕应邀主讲"让党旗在战疫一线高高飘扬"——上海医学院抗疫专题党课。他说，刚到武汉时，看到空荡荡的街道、灯火通明的楼宇，华山医院援鄂医疗队员们饱含热泪，也燃起了熊熊斗志，所有人心里想的就是尽一切办法救治患者，为这个城市尽最大的努力。而正是在那段奋斗的日子里，写入党申请书、申请"火线入党"的医护人员特别多，受到了身边党员正能量的感染和激励，队员们都希望能通过实际行动来证明自己，奋勇争先，冲锋一线。

党员同志们则一马当先，在武汉光谷院区 ICU 病房中，第一个带头进 ICU的、第一个收治患者的、第一个做气管插管的都是共产党员，因为"我是党员

我先上"。

临时党支部也为队员们提供了强有力的保障，除了做好后勤和协调工作，马昕还动员广大党员同志多关心其他队员，组织很多的会议，开大会、开小会、小组会、生日会还有娱乐体锻活动，让大家尽可能多地聚在一起，互相分享心里的感受和困惑。华山医院党委也组织心理科医生开设了热线电话，一起分担队员们的压力。

中山医院呼吸科主治医生、援鄂医疗队队员刘子龙在武汉战疫一线"火线入党"，他在专题党课的"初心分享会"上讲到"我是一名医生，我绝不放弃每一个患者。我渴望到党和国家需要的地方去，火线之上显英雄本色，危难时刻见责任担当。"在"疫"党课中，医学生们既学习广大白衣战士和共产党员义无反顾的坚定逆行，更凝聚起众志成城、全力以赴、共克时艰的强大正能量。

朱畴文、钟鸣、罗哲：医路前行，最美奋斗者

对于中山医院副院长、中山医院第四批援鄂医疗队领队朱畴文来说，从组队开始一直到 4 月 15 号回到中山医院，这期间时时刻刻都是难忘的。他忘不了"落日余晖"那张照片，医生刘凯推着一位老年患者站在夕阳下，一老一少共享余晖。朱畴文觉得，它体现了一种人与人之间的爱，体现了医疗队员的付出与回报。2 月 9 号的晚上，朱畴文和同事们白天到达接管的医院，晚上换班时，很晚大家都不愿意离开。回到驻地，朱畴文送值后半夜班的护士们上班车，这是他第一次在武汉掉眼泪，既感动又难忘。

钟鸣是上海第一位驰援武汉的医生，以强大的毅力在武汉坚持奋斗 75 天。在前两个礼拜，他的每一天都觉得像经历了一年，忙碌的他来不及想太多，有很多事情要解决，有很多患者的危重情况需要和战友们一起应对。就是这样一天一天坚持下去，钟鸣挺过了最艰难的时刻。

罗哲在 2 月 7 号得知，医院委派他担任援鄂医疗队队长。他觉得荣幸，也觉得压力很大。30 个医生来自 11 个科室，为了让这 30 个脑袋往一件事儿去想，作为队长的他需要在队伍里做出表率，要往前走，用积极乐观的态度解

决问题。疫情期间会受到很多外界的影响，罗哲觉得形成统一的方案和观点是非常重要的，不能人云亦云，要把事做好了，尤其是在这种大风大浪面前，要保持冷静。在他看来，这是上医教会的——"艰苦奋斗，而且竭尽全力"。

几个月的奋战下来，朱畴文有了很多感悟。他意识到，面对新冠肺炎这种疾病，我们有很多的"未知"，但也有很多的"已知"，用"已知"的知识做好个人防护，采取对应的诊疗措施，这是有指导意义的。他告诉同学们："面对'未知'，我们就努力去探索和发现。总而言之，医学离不开'人'，但要去体会人的价值，首先需要搞好自己的专业。"只有多学科团结一致、众志成城，并持有良好的科学素养，才能把这件事情做起来。

在繁忙的援鄂过程中，朱畴文还为本科生上了两节课。他说："我喜欢上课，喜欢有那种面对学生的鲜活的感觉。"朱老师告诫同学们，医学是一门好专业，希望大家珍惜，你可以做很多其他专业的人不能做的事情，但是你需要不断学习，积累本领，然后发挥作用。

钟鸣清楚地记得，2003 年"非典"疫情暴发，他的博士生导师薛张纲教授去给患者插管，回来之后给学生讲授经验，依旧举重若轻，谈笑风生。那时候的钟鸣很年轻，特别羡慕导师像个英雄般在这种关头能站到最前面。17 年之后，钟鸣也成为了老师，有机会作为重症医学医生到前线去面对更大的挑战。在武汉一线，他回想当时的情景，逐渐体会到："老师其实是一种榜样，他带给学生的不仅仅是知识，更是一种人格精神上的引导。"

罗哲则强调了"使命感"，他指出，使命感、责任感是一种督促大家的力量。他坦言，社会上诱惑很多，但是当我们想到人类生存问题的时候，这时候所学过的所有知识，以及作为医生的这种使命感就尤为重要了。

线上线下，众志成城——青年学生同聚"云"力量

疫情当前，青年学生众志成城。线上，青年们为医护子女，湖北孩子提供

陪伴辅导，利用复旦上医的新媒体矩阵宣传科普，先后推出"防疫在行动"主题微课、系列动漫科普等一系列原创抗疫作品，实现全面的"云上思政"格局；线下，青年们在家乡后方奔走，利用所学展示医学生的无私仁心。

线上辅导志愿者：倾心陪伴，齐心让"鹅旦梦"延续

前方医护人员冲锋作战，在鄂民众艰苦抗疫，后方的青年志愿者们则利用线上资源，启动"鹅旦梦"计划，为医护工作者子女和湖北儿童提供了贴心的辅导陪伴。

丁一凡是 2018 级基础医学院临床医学八年制一班的学生，在疫情期间他积极报名参与"你的后方，我来守护"复旦大学战疫前线医务工作者子女线上辅导志愿服务，整整 45 天，丁一凡上线 38 次，几乎每天都在陪伴小朋友。为了培养低年级孩子的学习兴趣，丁一凡为小朋友准备了"数独"益智游戏，引导小朋友进行挑战和思考。随着疫情的好转，孩子的父亲已光荣完成一线任务回到家中，一家团圆之时，小朋友却放不下日夜陪伴他的"一凡哥哥"，得知这一情况，丁一凡毫不犹豫地答应小朋友在疫情结束之前都会继续陪伴他。丁一凡说："尽管开学了，学业压力也上来了，但我觉得志愿服务其实不会给我的学业带来太多的影响，那还不如继续做下去。我比较简单，就认最基本的事理，做好事做到一半放弃了，不如不做。"

和丁一凡一样，2019 级基础医学院临床医学五年制二班的马若兮也是线上辅导志愿服务队的一员，有过丰富的志愿者工作经历的她，负责对接一名二年级的小朋友。大年三十，小朋友的父母就已双双赶赴一线支援，马若兮用读绘本、讲故事的方式逐渐贴近小朋友的心。

2019 级公共卫生学院第四团支部的 14 名志愿者则一起对接了 4 个湖北高中家庭。团支书汪婧及时根据情况制作学科分配协调问卷，根据问卷中的填写意愿和需求综合分出 4 个小组，并在每个小组中都安排了一位团支委作为组内负责人，负责协调安排辅导时间和与家长及时沟通情况。团支部志愿者们的共同陪伴让孩子体会到了团队的温暖，孩子从刚开始回复消息的羞涩，到后来打开隔膜、积极给出回应，让志愿者们喜出望外。对于整个线上辅导的过程，团支

书汪婧回忆道："我们在双向的付出中也得到了许多，我们看到了学弟学妹们努力向上、努力改变的渴望，还收获了一个比以往更会表达、更懂得体谅的自己。春风十里，感谢相遇。"

在"鹅旦梦"的大团队中还有一支"博士学霸"队伍，他们来自2019级肿瘤医院肿瘤学博士团支部。作为学习经验丰富的博士生团队，博士志愿者们着重根据对接小朋友的自身情况与学习态度提出了不少指导性、建设性的建议。在辅导的后期，志愿者们能明显地感受到小朋友的主动性较之前明显提高。针对小朋友对于未来人生规划还较为不明确的现状，志愿者们予以耐心引导。可喜的是，通过此次线上辅导活动，小朋友在团支部志愿者们日夜陪伴的感化下，表达了日后要来复旦求学的决心！

上医新媒体平台：打造矩阵，实现"云上思政"全覆盖

除了线上辅导，上海医学院还发挥资源优势，建强新媒体平台，用好"复旦上医""复旦医学生""西苑园委会""枫林媒体中心"和院系所/附属医院微信公众号等平台，形成新媒体矩阵，发挥联动效应。一批新媒体微信公众号贴近医学生实际，形成了一批有教育意义的特色产品。先后推出辅导员制作的"防疫在行动"主题微课，医学生原创的"王小帅战疫情"系列动漫科普，《出征》《爱因为在心中》《致敬英雄、祈福武汉》等原创抗疫MV，展现了医学青年的创造力和活力。其中，"复旦医学生"微信公众号，围绕战疫防"疫"工作，共制作120篇专题推送，截至5月22日，累计阅读量达207 672次，转发14 306次。通过一系列的新媒体发力，上医形成了网上网下、校内校外、境内境外，全覆盖、不断线的"云上思政"工作格局。

青年学生志愿者：后方奔走，力行中发挥所学

公共卫生学院2015级预防医学专业学生韩骁禹主动请缨，到陕西省卫生健康委员会医管局协助防疫工作，利用专业知识和实习经验，成为"为人群服务"理念的践行者；复旦大学附属肿瘤医院影像医学与核医学专业的在读博士生马晓雯来到山西省孝义市人民医院医务科进行志愿服务，协助医务科开展全院抗击疫情统筹，整理医院疫情相关文件、资料及数据；病理学与病理生理学

专业 2017 级博士生侯陈建主动担任村委临时团支部书记，为做好民胜村疫情防控工作积极建言献策，组织志愿者进村巡逻，向广大村民进行科普宣传；基础医学院临床医学（五年制）2017 级本科生付裕园报名成为家乡医疗辅助类疫情防控青年突击队的一员，制作科普推送、编写抗疫顺口溜，为普通民众科普个人防护知识……这些青年党员志愿者们用自身所学，为家乡抗疫添上一份力。

（文字：医学院学工部）

第
六
篇

院旗之飘扬

『院之旗兮飘扬，院之宇兮辉煌』

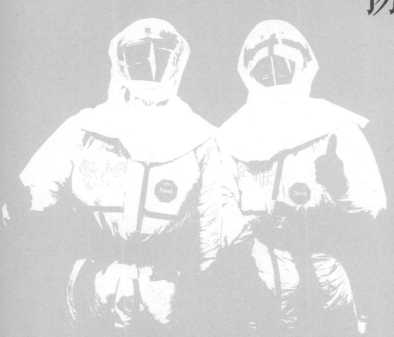

钟鸣：
作为最先迎接惊涛骇浪的礁石，我们没有退缩

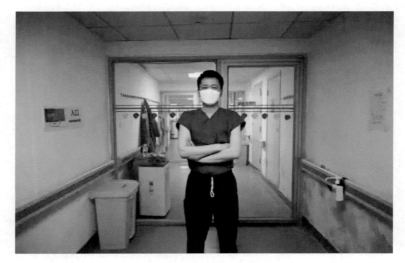

钟鸣在武汉市金银潭医院病房清洁区留影

人们熟知钟鸣是从那个令人泪目的逆行背影开始的。

1月23日小年夜当天，中山医院重症医学科副主任钟鸣接到国家卫生健康委员会指令，前往武汉参与抢救新冠肺炎危重患者。他取消了澳大利亚家庭之行，在妻子和女儿的送别下，当天下午就坐上了去往武汉的高铁，成为了上海驰援武汉的第一位医生。行前，女儿与他深深一抱："爸爸，我们等你回家！"

即刻出发的钟鸣，驰援的是武汉疫情最为严重的金银潭医院，钟鸣负责的

病区，又是其中患者病情最危重的重症监护室。在金银潭医院南楼六楼临时改建的重症监护室，钟鸣与来自各省市的第一批支援的医护人员开启了与陌生病毒的对战。

1月23日，武汉封城，钟鸣当天逆行武汉，4月6日返回上海。4月8日，武汉解封。钟鸣几乎见证了武汉从按下"暂停键"到按下"重启键"的全过程。

钟鸣说，当疫情大浪袭来，他们是最先迎接惊涛骇浪的那块礁石。在奋战的南楼里，作为医疗组长的钟鸣总是带头冲进病房，在大家眼中，他是专业而训练有素的"全能战士"，但钟鸣始终认为他不是英雄，只是自己所做的"对得起良心"，这就足够重要了。

"害怕和患者建立感情，跟自己说要理性"

到武汉的第二天上午，天气阴沉，下着小雨。钟鸣等4位国家级专家在宾馆一楼集结。国家卫生健康委员会专家组成员、东南大学附属中大医院副院长邱海波教授、北京协和医院ICU主任杜斌教授对他们说："我们武汉之行的主战场，是危重症患者最多的金银潭医院。"从此，金银潭这个名字，就深深烙刻在钟鸣的心里，再也无法从他生命中抹去。

记者：您接到任务的那一刻心情是怎么样的？

钟鸣：接到任务是1月23日上午，正值武汉封城。当时我正在上海市疾控中心参加视频电话会议，我接到了邱海波教授从武汉打来的电话，他说他和杜斌教授都在武汉，问我能不能过来。

当时我对武汉的情况有所了解，对这种突然的任务也不陌生，这在我们重症医学领域是比较常见的，接到电话那一刻，我大概就知道我过去是要干嘛了。其实对于我个人而言，我在那一瞬间就很坚决了，心里没有任何犹豫，我是肯定要去的。所以我当时对邱教授说，我个人没有问题，后来请示了科室和医院，他们都很支持很同意，很快我就回去收拾东西了。

记者：对于您的决定，家人怎么看？

钟鸣：首先家人有担心是肯定的，就像我以前去汶川一样，我可以理解这种担心。但是这么多年了，家人都习惯了我的工作状态，他们经常会看到我半夜、节假日接到电话就出去了。所以，他们也理解我的职业特性，很支持我的决定。尤其是我的爱人是在武汉读的本科，她的大多数同学都在武汉当医生，直面病毒，所以她当时很支持我。

记者：能分享一下您初到武汉时的感受吗？和您之前设想的有什么差别？

钟鸣：当天武汉封城了，我们是国家卫生健康委员会指派的专家，也不能直接进入武汉，我和其他几位专家是坐高铁到麻城北然后再由那里的车把我们带进武汉。那天我背书包上高铁的照片大家都看到了，到了麻城北下车，车上只有零星几个人了。当地卫生健康委员会的人先是把我送到武汉高速公路收费口，当时偌大的武汉高速路口没有一辆车，所有入口都是一个叉，写着禁止通行；之后武汉卫生健康委员会的人把我接到武汉市区。到武汉已经晚上 10:00 多，天下着小雨，路上没有一个人，第二天分配任务到了金银潭（医院），从此这三个字也深深留在我人生当中永远无法抹去。金银潭的绿化很好，像个公园一样，给人很安静祥和的感觉，但我们知道要面临的是什么任务，所以这种幽静也显得很凝重。

记者：您之前曾多次说此次疫情"超出我们对疾病的认识"，您觉得这次的抗疫与之前参与的重大事件救治工作的感受有何不同？

钟鸣：说实话，没走进病房的前一刻，只是有一种未知，但没有太多的恐惧。但我第一次走进 ICU，慢慢我就开始了解接下来面临的巨大挑战。我们换上防护服进入病房。一进去就感觉这里和外面凝重气氛不一样，病房内非常忙碌。带着头套、三级防护装备的医护人员不停穿梭，很多患者的呼吸机监视仪都在报警，甚至到武汉的第一天晚上，病房里就有 4 个患者去世，殡仪馆工作人员抬着耀眼的桔红色担架也在我们旁边不停穿梭。

在这个过程中，其实也有感到害怕的时候。之前在汶川地震的时候，住过帐篷，坐过军用飞机空降到地震中心，我都没有害怕过，但这次真的不一样，因为越工作越发现我们对这个病毒不了解。对于医护人员来说，只要你感染上了，你可能就会像你治疗的患者一样躺在床上出现一样的情况，这是最让人感到压力大的。

一开始，我想象中的 ECMO 力挽狂澜的效果也并没有达到。当然现在回过头来看，当时是受到时机、技术条件、人力资源等因素的限制，但在当时的情况下，给我们打击很大。

这次疫情对我们医护人员情感上的挑战也很大，它真的挺折磨我们的，过去患者转到 ICU 来，或者已经昏迷或者经口插管用呼吸机，我们和他们没有交流，但这次我们和患者有交流，有情感联系，所以患者突然离去真的让我们很难受。

我们接触的很多患者虽然病情很严重了，但仍然非常清醒，能和你沟通交流，他不断表达出求生的意愿和对你支援的崇高敬意，甚至还会跟你说他家里谁谁谁也在住院，你很快就和他建立起情感的联系。尤其在当时困难时期，这种情感联系更容易建立，但是有一天他突然离世了，你没有任何预想，这对医生来说真的很难接受。

其实我是很理性的人，也经历过很多重症抢救，大部分时候都是理性占据上风的，我觉得我心理承受能力很强，但是这一次给我的打击是最大的，因为疾病本身和疫情带来的对人的情感的冲突前所未有。尤其在疫情早期，面对患者一次又一次的突然离开，我们很难做到不感性。

"没有人退缩过，就是没有人！"

在武汉前线，除了患者，还有一群钟鸣称之为"战友"的人让他念念不忘。这批和钟鸣一同奋战在金银潭南楼六楼的医护人员来自全国各地，他们的人生在这里产生了交集。在金银潭奋战的日子里，这支临时组建的队伍显示出了空前的凝聚力。

回沪当天，钟鸣在他的朋友圈写道："这一天终于来了。我的战友们，我认不出你们多数人的容颜，记不住你们的名字，不知你们归往何处家乡。我想说一声再见，那意味着真是再见，天南地北的朋友们。我会记得 2020 的冬春之交，金银潭南楼高区的不凡，直到永远。"

记者：刚到武汉时面临的最大的困难是什么？后来是如何发生转变的？

钟鸣：在金银潭医院，我所在的病区是由临时病房改成的 ICU，把我安排在六楼，当时杜教授跟我说六楼条件会艰苦一点，我去了才发现什么叫艰苦。在普通病房里放了呼吸机和监视仪就变成了 ICU，最重要的是，一开始南六楼队伍是临时组建的，很多都是本来其他科室、没有任何 ICU 工作经验的医护人员。

我们制定了当时情形下的规章制度，详细到哪一天哪个患者谁来管，下一个患者谁来管。我们定规章制度的原则就是在这个地方想要减少护士的走动，我们做的所有事情就是尽量保存大家的体力，让工作做得优化，尽量白天把所有的事做好，减轻夜班的负担，因为夜班实在是太壮烈了。

一开始治疗效果不太好，我有点懵，说实话从来没有这种体验。我开始把每个患者每天的信息，全部手写一遍记下来，所以我有了很厚的一本工作日记。我每天要去看这些数据，它的规律是怎么样的？前面的患者去世了，他留下了这些数据，总会给后面的患者提供一些帮助。就是在慢慢的探索中，我们找到了一点点的端倪和规律，然后情况开始逐步改善。

真的很难界定哪一个时间点是转折点，所有的工作都是一天一天、一点一点地做，一段时期之后慢慢有了改善。同时，政府也相应地制定了很多政策，整个社会资源也动员起来，使得我们在前线的人很明显地感受到了这种变化，所以到后面情况越来越乐观。在工作了一段时间之后，有一天我们没有一位患者去世，所以第二天早上交班的时候，我们全体都在鼓掌，说这是一个伟大的胜利。

我觉得疫情早期非常艰苦，千头万绪，但是坚持下来总是能看到希望的，就像我坚持记录的那些数据。我工作将近 20 年，中山医院就是这样的一贯作风，很务实，一切为了患者，脚踏实地一点一点做好实际工作。

记者：您在回沪前曾说，这 70 多天里发生了太多的事情，需要很长的时间去消化。能和我们分享一些在前线和共同奋战的战友、患者之间的难忘时刻吗？

钟鸣：现在回过头来看，当时一方面是面对患者，另一方面是我作出任何决策之后，我们的医生护士也会跟着要去做，所以当时对我而言，给出意见是一件很沉重的事情，我会担心我作出的决定会不会让他们扑进去做一些可能收效不大的事情。我会觉得，他们都很不容易，我不能给他们施加无上限的压力。在当时情形下，我们其实有很多做得不是太完善的地方，但是我每天早上交班都跟大家说，"我觉得你们做得很好"。

我们南楼六楼的医护人员来自全国各地，但就是我们这支临时组建起来的队伍，展现出的凝聚力是空前的，很多人体现出了极其强大的心理韧性。很多年轻的护士，她们也是一个人两个人来的，她们是待在患者身边最久的人。自始至终，这支队伍里没有人退缩过，就是没有人！我从来没听到过谁说我不行了，我要回去，没有，就是坚持！甚至后来有医疗队要来轮换我们，当时我们整个团队都不愿意走，觉得要坚持到最后。这跟打仗很像，没有打到最后胜利，你要提前从战场上离开，很多人都会难受。最后决定要轮换的时候，我在查房，遇到团队里一位山东护士，我跟她说挺好的，马上可以轮换了，当时她就哭了，她说不差这几天，想跟着我坚持下去。

到了后期，我们整个团队已经变成了久经沙场的老兵了，对战场没有任何畏惧，甚至有点亢奋，后期我们做任何事情都是毫不犹豫的，很多时候我们甚至根本都感觉不到病毒的存在了，进病房是一件很坦荡的事情。

医护人员和患者之间也建立了深厚的感情，已经超越了普通意义上的医患关系。南六病房有一位特殊患者，1 月 27 日转入 ICU，住院长达两个月，他陪伴了我们大多数的支援时间。医护人员想倾尽一切留住他。有个护士每天给他发个消息，连续发了大概 20 多天，患者终于缓过劲来，有能力去回个消息。

"我今天回你了，我每天收到你的消息，知道你们在鼓励我让我坚持，但我一直没回你因为我实在没力气，我一直在和死神搏斗。"每天那个护士都会给他准备各种水果。可以看出，医护人员真的像照顾家人一样在对待患者，最后这个患者治愈出院，从头到尾整整用了两个月的时间。

另外，在我们最困难的时候，其实我们身后还站着很多无名英雄，他们就是武汉的志愿者，现在很多人把功劳记在我们身上，其实也要看到志愿者们的无私付出。有很多志愿者和我联系，他们在我们最困难的时候，想尽办法为我们筹集了很多急需物资送来，这对于当时的我们是非常大的帮助。

记者：从这段经历中，您收获了什么？

钟鸣：离开武汉前，在金银潭医院总结的时候，我说我们做得可能不够好，但是我们对得起良心，这就足够重要了。我们作为最早被巨浪拍打的那块礁石去接受考验，可能承受了最大的冲击力，但是我们坚持下来了，我们没有退缩，虽然过程是充满艰辛的，但是这段经历也赋予了我们人生别样的意义。

对我来说，这绝对是一次质变的淬炼，炉火的温度大概有几千度。首先是专业的迅速成长，在短时间内连续高强度接受这么多复杂的病例，患者一次一次用生命告诉你，你的判断是对是错。从情感来说，这次在前线经历得太多，今后内心肯定会更加强大。另外，在这个过程中，还结识了来自全国各地的很多最真挚的战友。这次疫情之前，知道钟 Sir 的人比知道钟鸣的人要多，到了武汉后，我们整个病房都叫我钟 Sir。当我后来要离开的时候，他们又给我起了个昵称"六神"，说我是南楼六楼的战神，大家就叫我这个名字，不叫钟 Sir 了。

其实这是一种六楼的文化，也是整个武汉地区的一个缩影。为什么大家都特别信服我？回过头来看，我平时在中山医院接受的那些严格的训练，在武汉前线都开始发挥作用了。队员们觉得我是"全能战士"，从技术上很信服我，而且觉得我作为队长，所有事情都会带头冲在前面，进病房为患者做完检查治疗后，我也会让队员先出去，所以他们也特别服这一点。

"医学直面生命，以人为本是最高境界"

钟鸣 1996 年考入上海医科大学。毕业后进入中山医院工作。2015 年起，钟鸣担任中山医院重症医学科副主任。2017—2018 年，钟鸣赴美国伊利诺伊大学医学院博士后研究站工作，师从国际血管内皮研究领域国际权威 Dr. Malik，重点研究肺损伤修复。

钟鸣的经历正是一个医生的典型成长轨迹，不断学习，更新知识，更新理念。作为校友和前辈，钟鸣对医学生们也有寄语。

记者：您为什么会选择从医？尤其是选择重症医学领域？

钟鸣：最初选择学医其实是遵从了家人的意愿。后来在从医的道路上，特别是从事临床工作的过程中，深感当时的选择是正确的。医学这个职业很崇高，它既有生命科学的复杂性，有很多未知的领域值得去深入探索；也是一门富有人文精神的学科，是实现助人的一个载体，能够很好地体现对于社会的价值和贡献。

在我学医的时候，重症医学还是个很年轻的学科，当时也面临过其他选择，但我更喜欢进入一个全新的领域，在未知的世界里探索，和这个学科一起成长，甚至通过自己的努力为学科的进步打上自己的烙印。

重症医学是一门非常专业的学科，负责危重症患者的救治工作。在救治过程中，我们遇到很多过去在传统意义上已经救治无望的患者，通过学科的力量和医护人员的努力，能够使得他们奇迹般地延续生命，甚至能够恢复很好的生活质量，这些案例都给予我们无穷的力量和希望，让我们坚守重症医学这个领域。

记者：通过这次疫情也让很多人看到了医护人员的辛苦，您作为师长，有什么话想要对医学生以及怀揣医学梦的学子们说的吗？

钟鸣：医生是一个崇高的职业，选择了崇高，也意味着要承担更多责任。

学医是一个充满艰辛的过程，从进入大学开始，医学生就要面临大量的理论学习和不断的临床实践探索，而随着社会的发展，疾病的变化，医学也在不断变革，因此，对于医生而言，学习是终身的。人类和疾病的斗争永无休止，医生的学习也永不停歇。

医学是一门直面生命的学科，以人为本是医学追求的最高境界，这次疫情中，我们看到了很多暖心的人文关怀，医患之间也成为携手抗击病魔的战友，医学的价值在前线得到了充分的体现。

（文字：陈禹潜　张欣驰）

罗哲：我觉得那就是希望

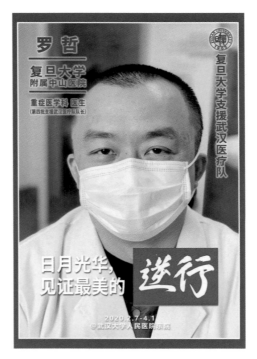

复旦上医为罗哲医生制作的个人海报

"岂曰无衣？与子同袍？"在全国各地医疗队伍驰援武汉的路上，少不了中山医院白衣战士的逆行背影。从 1 月 23 日中山医院重症医学科主任医师钟鸣抵达武汉，到 2 月 7 日第四批队伍出发，太多故事发生在中山医院医护人员的身上。

4月1日中午11:53，东航MU9004航班抵达上海虹桥国际机场。至此，中山医院第四批援鄂医疗队圆满完成任务，经过了55个日日夜夜的奋战，136名战士光荣凯旋。作为上海第一支整建制增援的队伍，他们取得了无论是普通病房还是ICU无一例重症转危重症的骄人战绩，全部医护人员无一感染。

3月5日，中山医院重症救治医疗队被授予"全国卫生健康系统新冠肺炎疫情防控工作先进集体"称号，中山医院主任医师罗哲被授予"全国卫生健康系统新冠肺炎疫情防控工作先进个人"称号。

对于中山医院第四批援鄂医疗队队长、同样来自重症医学科的罗哲，早已见惯了生死的他，也在这场没有硝烟的战争中收获良多。罗哲表示，回首与病毒抗争的日子，一路上支撑着医疗队的，是闻令而动的坚定信念，是专业第一的中山品质，更是润物无声的坚强后盾，共同撑起了守护人民生命健康的希望。

闻令而动，担负医者责任

2月6日晚8:00多，早在小年夜当天便从日本紧急飞回上海的罗哲，在待命了15天之后，终于接到了上级通知——集结队伍，援鄂抗疫！短短2个多小时，一支136人的队伍整装待发，作为中山医院第四批援鄂医疗队队长，罗哲充满信心。事实证明，这支平均年龄不到40岁的年轻队伍，确实做到了不辱使命。

记者：接到通知要组建中山医院第四批援鄂医疗队到抵达武汉，您是怎么想的？

罗哲：接到通知要奔赴一线的时候，其实我也没多想什么，大家的觉悟都很高，前期也都有了思想准备。因为我们是（重症医学科）这个专业的，所以这个时候必须要担负起医者的责任。我在科室点了七个人和我一起去，没有人不愿意去的，说走就走，大家的积极性都很高。

我的家人其实很早就知道我肯定是要去武汉支援的，所以他们都很理解我的选择。他们也明白，这是我义不容辞的工作，只是在我临走的时候嘱托我"当心点儿"。

到武汉下了飞机，去酒店的一路上都很黑，整个城市就像一座空城，几乎看不到什么人。医疗队的成员们也都很累了，我们到了酒店就赶紧休息，因为大家都知道，明天就要进病房了。

记者：初到武汉，您所在的重症医学科团队面临着哪些困难？又是怎么克服的？

罗哲：一开始当然遇到了很多问题，比如说，刚到武汉时，各种物资还没跟上。武汉大学人民医院东院区两个病区的重症病房和隔离病房不是现成的，有的地方还要再改进，流程也还要再梳理。我们每天的工作强度非常大，一般都是 12：00 以后才睡觉，大家的睡眠时间很少，每天至多休息 5～6 个小时。所以刚开始的时候，医疗队需要去适应这些问题，去坚持，去不断地解决问题。两次轮班下来，3～5 天的适应期过去，基本上就可以（正常开展工作）了。

另外，作为队长，我还要统一各个科室队员们的思想认识，这一点并不是那么容易的。136 位医护人员来自十几个不同的科室，每个科室都有不一样的想法，你怎么能让大家去共同完成一件事，这就要花时间去协调。因此我们在早期就提出来关于安全细节和规范的一个口号，并且把所有需要救治的患者分成 3 类作了一个分析，就是要"抓住、稳住、守住"，这一点是我们所有医生统一的思想认识和行动宗旨。

我觉得所有的这些困难其实谈不上克服不克服，一日三餐、吃饭睡觉、上班休息……大家慢慢就适应了这种节奏。每个人对于压力都有每个人的处理办法，就我而言，我不会把我的压力转让给别人，医生们回到驻地的休息时间，我绝对不去打扰他们休息，一般都是在医院就把事情解决好，不带回驻地的。

团队作战，发扬中山品质

　　不积跬步，无以至千里。在罗哲看来，此次中山医院第四批援鄂医疗队圆满完成任务的关键在于"日常的积累"，用他的话说，这是一支"安全、细致、规范"的团队，而这一切都源于中山医院的传统——落实到位，一丝不苟的一系列高标准、严要求。

记者：在您朋友圈的战疫日记中反复提到"团队"这个关键词，您怎么评价您的这支队伍？

罗哲：如果用几个关键词来概括的话，就是"安全、细致、规范"，团队成员的表现也处处体现着中山品质。我们团队里医生的平均年龄是 39.5 岁，护士的平均年龄是不到 30 岁。尽管大家都很年轻，但是大家都身经百战，并且经过了专业严格的训练，每个人都能把事情做好，作为队长，总体上我是很满意的。

中山医院第四批援鄂医疗队共有 30 位临床医生、100 名护士和六名行政管理人员，除了来自重症医学科和呼吸科，还有很多传染病科、心内科等其他科室的专家同仁。他们有的经验老道、阅历丰富；有的一丝不苟、踏实肯干；还有人机智聪明，奇思妙想和"金句"不断，常常在遇到问题时为我们打开一扇窗。

我非常感谢团队中每一位队友的付出和奉献，相信经过这一次的并肩作战，我们将会成为一辈子的战友！

记者：您认为此次医疗队临危受命取得如此优秀的成绩靠的是什么？

罗哲：说到底，其实还是靠日常的积累，医学永远是厚积薄发的，它不是孤立的个人行为，而是来自一个团体的行为。如果一个团队平时管理很松散或者对它的要求不高的话，其实很难达到标准。中山医院的管理和要求都是非常高的，毫不客气地讲，是非常严格的。正是因为这种严格，我们顺利完成了任务，并且 136 个医疗队员全部平安归来，所有人的核酸检测都是阴性的。

说到重症医学科，哪里有重症哪里就有重症人在，哪里有危情哪里就有重症人在。由于我们前期的任务定位是重症肺炎患者的诊疗，因此，中山医院第四批援鄂医疗队中重症医学科的医护人员占到了整体的 1/3，是实实在在的中坚力量。在中山医院，重症医学科其实是一个非常年轻的学科，从成立到现在只有短短的 6 年时间，所以不论是学科建设还是人才培养，还都在不断完善之中。通过这次重大考验，我们表现出了不错的业务覆盖和应对能力，也体现出了重症医学的专业特色。如果要打分的话，满分 120 分，我给 100 分。和满分之间的差距是我们科室不足的部分，包括科研探索能力、学科底蕴等，这些都是在我们今后的工作中还需要加强的地方。

记者：您认为这次援鄂经历对您今后的临床实践和教学科研工作有什么影响？

罗哲：这次援鄂工作整体上还是在我们可控的范围之内，我觉得在临床实践上，这次抗疫的经历可能对年轻的医生们有更大的帮助。

就我个人而言，基本上每次出去（参与医疗救援工作），我都是带队当队长，因此已经积累了很多经验。但话又说回来，面对传染性这么强的新冠肺炎疫情，我也是第一次经历，我要做的首先就是把自己的事情做完，然后把队伍完整地带回来。另外在援鄂期间，哪些是重要的，哪些是不重要的，哪些是还需要强化的，在我脑海里也都有了一个新的、更加丰富的认识。返沪后，我在隔离期间也没有闲下来，每天写文章、开会、总结、反思，每天还是在抓紧时间做自己该做的事情。

润物无声，共筑希望之城

在陌生的武汉，如果说医护人员的无私奉献，温暖了一个又一个陌生的患者，那么承担后勤保障的大后方，无疑是最亲近的家人。他们为抗疫一线的战士们筑起坚实的后盾、温暖的港湾，不管是在物质上还是在精神上，每一种关怀都可以说是"随风潜入夜，润物细无声"。

记者：刷屏的那张"落日余晖"照就发生在您的医疗队，您第一眼看到这个照片是什么感受？

罗哲：我觉得那就是希望。当时的情况是这样的，我问刘凯他们，"你们CT怎么做了那么长时间？"他就发给我这张照片。我说"这照片不错"，然后我马上就发到了我的微信朋友圈。之后，媒体纷纷转载，大家都看到了这张照片，尤其是武汉人，很喜欢这张图。

当时是3月份的时候，疫情还是很紧张的，医护人员的思绪也会混乱。在这种困难的时候，一张好的照片就像一件好的艺术作品，它的确是有一种医学上的人文主义精神在里面，蕴含的是生命的希望，渲染出一种美感。

记者：您如何评价来自后方的保障在整个抗疫过程中的作用？

罗哲：中山医院"队部"以及武汉当地、上海市、复旦大学、复旦上医对我们有很多包括物质上和精神上的支持。医疗队的吃、穿、用都不用愁，光是鞋就发了四五双，衣服也发了四五套，基本上就是一直保持供应，还会专门给我们送上海的小笼包吃。

我们的"队部"其实是由6位同事组成的：朱畴文副院长是医疗队领队、余情医生是支部书记、薛渊医生是总联络员、吴平和王汉超同志负责物资后勤、陈翔医生负责感控。经过这55天的抗疫，我深刻体会到了"队部"的核心基石作用，他们把握方向，制定决策，负责队内的思想政治文化建设，以及队员们生活补给细节等诸多方面。

"队部"和所有大后方的默默付出让我们临床一线的医护人员倍感温暖，正应了老杜的一句诗——"润物细无声"。

记者：作为一名专业的一线医护人员，对未来更好地打赢这场新冠疫情阻击战，您有什么想法？

罗哲：我觉得最重要的是要有信心，大家谨遵目前整体的管理方案慢慢去走，日子就会好起来的，在全球范围内，（疫情）也会好起来的。我认为即使（有人）不幸生病了，不管是什么病，都需要有一个积极良好的心态去面对疾病。

　　具体来看，我认为五六月份我国的疫情可能会是一个低潮，但等到七月份天气热了空调一开，可能还会出现一些情况，但我认为都不会有太大的问题。所以我建议尽早复工复产，在采取正确防护措施的情况下，大家还是要动一动，该干什么干什么。

（文字：高　塬　陈　琳）

王春灵：以专业技能和人文关怀践行使命

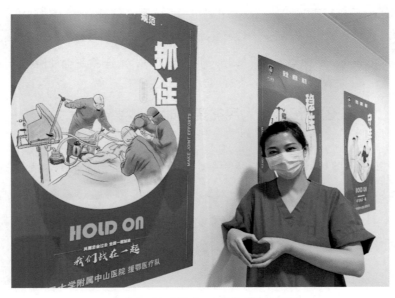

王春灵在"中山诊疗三原则"海报前留影

2月7日，由中山医院136名医护人员组成的医疗队驰援武汉。其中，由中山医院副主任护师王春灵带领的护理团队就有100人。

王春灵清楚地记得，到达武汉时，空荡荡的机场在冷雨中更显凄凉，护理队伍很快集合完毕，齐整上了大巴，但一路上几乎没有人说话。

而当3月31日交接病房里的患者时，"武汉已经不一样了，路上车来人往"。王春灵在查房时同患者道别，一些患者落泪了："你们要回去了，是真的吗？""有太多不舍，但更希望他们快点康复，回到家中，回到社会。"王春灵说。

王春灵所在的中山医院第四批支援武汉医疗队接管了武汉大学人民医院东院区的两个重症病区。两层楼、两个重症病区、100名护士，在全新的环境里面对陌生的病毒，如何在做好充分防护的同时高效开展工作？如何给予患者专业护理和人文关怀？如何帮助团队成员克服困难，营造暖心的团队氛围？这些都是王春灵需要面对和解决的问题。回顾在武汉的50多天，王春灵感慨："前线不仅是没有硝烟的战场，更是充满爱的精神家园。"

2020年已经是王春灵在护理岗位上的第32年。在这一年，她为战疫赴前线，更"火线入党"，开启了一段新的征程。回首过往，她说"一路走来很值得"；面向未来，她希望"珍惜每一天平凡的美好，充满希望地迎接明天"。

"在国家召唤、人民需要的时候，要到前线去"

2月6日晚接到医院的集结令，王春灵当即主动申请加入支援武汉医疗队。在她看来，作为一名护理工作者，在国家召唤、人民需要的时候，就要到前线去。回忆起出征的场景，王春灵声音哽咽："我永远忘不了当时的'悲壮'。"

记者：我们了解到您是主动申请上一线，当时是怎么考虑的呢？

王春灵：作为医务人员，我也一直关注着疫情的发展。看到全国各地的医护人员支援武汉，看到我们的钟鸣教授是上海第一位"逆行者"。过年的时候我就和护理部主任说，发热门诊如果有需求我就去上班；也问护理党支部书记，需不需要志愿者。

2月6日晚上9：00多，我接到主任的电话通知开会。9：30左右，副院长下达了紧急的指令："派出130名医疗队员，其中护士100名，需要一名护理部副主任带队。"这是非常明确的指令。

疫情就是命令，防控就是责任。我是一个有着 32 年工作经历的护理人，同时觉得孩子比较大了负担相对较小，就主动申请加入医疗队。我觉得只要是一名医务工作者，在国家召唤、人民需要的时候，就要到前线去。说心里完全没有害怕是假的，但是责任在肩，若有战，召必至。

记者：您可以回忆一下集结的过程和当天的情景吗？

王春灵：集结的过程很顺利，当然这是有前提的。过年前护理部就进行了全员评估，组建了 350 人的疫情应急应对小组。2 月 6 日晚上的集结也因此变得顺利。当即召集我们的科护士长开会，分别给这 350 人打电话去沟通确认，两个小时之内就完成了 100 个人的集结。

第二天早上 6：00 多我就醒了，起来整理箱子到 9：00 多就出门去医院。到了医院，大家都好忙，人事处在帮我们整理物资，主任也跟我们 10 个护理核心成员做一些交接。到中午时，在中山医院东院区的福庆厅举行誓师大会。感觉时间过得非常快。

真的忘不了当时的"悲壮"，特别是在誓师的时候，感受到肩负期望，走向战场。在"一切为了患者"的信念之下，更清晰地认识一个护理人的职责，更明确要去践行一名医务工作者的初心。当时主任不断地跟我说："你们要团结，要做好防护，安全回来。"我一下子流泪了。

"不仅要专业的技能，也需要人文的关怀"

作为 100 人护理团队的总负责人，王春灵承担了更多的压力和工作。55 天的工作中，从人员调度到制度管理再到具体护理工作，王春灵不断探索，与同事同心协力，解决了许多困难。面对患者，王春灵和同事不仅给予了高质量的专业护理，同时关注患者的日常生活和心理状况，搭建起了心灵沟通的桥梁。正如王春灵所说，"好的护理，不仅要专业的技能，也需要人文关怀"。

记者：作为 100 人团队的负责人是不是要承担更多的工作？可以和我们分享您在武汉工作的日常吗？

王春灵：我觉得是承担更多的心理压力，我可能得比别人多想一点、想远一点。对我来说首先是怎么样安全有序地把这 100 名护士带入到工作的状态当中，同时积极地带领大家探索整建制病房中的三级护理管理模式。

每天早上 7∶00 不到我会跟班车一起出行，晚上 6∶00 左右回到驻地，有时候也会稍稍晚一些。在病房里，从清洁区到半污染区到污染区，我每天会跟着不同的班次，轮流安排自己的工作；回到驻地，我会对一天的情况做整理；最后我们 10 名核心组成员会开个碰头会，交流自身工作情况，解决一些问题。

我们也会和武汉大学人民医院东院区的护理部做一个深度的对接。我们建了一个微信群叫"东院护理战队"，在东院支援的医疗队队员们经常讨论碰到的共性问题，并分享一些典型案例。总之，几个国家队在一起接触，对我来说是学习，更是带领团队在战地的收获。

记者：在工作中遇到的最大困难是什么？又是怎么解决的呢？

王春灵：最大的困难可能就是感染防控的落地执行。

由于病房是 3 天时间改建的，我们刚到的时候，"三区两通道"之间的门四周都是漏风的。我们和东院的后勤部门不断沟通，最后是用硅胶做了密封。从感染防控的角度，我们会非常关注这些细节，包括安装缓冲门的门把手、修订感染防控手册等。

记者：之前的报道中有提到"关口前移是必须做到的'中山标准'"，可以具体解释一下吗？

王春灵：我们将中山医院的护理标准复刻到前线，关口前移包括很多方面，比如说标准化的交接——上一班的护理人员，按照标准化的模式去采集上一班的患者病情全方位的信息，并且将重点部分交接给下一班，以保障护理质量。

隔离区的完善也是关口前移的内容。我们刚到的时候污染区内外的交接就通过一扇门，这扇门实际上就是中间有个洞、装了两块玻璃的板子，我们就只

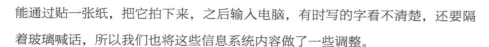

能通过贴一张纸，把它拍下来，之后输入电脑，有时写的字看不清楚，还要隔着玻璃喊话，所以我们也将这些信息系统内容做了一些调整。

还有抢救应急预案的制定和演练。因为病房只做了一个"三区两通道"的物理分隔，和正常的重症病房不同，所以通常我们要做一些应急抢救的应急预案和演练。

再比如个性化的治疗方案和系列的康复指导，例如血气分析的指导，通过血气分析，为患者提出氧疗的进阶式管理方案。

所有这些都源于我们"抓住抢救治疗，稳住综合治疗，守住康复治疗"的中山诊疗原则。通过这些努力，每一个护士都能成为了解患者病情变化的前哨观察员和守护兵，从而实现医护协同，促使患者早日康复。

记者：和患者相处的这段时间，您是否感受到患者发生的变化，不仅是身体上的康复，还有精神状态的转变？

王春灵：刚到医院的时候，很多患者是淡漠的，甚至绝望的。他们就看着我们来来回回走路忙碌的样子。眼里没有光，没有表情，也不愿意说话，每天就只是送进来一盒饭就吃掉一盒饭，再送进来一盒就再吃掉，一天一天就这样过去。

对于这些处于隔离状态的、精神上绝望的患者，我们护士除了给予护理，也关心他们的心理健康。驻地有发放的东西，无论吃穿用，甚至包括内衣、内裤、营养液，我们都会带去给患者。刚开始发水果的时候，我们就带给患者，患者会高兴地说"过节了"；当有患者说好几天没洗澡，我们就把上海药皂带去，患者就非常兴奋地去洗了个澡，还说"从来没有洗到那么干净过"。

随着物资越来越丰富，我们在病房里也开了"共产主义小超市"，放在走廊的两个尽头，患者可以自由地取用物品，这让他们有回归社会的感觉，让他们感到温暖。看着患者开心起来，我们也很高兴。

患者也很关心我们。比如防护眼镜会起雾，带着全套装备在污染区待久了也会有缺氧的反应，会看不清东西。患者都是看在眼里的。有护士给患者抽血看不清，患者就会说："没关系，姑娘你打吧，多打几次也没关系。"一次，一位患者要出院的时候，他突然走到护士面前说："谢谢你们！是你们给了我第二次生命！"说完就要跪下来。我们当时真的很想哭，但又不能哭，因为哭了就什么都看不见了。

记者：在之前的采访中，您多次提到"人文关怀"。在这次经历后，您是否对于人文关怀有了一些更深的理解呢？

王春灵：我觉得护士除了能够有专业护理的技能之外，更需要有医学人文精神，两者是不可分割的。护理就是需要关心患者的身心健康，身体和心理都很重要。关注患者的身心是根植于护士的内心、需要履行的职责。我一直记得我们的老院长杨秉辉说的，医生看诊是看患者，而不是看患者的疾病，我想应该就是这样的意思。

"前线不仅是没有硝烟的战场，更是充满爱的心灵花园"

在王春灵看来，无论是来自后方的关心和支持，还是前线伙伴们之间的团结协作，都让大家在高强度高压力的工作中时刻充满力量，使得原本艰辛的前线战疫时光变得充满温暖。

记者：在前线的时候，有没有感受到来自后方单位和同事朋友的支持呢？

王春灵：那太多了。在前线的时候，强大的后方保障给我们全方位的支持。不仅是物质上的，还有来自医院的家信和各界的慰问信，给我们源源不断的力量。护士们在前线是战士，也是父母的孩子或者是孩子的父母，而后方的各种支持让我们在前线可以心无旁骛。

记得刚刚到达的第一天特别冷，酒店一个半月没有住人了，又不能开空调，当时房间里只有8℃。第二天早上，我们就收到了电热毯和油汀，据说是复旦校友企业复星集团紧急调度的。

医院还替我们关心家里的老人、孩子，让我们通过问卷星填一些信息，比如"父母是不是要到医院就诊""孩子要不要上网课"，如果有需求，医院就提供帮助。我们在前线还收到生日的祝福，情人节的巧克力，还有我们的"共产主义小超市"，让工作之余多了一份安心和快乐。

朋友和后方的同事也会发很多信息来问候，但我们没有很多时间一一回复。我一般会非常简短地给领导、同事、家人报个平安，吃晚饭的时候也会视频。在这段时间里，更多感受到了来自家人、朋友、领导、同事之间的真切情谊。

记者：高强度高压力的工作有没有给您和团队成员们带来过一些情绪上的波动呢？

王春灵：其实没有过很大的波动，只是刚开始大家都知道会很不容易，会担心怎样做好防护。但其实还来不及害怕、顾不上那么多，大家就进入了紧张的工作，齐心协力制定方案，明确流程。

记者：为了帮助大家做好心理疏导，您带领大家开展了"巴林特小组"活动，具体是怎样的呢？

王春灵：刚到的时候因为知道有"人传人"的危险，工作环境也不熟悉，又不知道要工作多久，所以大家会有一定的心理压力。"巴林特小组"活动就是为了给大家提供一个可以疏导的渠道，缓解心理压力，同时也让我们这些团队管理者更好地了解护士的心理状况。

巴林特小组活动一共开展了三期，第一期是大家分享自己的经历和心理感受，我也联系了医院后方的巴林特团队通过远程连线进行分享；第二期是户外巴林特，让大家一起开心地做一些户外游戏放松心情；第三期是邀请医生做重症专业的一些培训，助力护士高效完成工作。

我印象最深的是第一期，有人提出自己面临的压力和问题，经常引发同事共鸣，之后大家会一起帮忙想办法，分享如果自己碰到同样的问题会怎么办。例如有一位护士，她的孩子只有两三岁，妈妈离开家后孩子一整天都不肯吃饭，她就非常难受和心疼，说着忍不住哭了起来。她讲出来后，身边的同事就用自己的经历安慰她，并一起出主意，怎么应对孩子不吃饭的问题。在大家的帮助下，这位年轻护士也破涕为笑，第二天我们也继续地鼓励她，孩子的状态也好了很多。她在我们的群里留言说："老师，我都好了"。

所以我们经常会说，前线不仅是没有硝烟的战场，更是充满爱的心灵花园。大家有话就可以说，有压力就可以宣泄，整个团队形成一种包容、有力量、充满爱的氛围。

记者：团队是否还组织了其他文化建设活动呢？

王春灵：还有一些驻地的文化建设也是医疗队党支部着力塑造的。例如在我们的走廊打造了一面"落实情怀　践行誓言　抗疫有我"文化墙，贴满了队员们和患者一起的感人照片以及一些感恩留言等。我们希望营造一种"中山文化"氛围，让大家觉得在前线和在家的感觉是一样的。

32年护理路　努力做到极致

今年是王春灵在护理岗位上的第32年。在前线，她也迎来了人生中的一个重要时刻——"火线入党"。在中山医院"长大"的她，对于今后的工作和年轻的护理人也有很多期待。

记者：走过这32年，是什么支持您坚持这份职业、成为一名优秀的护理工作者呢？

王春灵：这也是我一直在想的问题。我记得有很多次同学聚会的时候，我都会很自豪地说："我一直在护理这条路上走了32年，比我在原生家庭的时间还长。"我一直做着同一份工作，也一直在学习，给自己一个又一个小目标，然后不断地去实现。至于为什么一件事做这么久，我觉得就是比较喜欢把一件事情努力做到极致吧。

20岁来到中山医院，我是在中山医院"长大"的。护理前辈们给了我很多指引。我记得在驻地的时候，朱畴文副院长和团队每一个同志谈话，当时我就说到了"是医院的平台给到我很多学习的机会"，就像在这次抗疫过程中，医院的领导们和医疗队给了我很多鼓励。

记者：在支援武汉期间，您"火线入党"，是什么触动了您？

王春灵：身边的党员给我很多的鼓舞，让我切实地感受到了中国共产党的强大号召力和引领力。叶伶医生说"不要叫我逆行者，我就是一名战士，而战士就是要上战场，作为党员必须冲锋在前。"在患者需要插管的时候，居旻杰医生就会挺身而出，抢着穿防护服，还说"我穿得比你快，所以我进去"。老党员都是以身作则，从一些小事做起，而年轻的党员们，不少是"90后"，也真的是不怕风险，不畏艰辛。这样的故事太多了，给了我巨大的勇气和力量，深感震撼，所以我也郑重地向党组织递交申请，希望在实际工作中接受考验。

记者：100人的护理队伍中，60％是"90后"，您觉得他们表现怎样？

王春灵："90后"们虽然年轻，但在这次工作中让我看到年轻一代的担当。所以我越发觉得，资深护士的工作经验固然宝贵，但年轻护士们的爆发力、思维力，还有他们的努力都太让我感动了。他们有很大的潜力，要多给他们施展的平台。

记者：有没有什么想对年轻的护理工作者以及还在校的护理学子说的呢？

王春灵：首先，既然选择了护理专业，就要对自己的专业有一份认同感，不轻易放弃自己的选择，努力做到极致。其次，学好专业是为帮助更多的患者，同时自己也是受益者，因为自己的点滴进步和成长也会给身边的同事、学弟学妹，以及自己的孩子非常好的榜样作用。最后我还想说，在护理路上走了32年，做同一个专业，直到现在还在学习，一路走来觉得非常值得。

记者：现在回到上海了，国内疫情形势也好转了，有什么特别想做的事呢？

王春灵：我想做的事情很多呀！感觉一年的1/3已经过掉了，今年的好多事情都要抓紧补上，比如我正在攻读学位，六月还要毕业的。我希望快点回到原来的工作和生活轨迹中，珍惜每一天平凡的美好，充满希望地迎接明天。

（文字：马雪迎　李沁园）

李圣青：我选择了这条路，就会坚定地走下去

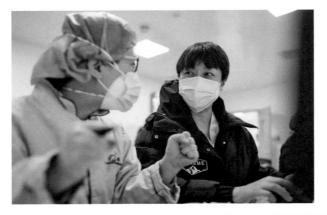

在光谷院区 ICU 工作期间，李圣青医生（右）整理医嘱并鼓励队员

"保证完成任务！" 2 月 9 日出征时，她郑重承诺。

"我们已圆满完成武汉同济医院光谷院区重症 ICU 的支援任务，全员平安返回！" 4 月 17 日表彰大会上，她铿锵报到。

在与新冠肺炎病毒搏斗的战场上，华山医院呼吸科主任、第四批援鄂医疗队队长李圣青率领着这支战队，历经 52 天的鏖战，创下了数项"首例"纪录——首例气管插管，首例 ECMO 置入术，首例 IABP（主动脉内球囊反搏术），首例 ECMO 撤机，首例气管插管拔管；交上了令国务院孙春兰副总理两次盛赞的成绩单——4 例 ECMO 患者脱机，16 例呼吸机患者拔管脱机，29 位患者顺利转出；探索出危重症新冠肺炎多学科救治的"华山模式"——关口前

移、多学科协作、精细化管理"三大法宝"。

"我们已经成长为一支华山医院危重症救治的天团。无论何时何地，只要国家和人民需要，我们都将使命必达！"

率队赴战场："如果不去，我这辈子都会良心不安的"

2月8日晚，奔赴武汉支援抗疫的集结号再一次吹响，接到电话的李圣青匆匆赶去医院。在这个原本象征着阖家团圆的元宵之夜，这座原本车水马龙的国际大都市，却如同被静止了时间一般，家家户户透出的灯光，依稀照亮空空荡荡的街道。

记者：您接到出征任务时是一个怎样的情景？

李圣青：当晚10：00，我接到电话通知去医院开会，布置紧急任务。国家卫生健康委员会发文要求我们医院增派一支包括180名护士、30名医生，共计210人的医疗队驰援武汉。去医院的路上我在科室群里发信息："医院要组队去武汉，我第一个报名。愿意报名的在我后面接龙。"结果我们科室几乎人人都报名。

到了医院得知，医疗队要指定一名队长，我就主动请缨："我本人就是搞呼吸危重症的，我们的重症ICU每年至少收治7～8例重症病毒性肺炎患者，虽然不是新冠肺炎患者，但我们也是有经验的。"

院长同意了我的申请，他对我说："军人出身，就是不一样，就由你带队。"

当时还有很多其他科室的专家教授也都纷纷主动报名，比如张文宏教授、吴劲松教授、陈澍教授等，大家都铆足了劲要去冲锋陷阵，我们华山医院的医护人员真的都非常可爱。

记者：您当时担心吗？您的家人作何反应？

李圣青：我早就忍不住了，之前医院派了三批医疗队都没给我报名机会，这次打电话叫我去，我能不主动报名吗？这是医生的职业习惯，我本来就是搞呼吸危重症的，我在家早就坐不住了。

如果这一次不去，我这辈子都会良心不安，我这辈子都不会原谅我自己，所以我拼了老命也要去。当然，我也不能保证百分百就能回来，因为情况真的很危险，但我还是想要参加。

第二天出征，要求早上 8:00 到医院，我 6:30 就从家走。出发前，我把儿子叫起来："妈妈有事跟你交代。喏，这是银行卡，这是银行卡密码，万一妈回不来，这个家就交给你了。"儿子鼓励我："妈妈您别说了，您肯定能平安回来。"

我爸我妈对我也非常信任，没有哭着喊着拦着不让我去，他们把我送下楼，叮嘱我"注意安全啊，早点回来"，就像平时送我出差一样。

前线战疫魔："时常半夜梦中惊坐起"

"滴滴，滴滴……"华中科技大学同济医学院附属同济医院光谷院区的 ICU 病房里，监测仪器发出有节奏的滴滴声。生或死，在这个病房里往往只是一瞬间，李圣青带领"华山战队"在此奋战了 52 天，与死神抢生命是他们的常态。

记者：刚抵达"战场"，心里害怕吗？您是怎么带领团队克服恐惧的？

李圣青：说实话，刚去的时候我也害怕，那些"90 后"的弟弟妹妹们也害怕。毕竟这是一个病毒弥漫的战场。我第一时间强调队员的安全，要求必须先做好个人防护再去治病救人，绝对不能有丝毫懈怠。我把感控任务交给陈澍教授，对他说："相信你，相信科学。"

我们的任务是整建制接管武汉华中科技大学同济医学院附属同济医院光谷院区重症 ICU 病房，到达之后的当务之急是要把这个原本仅有病床的康复病房改建为可以收治危重症患者的战时 ICU。

第一个星期，ICU病房建设和患者收治两者并举，院感防控由陈澍老师负责，每个环节我亲自把关。一开始，因为恐惧，许多年轻医护人员不敢进污染区，其实这都能理解。我就带头往里冲，收治第一个患者、完成第一个插管、调呼吸机、检查管路……每天早上8:00交班，9:00交完班我就进污染区，下午两三点，有时四五点才出来。

我跟大家说："一定要相信科学，不能沉溺于恐惧，我们华山医院的感控是全国一流，我们是用科学武装起来的队伍。既然来了，害怕也得干，不害怕也得干。那我们何不放下包袱，干就是了。"

第二个星期那叫"杀红了眼"。在战场上，我什么也想不到，只会想到我跟你拼了。危重症新冠肺炎患者病情变化非常快，常常上一秒还稳定得很，下一秒血压就维持不住了。那个时候，我们时刻在面临死亡的威胁。我感不到害怕，我只想着，必须要把死亡止住，所以我提出要关口前移。之前一篇报道的标题是"我和死神抢生命"，我真是抢啊，我慢一分、慢一秒，死神就真的来了，就是这么惨烈。

第三个星期，回头一看，两个星期下来我都没事，那就说明不会有什么事了，后面只要继续注意做好防护就行了。我也是这么跟队员们说的："前面你们都很害怕、都很畏惧，我也跟你们一样，但两个星期过去了，我们还这么坚挺地站在这儿，说明我们的个人防护是过关的，只要大家严格按照要求来，是没有问题的。"

一旦迈过恐惧这个坎儿，无论我们的医疗还是护理质量都大大提升，因为我们原本就有这个实力，我们交上了响当当的成绩单。

记者：一开始医疗资源很紧缺，医护人员都是超负荷运转，您采取了怎样的举措来改善这种状态？

李圣青：刚开始的情况确实不容乐观。要24小时准备插管，但只有呼吸科、麻醉科的医生会插管操作，我们人员有限，不可能每个班次都能排到会插管的医生；也不是每个医生都会上ECMO，同时我们还有CRRT（连续肾脏替代疗法），会操作的只有两三名医生。我们医疗队总共才30名医生，满负荷运转的时候，一天要上 8 个 CRRT，所有的压力都压在我们重症 ICU。

所以我就向同济医院副院长、光谷院区院长刘继红说明了当时的情况，并提出我们降低病死率的方法就是成立插管小队、护心小队、护肾小队，建议把医院有限的力量组织起来，24 小时排班，随时听命于重症 ICU 的指挥，遇到需要人手支持患者插管的情况就赶紧来，只有这样才能保证患者能够得到及时的救治。这也就是我们总结的光谷院区"三大法宝"之一——多学科协作。

后来，插管小队成为国家卫生健康委员会表扬的先进集体，护心小队、护肾小队也都获得赞誉。我们探索出来的"华山模式"被作为样板向全国推广。

这个过程中我也一直要求，要把华山医院的 JCI 国际医院管理标准带到光谷医院去，提出口号——"把每个危重症患者像呵护初生婴儿一样来照顾"。初生婴儿需要 24 小时贴身照护，ECMO 患者也一样。这些患者都是我一个一个亲自在管，就像对待"热恋情人"一样。有年轻人跟我开玩笑说，现在谈恋爱哪像这样 24 小时不离身，我说对待患者就要拿出这份热情来。

记者：作为队长，始终坚守在抗疫一线，您一定肩负着巨大的压力，您当时是怎样的状态？

李圣青：因为一直要操心，我经常"半夜梦中惊坐起"。我的手机始终是开着的，ECMO 医嘱群、污染区的医嘱群，我随时都要看。我要求队员们，患者有情况随时上报。对于年轻医生和其他科室的医生，不能强求人人都会使用 ECMO，但我要求他们时刻关注病情，及时在医嘱群里汇报，作为队长我及时给处置意见，他们遵照执行。

ECMO 的医嘱群，时常半夜 11：00、12：00 我有指示，凌晨 2：00、3：00 我还有指示。半夜只要醒来，我第一时间就是看医嘱群，看患者有没有特殊情况需要处理。在光谷期间我的入睡一直是困难的，一直靠思诺思勉强睡几个小时，直到回到上海隔离结束，我的睡眠也都没有调整过来。

这段时间头发白了很多，刚到武汉的第一个星期嘴角起了一串泡。我吃不下饭，酒店给我们准备的食物我一盒都没有打开过。大家都知道我喜欢喝可乐，下午我从污染区出来的时候，就有护士一边喊我一边递给我一瓶可乐："李队李队，'肥宅快乐水'来了！"因为在污染区不可能吃饭，可乐是能够最快补充能量的。

这么大的压力之下，大鱼大肉我吃不下去，开水泡饭配咸菜最适合我，我的学生知道后，把他们的咸菜都贡献给我了。

记者：最危急的时刻，医疗队经历了怎样的考验？

李圣青：30 名危重症患者，27 人气管插管，两人上了 ECMO，剩下一人在用无创通气，同时因为这个患者肛周脓肿，外科医生天天进去给他换药。当医生的有谁见过这种阵势。

华山医院的技术是经得起考验的，关键是要把水平发挥出来，还得超常发挥。最后一个阶段，我们病区发生了患者耐药菌感染，感控能不能做好事关最后的成败。但我有信心，我们华山医院感染科排名全国第一，我们的感染科教授专门负责此次感控，我对大家说："我们的感染科不是用来相信的，是用来迷信的。"

拿出十足底气的同时，我的要求也非常严格。先给张文宏主任打电话沟通情况，接下来跟结束方舱医院救治工作后前来支援的张继明主任交代，让他拿出一整套流程，在早会上给大家培训，同时也发到各个医嘱群里。我自己认真学习了感控流程之后每天进污染区督查，不允许有丝毫疏忽。

一个多星期之后，复查结果显示，所有的耐药菌全部阴性了。你看，我们华山医院的感染科就是用来迷信的，我们的句号画完美了。

归来话初心："坚定地做一名理想主义者"

2 月 27 日，被华山医院第四批援鄂医疗队队员们称为"最有成就感的一天"。经过 9 个昼夜的抢救，光谷院区 ICU 第一例 ECMO 治疗的危重症新冠肺炎患者转危为安，于这一天成功撤机；第一例气管插管接呼吸机辅助呼吸的危重症患者经过不放弃的抢救逐渐好转，也在同一天成功拔管，改用面罩呼吸。3 月 31 日，医疗队圆满完成任务，一路高歌《我和我的祖国》回到上海。

记者：孙春兰副总理两次听取您的工作汇报，一次竖起了大拇指，另一次盛赞"华山医院不负盛名"。那一刻您的心情如何？

李圣青：我当时心里是很有底的，国家卫生健康委员会要求每天上报各个院区的死亡数据，光谷院区的数据比别的院区低一半。

第一例 ECMO 患者成功脱机后，我们的自豪感油然而生；第二次汇报时呼吸机脱机 16 例，ECMO 脱机 4 例，这个数据多值得骄傲啊！春兰副总理听闻后说："华山医院不负盛名！"那一刻，我觉得我对得起华山医院了。

虽然我不是上医出身，但此次率队出征，我践行了复旦上医"为人群服务"的理念，发扬了华山医院红十字文化的救死扶伤、仁爱奉献的精神，做出了上医人、华山人的成绩，为上医和华山医院争光。

春兰副总理说"不负盛名"，说明我们华山医院原来就享有盛名，这些盛名是一代一代老教授们终其一生奋斗的成果，在我这里让它维持住，太不容易了。

记者：您作为医疗队队长，同时还肩负着临时党总支书记的职责，在您看来，在这样的救援前线，党组织和党员发挥了怎样的作用？

李圣青：当年我也是在抗击"非典"的战场上"火线入党"。党组织、党员无论如何都要做到最好，要充分发挥党组织的战斗堡垒作用和党员的先锋模范作用，面对危险都得第一个上，都得往前冲。

援鄂期间，所有高风险的操作都是我和张静总护士长第一个上，她制定护理的流程，我制定医疗的流程。因为我非常清楚，如果不是我这样的"老司机"先上，而是让年轻人先上，一个是他们搞不懂哪个地方是关键，再一个万一他们被感染了，对于大家来说都是危险，不如我先上，更安全一点。之前央视新闻的一幅海报上，我的照片旁配上标语"污染区，我先进"，正是抗疫前线负责宣传的同事看见我们的真实情况之后总结的。

记得 2 月 9 日上午在华山花园草坪上，临行前，焦扬书记交给我一项特别任务，"对于武汉抗疫前线表现突出的医护人员可以发展'火线入党'，就像你当年抗击 SARS '火线入党'一样"。我们党支部谨遵指示，援鄂期间华山医院第四批医疗队共有 16 名医护人员"火线入党"，其中"90 后"党员有 8 名。

2 月 8 日晚上 10：00，呼吸与危重症医学科的"90 后"邹海医生主动报名去武汉，9 日早上 8：00 到我办公室递交了一份入党申请书："请李主任在武汉抗疫火线考验我，我要向一名先进党员看齐，时刻以一名党员的标准要求自己！"10 日晚上 10：00，他要求和我第一批进污染区收治第一位危重新冠肺炎患者。在前线，邹海主动要求只排污染区的班，不排清洁区的班，冲在了 ICU 病房高风险操作的最前线，采集咽拭子标本、调试呼吸机、深静脉置管、管理 ECMO 等，这些工作常规操作就颇具难度，如今身着防护装备来进行，更是一种挑战，一个班次下来，全身被汗水浸透数次。

另一名"火线入党"的"90 后"男护士秦伟成，当班时把队里发给他的糖果、面包带给自己护理的 80 多岁的老爷爷、老奶奶，怕老人家牙齿不好吃不下，就用温水泡软了喂给老奶奶吃。当班时一位老爷爷突然情绪失控，砸坏呼吸机和排风扇，秦伟成反应迅速，立即和另外两名急诊护士一起安抚患者配合治疗。为了防止老人家进一步伤害自己和其他患者，晚上又唱着歌儿哄老人家入睡，精心护理直至老人家病情好转。

这些事迹感动着我，也在前线时刻感召着其他的医疗队成员，"华山战队"也正是在这样的引领下克服重重困难、坚守到底。

记者：在前线，您身边有一批"90 后"在和您并肩作战，您最想对他们说些什么？

李圣青：在这场战役中，我们华山医院第四批援鄂医疗队的全体队员发扬了特别能吃苦、特别能忍耐、特别能战斗、特别能奉献的精神，成功克服了对新冠病毒的畏惧心理，实现了重症 ICU 病房建设和患者收治两者并举。

习总书记在给北京大学援鄂医疗队全体"90 后"党员的回信中提到："青年一代有理想、有本领、有担当，国家就有前途，民族就有希望。"

援鄂期间，我不断鼓励大家："一定要把这次战斗当作职业生涯的一次大的提升和挑战的机会，要当作对你们内心历练成长的宝贵机会。"

初到武汉时，我们医疗队的这些"90后"队员们上台发言讲述的是如何克服畏惧心理主动报名上前线；离开武汉时，他们上台发言讲述的是自己50多天的成长与转变，"当初如果不来武汉将遗憾终生，武汉抗疫是自己人生的高光时刻，是自己职业生涯的最大亮点"。

作为队长，我看到了队员们的成长，这是我最大的收获。

记者：作为两次参与抗击重大疫情的过来人，您对青年医务工作者和医学生们有什么寄语？

李圣青：一定要坚定地做一名理想主义者。既然选择做医生，就一定要坚定地做一名好医生，千万不要心怀杂念，只有这样人生才会充实，才有幸福感，才会觉得快乐，就像帮助了别人，自己就会觉得快乐一样。

其实这些话一点也不虚，一点也不空，这是我自己的切身体会，我帮助了别人，我就获得了一种充实感、幸福感。试想一下，如果当时我退缩、我害怕、我被恐惧战胜了，没有救治这么多人，我能拥有这样的充实感和快乐感吗？为什么我们华山医院第四纵队的队员都感到很骄傲，那是因为大家拿命拼出来的成绩摆在这儿。

对于复旦的医学生而言，大家拥有那么智慧的头脑，就应该肩负起更多的责任。

记者：您被授予了"全国卫生健康系统新冠肺炎疫情防控工作先进个人"称号，这个称号对您来说意味着什么？

李圣青：名利对我来说都是浮云。就像我一开始冲上去也不是为了名利，我只是做了我该做的事情。如果我不去，我躲在后面，我这一辈子内心都会不安的。年轻的时候遇到"非典"，我作为小医生冲上去了；现在我成为大医生，如果在背后缩着，这不是我的风格。国家对我认可，我很感激，但有没有荣誉我都是一样做。

记者：隔离结束后，您做的第一件事是什么？

李圣青：结束隔离之后就回到医院，赶紧复工复产。我也捡起了多年前就会的厨艺，给家人擀面条、包包子，发了朋友圈，收获一片点赞。

因为我看到生命的脆弱，所以体会到人生的宝贵。

平时我每天早晨 6:30 就离开家去医院，晚上经常 11:00、12:00 才回去。中午一般简单吃个面条，或者吃我妈给我准备的盒饭，晚上经常要去讲课就在外面吃个饭，已经很多年没有像这样给家人做饭了。

（后记：结束采访时是晚上 10:00，此时李圣青正在杭州疗养，但疗养期间她也没有停下手中的工作，"早上起来改稿，一会儿接着改。结束疗养之后就立即回到医院。"她说："走上了这条路，就要一直这样走下去，这就是人生的常态。人生就是不断地选择，选择了从医，时间就要不断被工作所占据；如果选择享受生活，分分秒秒都能享受生活。怎样都能过一生，这是每个人不同的选择而已。"）

（文字：孔潇若 陈思宇）

张继明：从"战场"到课堂，心中分量最重的永远是患者和学生

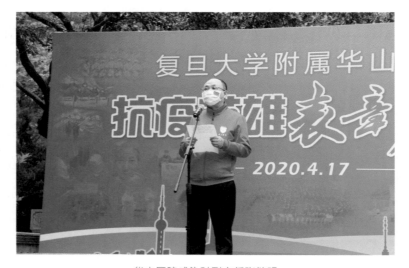

华山医院感染科副主任张继明

2月3日出征任务确定，一小时救援队组队完毕，2月4日出发，当天晚上到达武汉。这支救援队，正是华山医院国家紧急医学救援队，也被称为华山"三纵队"。

出发前夕，当华山医院感染科副主任张继明教授知道自己第二天就要作为队长带着整个救援队上前线"打硬仗"的时候，第一反应是：压力很大。转念一想：确实应该我去。这个张文宏口中的"张妈"是华山感染另一灵魂人物，对抗击新型冠状病毒这个狡诈的"敌人"，张继明当仁不让。

在驰援的武昌方舱医院，华山"三纵队"和来自全国各地的其他医疗队共同奋战，实现了患者零病亡、零回头，医护零感染，为提高治愈率、有效降低病亡率交出了一份闪亮的答卷。武昌方舱休舱后，包括张继明在内的 26 名队员继续转战武汉同济医院光谷院区 ICU，和华山医院的战友们会师，收最重的患者，打最硬的仗。

出征之时，张继明的发言只有简短一句话，却铿锵有力：不辱使命，带着所有人平安归来。

凯旋之时，张继明感慨满满，这位从医 36 年的医学"老兵"，见过无数生死时刻，但武汉前线的点点滴滴还是让他数次落泪。

"最大的危险是不知道危险在哪"

从武汉回沪，在前线瘦了十多斤的张继明终于开始慢慢恢复体重。张继明感慨：终于睡了一个好觉。采访在隔离休整期间进行，话题自然从张继明回沪后的状态谈起，言语之间，张继明最为牵挂的还是患者和学生，他说，很多患者等着自己开诊，他的几个学生，目前课题进展如何，他都如数家珍。在他心上，分量最重的永远是患者和学生。

记者：能为我们分享一下您初到武汉时的感受吗？

张继明：出征的时候，有一个强烈的感觉是我们要去的是一个未知的战场。刚到武汉那晚，我们直到下了火车，还对接下来要去哪里一无所知。后来，我们被接到了一个大体育馆，才知道这就是方舱医院，就是我们后来奋战的地方。

我的第一感觉是这就像战场前线，我在这里感受到了最前线的紧张气氛。2 月 5 日当天晚上 11：00，我们就开始接收患者了，到第二天上午一共 500 名患者入院，这个强度是之前从未经历过的。很多人问我，前线最大的危险是什么，其实，最大的危险就是不知道危险在哪儿。当时方舱医院组建仓促，物资匮乏，条件极其简陋，院感流程还在形成过程中，身边的每个环节都有可能存在风险。但我们必须冲在前头，还得保证自己不被感染。我负责整个医院的院感管理工作，我的任务就是出征时我承诺的那样，要做到医护人员零感染，应该说面临的压力不小。

后来，我们通过严格的院感流程，实现了这个目标。比如，我们在方舱医院附近临时建了一个焚烧炉，专门焚烧污染的防护服、手套、口罩等医疗废弃物；患者的排泄物里面也是有大量病毒的，也是统一收集，运到专门的地方去处理；患者洗脸水、漱口水、洗澡水也不能随便排放，收集起来到专门的地方处理。这些都是武汉方舱医院留下的经验。

记者：进驻方舱医院后，一开始医疗队遇到了哪些困难？又是怎样克服的呢？

张继明：最初方舱医院条件确实比较艰苦。当时方舱医院里很多东西都没有。一开始都没有大的垃圾桶及垃圾袋，要拖地找不到拖把，要消毒地面却没有消毒片，体育馆无污水处理系统，需要收集患者的洗脸水、漱口水，却没有水桶等物资。后来我的一个在职博士生王燕（华山医院老年科医生）自己想办法，通过各种渠道，打听到武汉一家公司卖这些东西，她自己花钱在网上订好，我们坐车到几十公里外一个工厂，在那里买到了拖把等物资。后来，在政府和全社会的通力协作之下，医院内设施物资不完备问题基本得到解决。

此外，医护人员如何与患者建立信任感也是一个问题。在抗疫前线，医生穿着厚重的防护服，每几个小时换一次班，和患者的交流不太稳定，加上一开始一些患者存在悲伤、焦虑、急躁、恐慌等负面情绪，因为不少患者的一个或多个亲人已经病逝，家人都在隔离中，无人探视，即使亲人去世，也不能离开，为亲人送最后一程。医患之间的信任感和沟通会比平时更为困难。

后来，在武昌方舱医院，我们成立了临时党委，在舱内成立患者临时支部，让患者和医务人员一起参与舱内病友管理，通过党组织的力量做一些思想工作，稳定情绪、消除恐慌。同时，我们在前线推行一套我们称为"话"疗的

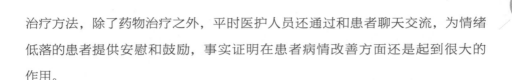
治疗方法，除了药物治疗之外，平时医护人员还通过和患者聊天交流，为情绪低落的患者提供安慰和鼓励，事实证明在患者病情改善方面还是起到很大的作用。

经过一段时间的磨合，医疗队以及政府部门之间衔接顺畅，患者治疗情况也趋于平稳。大家可以从媒体上看到方舱医院内的一些场景令人振奋：在医护人员带领下，患者们可量力而行，随着音乐节拍跳起广场舞、健身操，活力满满，促进身体更好更快地康复。除此之外，这样做有助于和患者建立良好的沟通，稳定患者情绪，还可发现病情重一些的患者，以便作为重点监护对象，减少转为重症的比例，降低病死率。

疫情面前，别无选择，唯有逆行！

武昌方舱医院从 2 月 5 日开始收治患者，运行了 35 天后宣布休舱。35 天的时间里，武昌方舱医院渐入佳境，创造了一系列"最"：最早投入使用、最早成立临时党委和患者临时支部、最早有患者出院、最早开始进行患者心理疏导、最晚一个休舱。其中，在运行 6 天后的 2 月 11 日，首批 28 名患者痊愈出院，极大提振了全社会抗击疫情的士气，也很好稳定了患者的情绪。

记者：您在前线经常是十几个小时连轴转，最辛苦的时候支撑您坚持下去的信念是什么？

张继明：这个也不要说得太高大上，我觉得主要还是职业精神驱动。疫情面前，别无选择，必须要站出来，必须要上，这就是医护人员的职业精神。

另外就是前线氛围的感召，我们刚到武汉时，平日里繁华热闹的街上几十公里内都看不到人和车，商店都紧闭大门，街上安静得让人感到压抑。这些都给人一种身处前线的感觉，会推动你必须要去做些什么改变这个状况。

当然，我们在前线也感受到很多来自后方的关怀，市卫生健康委员会、复旦大学、复旦大学上海医学院、华山医院等方面都提供了很好的支持和保障，为我们免除后顾之忧，也让我们感觉，在武汉前线，我们不是一个人在战斗。

记者：您和您的团队坚守在前线的一个多月里，一定有不少记忆深刻人和事，能和我们分享一下吗？

张继明：让我印象很深的一个患者，大约 60 岁样子，他入院后情绪一直比较大。我去跟他聊天了解情况，知道他爱人不久前感染新冠肺炎去世了，从得病到死亡只有四五天，所以他当时还没有从悲痛中走出来。还有一个患儿，是一个小模特，当时她的外婆和妈妈也感染新冠肺炎住院，她妈妈压力特别大，我们了解患者的情况后就多去关怀，多去安慰，患者最后还是非常配合。除了医疗救治之外，医护人员很重要的一个责任就是和患者多交流谈心，为他们减轻心理压力，安抚焦虑情绪。

另外，我想说的是，其实在前线，还有很多武汉的基层干部和社区工作人员，他们的贡献也非常大。医护人员在方舱医院的工作，是联防联控的其中一环，还有更大范围的工作是政府、社区在做。在战疫最艰难的时候，几乎我接触到的每个基层干部和工作人员都哭过。他们往往把最好的食物留给患者、援鄂医疗队员，他们自己其实都没什么吃的。医院内的方方面面细节，比如说医院里门坏了，穿防护服的地方需要镜子等，这些都是由政府相关部门去协调解决的，他们真的很不容易，也付出了很多。

"高高在上，是做不了一个好医生的！"

在前线奋力抗疫的同时，张继明也没有忘记他的学生们。2 月 26 日，一堂面向复旦大学上海医学院 16 级临床八年制专业本科生的"传染病学"课程在"云端"开讲。身在方舱医院的授课教师张继明仍坚持准时上线为学生答疑解惑，为同学们上了最生动的一课。

在日常教学中，张继明也会将自己的经历和对于医学专业的思考传递给医学生们。在采访中，他也向记者谈起了自己从医的心路历程。

记者：我们知道您从上海医科大学（现复旦大学上海医学院）毕业后，在华山医院感染科工作至今，可否谈谈当时选择走医学道路的心路历程？

张继明：我之所以学医，还要归功于班主任樊学敬老师的极力推荐，从此开启了我的学医之路。我 1981 年考入河南新乡医学院医疗专业，毕业后回到江家集镇医院工作，是恢复高考制度以来第一个回乡工作的大学生。家乡地处大别山区，属革命老区，当时比较贫穷、落后，缺医少药，医疗条件极其简陋。在临床上，传染病是当时的常见病，如伤寒、细菌性痢疾、乙型脑炎、流脑、麻疹、肝炎等。在这样艰苦的条件下，我工作了 6 年，救治了很多患者，也算是为家乡父老尽了微薄之力。我之后继续深造选择传染病领域也和这段工作经历有很大的关系。在基层医院工作期间，乡里乡亲也教会我很多，医患关系非常融洽，也让我积累了宝贵的临床经验和基层工作经验，是一段难得、难忘的锻炼和经历。

记者：华山医院感染科是一个有着悠久历史传承的"王牌"科室，前辈的事迹和精神对您的职业生涯有什么影响？

张继明：在研究生录取过程中，林善锬教授，当时的传染病科主任、全国著名的传染病专家翁心华教授和全国著名的流行性出血热专家王嘉瑞教授起了决定性的作用，当得知我有选择传染病科的意向之后，林教授还专门向翁心华教授和王嘉瑞作了特别推荐，为我说了不少好话。正是由于以上和我素不相识的老师的赏识，我的命运之路从此发生了改变。

我在华山医院感染科攻读的是临床技能型研究生，硕士阶段的导师是孙涛教授，转博后的导师是徐肇玥教授，王嘉瑞教授和杨佩珍教授在课题设计和实验技术上也给予了非常大的帮助。作为临床型研究生，临床技能训练是最重要的，感染科一批著名的教授，如戴自英、徐肇玥、翁心华、孙涛、潘孝彰、邬祥惠、张清波、石饶忠、尹有宽、章婉琴等教授都给予了无私的帮助；抗生素研究所的汪复、张婴元、张永信、施耀国等教授也在抗菌药物合理使用上给予宝贵的指导。从这些老师身上，我深深感受到治学严谨、教书育人的大师风范，我心底里永远感激他们！

记者：近年来，您发表了不少科研成果。作为临床医生，您是如何做到临床和科研两手抓的呢？

张继明：在顶尖大学附属医院，光会看病是不行的，还要会做科研，也就是近年来所说的研究型医生。在 1999 年前后，我明显感觉到自己科研能力的不足，需要充电，否则会跟不上时代。由此我产生了到先进的实验室进修学习的想法。当我把这种想法向翁心华主任汇报后，他非常支持我。他一直有着前瞻性的眼光，对我说流行性出血热患者逐年减少，要把研究方向转到我国的常见病病毒性肝炎，尤其是乙型肝炎上。在这个领域，上海医学院的基础研究也是处于全国前列的，他亲自带着我去找闻玉梅院士，闻教授马上安排瞿涤教授具体指导，从事鸭肝炎病毒感染模型和苦参素抗病毒作用的研究。

闻玉梅院士、瞿涤教授和何礼芳教授是我在乙肝基础研究方面的领路人，这段科研经历使我终身受益！这些年来，闻院士一直强调临床与基础的结合，她对我的鼓励也一直在激励我在科研的道路上前进。不论身在何地，任何时候，我一直把自己当成医学分子病毒实验室中的一员，袁正宏教授、谢幼华教授、童舒平教授、王宾教授、李建华教授、邓强教授等在乙肝研究方面给予了巨大的帮助，至今和他们课题组仍有密切、良好的合作关系。

记者：如今，您作为医学生和青年医生的前辈，向他们传道授业解惑。您在方舱医院的时候仍坚持给学生上课，您说"就算再忙，也不能耽误学生的答疑！"可见学生在您心中的分量，您对后辈有怎样的要求和期望？

张继明：和大多数上海医学院毕业的同行比，我的起点是比较低的，我考入上医之日起即意识到这点，也暗暗下定决心，要经受起寂寞，笨鸟先飞，做一个不遗余力的追赶者，一刻也不能松懈，尽最大努力，做出优异成绩，回馈我最热爱的上医和华山医院。

我经常对学生讲的话就是，英雄不问出处，我不看你的起点，你的出身如何，关键在于你的持续付出和踏实努力。作为上医人、复旦人，要承担更多的责任，对自己有更高的要求，这背后要付出更多的努力。

当然，作为医生而言，还要学会和患者更好地进行交流沟通，这次前线抗

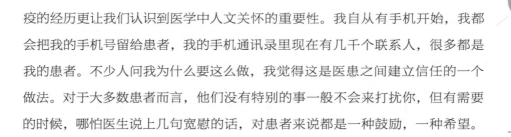

疫的经历更让我们认识到医学中人文关怀的重要性。我自从有手机开始，我都会把我的手机号留给患者，我的手机通讯录里现在有几千个联系人，很多都是我的患者。不少人问我为什么要这么做，我觉得这是医患之间建立信任的一个做法。对于大多数患者而言，他们没有特别的事一般不会来打扰你，但有需要的时候，哪怕医生说上几句宽慰的话，对患者来说都是一种鼓励，一种希望。作为医生，我最怕的不是患者得了疑难杂症，而是他对你产生不信任，进而放弃治疗。

医生的培养是一个漫长的过程，学医是一辈子的事，除了医术层面，更有人文关怀层面的培养，也就是上医倡导的"为人群服务"的理念，要仔细体察患者的需求，和患者交心。有一次，我的学生负责的一个患者要转院，他是从外地前来求医，家属不在身边，自己又不会使用打车软件叫车。于是，我请学生帮助患者叫好了车。我对学生说，让他自己到外面去扬招出租车，万一很无力摔倒了，出事了怎么办？很多在你看来很容易的事情，对于患者来说，可能就是天大的困难。

所以，做医生如果不投入进去，浮在表面，高高在上，是做不了一个好医生的。要理解你的患者，就是把他当成亲人。同样，你也会从这个过程中得到回馈。

（文字：齐臻熹　张欣驰）

张静：治病救人是医者的分内职责

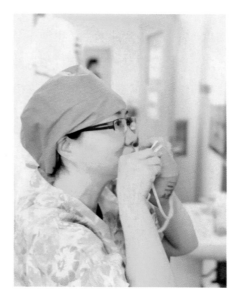

华山医院外科总护士长张静

　　2月8日元宵节当晚，华山医院第四批援鄂医疗队员们接到了准备出发前往武汉一线的指令。2月9日，医疗队全部抵达武汉；2月10日，被称为华山"四纵队"的他们整建制接管了武汉华中科技大学同济医学院附属同济医院光谷院区（以下简称"同济医院光谷院区"）重症监护室。在随后近两个月时间里，该批医疗队护士长、华山医院外科总护士长、副主任护师张静和她的华山"同袍"们在同济医院光谷院区重症监护室这个武汉地区危重症患者最集中的病区之一，与新冠病毒展开了殊死鏖战。3 月 30 日，转运了最后一位重症患者之后，全体医疗队员于第二天集体返沪，圆满完成援鄂抗疫的重大任务。

援鄂期间，医疗队荣获"全国卫生健康系统新冠肺炎疫情防控工作先进集体"。因在援鄂抗疫过程中表现出色，张静被国家卫生健康委员会授予"全国卫生健康系统新冠肺炎疫情防控工作先进个人"。在近 2 个月的高强度工作中，张静既在一线亲历了人类对疫情的不懈抗争，也被许多温暖的故事深深打动。谈及全社会给予抗疫模范人物的高度褒扬和"英雄"称号，张静谦虚地表示，自己称不上是英雄，只是"尽到了一个医务工作者治病救人的分内之责"。张静说，在武汉的日子里，自己的脑子里只有两件事，一是把患者救好治好，另一件则是把医护人员的安全保护好，别无其他。

心无旁骛，一心救人，数万名医务工作者无疑是打赢武汉保卫战、湖北保卫战，夺取疫情防控重大阶段性胜利的中流砥柱。张静告诉记者："我为我的同事们感到骄傲。"

冲在一线是我的责任

记者：您能回忆一下医疗队出发和刚刚抵达湖北时的情景吗？您当时的感受是怎样的？

张静：　2 月 8 日晚上，我们接到指令，要求华山医院抽调 30 名医生和 180 名护士组成医疗队，前往同济医院光谷院区整建制接管重症监护室。随后，我们护理部就开始紧急调配人员。尽管很多人家里都是上有老下有小，但听到征集人员组建援鄂医疗队的消息后，大家都主动报名，有些护士甚至已经是多次报名了。在当时，武汉疫情严峻危险，援鄂任务十分复杂繁重，这批医疗队出发后，任务时间与返沪归期均不确定。但面对这样的形势，华山"四纵队"的队员们在安顿好家庭后，毅然决然选择了逆行出发。

说实话，出发时，正值湖北和全国疫情最严重的时期，我的心情是比较沉重的。但是这种沉重没有持续多久，因为抵达同济医院光谷院区的那一刻，我们就立刻投入连轴转的紧张工作之中。

我们抵达湖北时看到的同济医院光谷院区病房，尚不具备接诊条件。这里的重症监护室病房由普通病房改建而成，不是负压病房，也没有新风系统，整个病房只靠一个排风扇通气。由于医疗队的大型设备还在运输途中，初期同济医院光谷院区的仪器设备的缺口也很大。但是，疫情联防联控指挥部要求我们，2月10日当天必须打开病房收治患者，这就意味着我们要在8个小时内把一个只有病床和床头柜的病房按照重症监护室病房标准改造完成。在这8个小时里，我和同事们真的是争分夺秒，一边完成各种设备的安装等，一边加紧培训护士完整的个人防护流程。最终，我们按照指挥部要求，在晚上10：00启动病房开始接诊，完成了第一个艰难的任务，为我们的援鄂医疗救治工作开了一个好头。

记者：为了让同济医院光谷院区更好地接收和救治患者，除了硬件上的改造，你们还做了什么吗？

张静：实际上，我们在同济医院光谷院区重症监护室实施了一套为武汉量身定制的"华山模式"。例如，我们在驻地酒店的房间里划出污染区、半污染区和清洁区，建立了驻地感染防控制度；同时，我们制定了严格的氧气钢瓶使用、转运和管理流程等。由于疫情的特殊性，我们结合华山医院的标准、规范和经验，根据实际情况制定了包括医护人员职业暴露处理、患者心理康复护理、患者转科及遗物交付等在内的一系列制度流程，确保了医护人员零感染和入院患者无交叉传染。

记者：援鄂期间医疗队员们面临的最大难题是什么？你们是怎么克服的？

张静：最大的难题首先是恐惧心理。由于疫情的不确定性，刚开始大家都有些害怕，也出现了过度防护的情况，队员会用封箱带封紧口罩，但这就会加速缺氧。后来我们采用"汉堡式"防护，手术衣、防护服、手术衣穿3层，手套戴3层，2层口罩再加1个面屏。汉堡式防护的不足是会消耗队员体力，而且非常闷热，队员都要用冰块来给自己降温。

其次是队员个人巨大的心理压力。比如，医生和护士都很难接受患者死亡

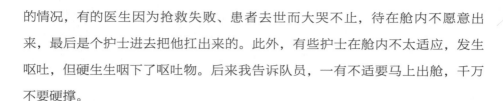

的情况，有的医生因为抢救失败、患者去世而大哭不止，待在舱内不愿意出来，最后是个护士进去把他扛出来的。此外，有些护士在舱内不太适应，发生呕吐，但硬生生咽下了呕吐物。后来我告诉队员，一有不适要马上出舱，千万不要硬撑。

为了克服这"两大难题"，我们想了不少解决办法。为了让大家克服恐惧，我和李圣青主任遇到危险任务一定第一个冲上去，很多事情我们都冲在前面。比如为重症患者做气管插管治疗，十分危险，于是，我和她搭班完成操作。作为护士长，你肯定要身先士卒，第一个接触患者、第一个护理患者，而医疗队员们看到我们完成这些任务后还都好好的，大家也就慢慢不害怕了。

面对患者死亡带给医疗队员的心理压力，一开始我们都无法接受，但是人不能一直沉浸在悲痛中，只能化悲痛为力量。我们还针对化解这种压力的源头，想尽办法降低患者的死亡率。李主任提出关口前移、提早干预，一旦患者氧饱和度降到八十几，马上进行气管插管、生命支持。这些措施最终极大降低了患者的死亡率。与此同时，马昕副院长也会不定期地举办分享会，一起探讨工作中碰到的问题，让队员们相互鼓励，组织大家在驻地酒店练习瑜伽、打羽毛球等，还给队员们过集体生日，用集体的力量来支持和鼓励大家更好地坚持下去，完成好医疗救治任务。

救治患者是医者的本分

记者：在您援鄂工作期间，有哪些工作瞬间让您特别难忘、印象深刻？

张静：让我印象深刻的瞬间和故事太多了。比如，有一位患者因为缺氧出现了行为异常。他扯掉了自己的输液管，还拿呼吸机去砸病房的排风扇。护士们听到声音立刻冲入病房去抱住患者进行安抚、给他用药。在此期间，他们和患者之间几乎脸贴脸。再比如，日常工作中，我们总能看到，有些人还没有氧气钢瓶高的"小护士"，为了救治患者，穿着厚重的防护服推着氧气钢瓶一路小跑到患者身边。

我们做的一切工作都是为了更好地救治患者。我们的医生护士每天会跟重症患者说话、唠家常，即使我们都知道其中一些患者没有知觉也不会有反应，但我们希望，并且也相信他们能够感受到我们乃至全社会给他们的温暖。我们曾经收治了一位82岁高龄的患者，他在清醒以后不太配合治疗，我们以为是治疗护理造成的疼痛引起患者拒绝，后来发现是因为老伯想家了。了解到这种情况之后，同事们在休息时间主动找到他的家属，让家人跟他通话、视频，安抚老人的心理，让他配合我们。从此之后，这位82岁的患者非常配合我们的各项治疗工作。

此外，每当有患者不幸离世时，同事们都会把逝者从头到脚仔细擦洗干净，陪伴他们最后一程，再向患者庄重地三鞠躬告别。

所有这些工作中的点滴细节，现在回忆起来仍然都让我非常感动。尽管每一个故事有所不同，但让我难忘的地方却是共通的，那就是全体华山医疗队员们所体现出来的尽职尽责与敬业之心。

记者：您认为是什么原因让医疗队在面对那么多困难时，仍然能取得令人瞩目的成绩？

张静：其实道理很简单，那就是治病救人的责任心与使命感。我们要完成自己作为医生护士的神圣职责，这是我们的信念和信仰。我总是想，我是一个党员、是一个中国人，疫情当前，如果中国人不救中国人，那还有谁来救？

在这一点上，我的同事们应该和我是一样的。我特别想对我的团队，尤其是我们队伍里的"90后"们说，你们已经在磨难中奋起、在磨砺中成长，经历这场战役，我们已经成为一支特别能吃苦、特别能战斗、特别能忍耐、特别能奉献的"天团"，我为大家感到骄傲。我相信，这段援鄂的经历是人生最好的礼物。我们每个人都在这段难得的经历中收获了成长。作为一名医务工作者，我非常荣幸能和来自全国的这么多医学大家并肩战斗，我们从中学到了很多东西，这样的经历一辈子也不会有几次的。

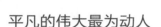

平凡的伟大最为动人

记者：除了医护人员，在援鄂期间，您还遇到过哪些令您印象深刻的人和事？

张静：我想抗击疫情绝不只是医生和护士在战斗，在这场疫情中，患者、志愿者乃至每一个普通人都是我们的战友。

我们院区有一位气管插管的患者，在拔管以后跟我们说的第一句话就是"谢谢"。他说："我总算从鬼门关回来了，谢谢你们。"听到这声"谢谢"，我忍不住哽咽了，护目镜都花了。

记得我们到达武汉的第三天，就有市民给我们送了几十箱的水果。要知道在当时的武汉，这些水果不知道需要花费多少心思才能送到我们手上。在我们病区，有一位武汉本地的保洁工，主要负责舱外消毒和进舱转运医疗废物，工作风险比较大。有一次我问他，为什么要冒着那么大的风险继续工作？他说，你们都从上海来了，我怎么能不来？我还遇到过一位武汉本地的出租车司机，他有着 12 年党龄，在车上贴了党员司机的标志，有需要时会免费接送医务人员往返医院驻地。他告诉我，自己没什么本领，只能做点力所能及的小事。

其实，这样的人和故事还有很多。在湖北期间，从患者到保洁工，从许许多多我们接触过的普通人身上，我经常能够感受到平凡人的伟大。这些"伟大"之处深深地打动着我，也鞭策着我做好自己的本职工作。

记者：您荣获"全国卫生健康系统新冠肺炎疫情防控工作先进个人"，这是国家和人民对您和您团队出色工作的感谢与褒奖。作为抗疫英雄您最大的感受是什么呢？

张静：不要把我称作"英雄"，我只是做了一个医护人员的分内之事。在这场疫情中，每一个默默无闻、辛勤付出以及坚持做好个人防控的普通人都称得上是抗疫"英雄"。

这次抗击疫情，大家把所有的荣誉都给了我们，但其实抗疫光靠我们医务工作者是不行的，大家的支持和帮助才是我们在前线抗疫最坚强的后盾。

非常感谢我们医院把最好的防护物资送到武汉，再次感谢给我们运送物资的师傅，给我们捐赠物资和羽绒服的锦江集团、三枪集团和波司登集团等企业。特别要说的是，这次医疗队赴前线援鄂，复旦大学、复旦大学上海医学院和华山医院，对医疗队员的家属给予了无微不至的关怀。医院领导多次去慰问队员家属，总是在第一时间回应家属的需求，解除了所有援鄂队员的后顾之忧。作为援鄂医疗队的一员，我们十分感谢上海，感谢复旦大学、复旦上医，感谢华山医院，一如既往地给了我们最有力的支持。

当然，我还想感谢家人的理解与支持。在武汉的一个多月里，家里人知道我没时间跟他们沟通，所以我女儿每天会给我发一个一元的微信红包，她看见我收了红包就知道我是平安的了。

记者：您还记得经过近两个月的奋战，当你们即将离开时，同济医院光谷院区的样子吗？您能回忆下当时的场景和心情吗？

张静：我们是最后一个撤离同济医院光谷院区的。撤离前我和李主任将最后一位患者转运到同济中法新区院区。之后我们重新打扫了重症监护室病房，将仪器归位，跟同济医院的医生护士们合影。我们还把自己住的房间打扫干净，每个人都留下一封感谢信。回上海当天，同济医院的医生护士和武汉市民都来送行，还有警车为我们开道，场面很壮观。离别的时刻，我们大家都觉得和武汉难舍难分，两个月时间，我们已经和武汉结下深厚的情谊，相信这份情谊会持续一生。

（文字：肖暖暖　陈　琳）

施劲东：我愿负重前行，换来岁月静好

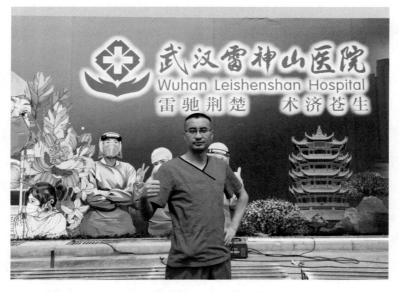

上海市第五人民医院医务科科长、呼吸与危重症医学科副主任施劲东

2001 年从复旦大学上海医学院毕业，2003 年参加抗击"非典"，2013 年担任全球首例人感染 H7N9 禽流感病例的主治医师，2015 年新疆参与结核病防控，2018 年西南边疆扑灭麻疹疫情，2020 年带队驰援武汉雷神山医院……每一次疫情，都留下施劲东战斗的身影。

1 月 24 日，在意大利，他义无反顾地选择回国和祖国共渡难关。

1 月 28 日，回到上海，来不及调整时差，他便投入疫情防控工作中。

2月18日，"疫情暴发，我不上，谁上？"他兑现最初的誓言，身披白衣战袍无畏逆行。

2月19日，"50个人去，50个人回"，誓师大会，他向领导承诺。

2月19日至4月6日，"48天昼夜不舍坚守到最后，同病毒殊死搏斗，全力救治，成绩斐然。武汉雷神山医院高高飘扬着五院队旗，留下了与时间赛跑、与死神搏斗的战斗身影。"上海市第五人民医院援鄂医疗队用行动诠释了团结、务实、创新、奉献的五院精神，构筑起保卫武汉人民生命健康的"铜墙铁壁"。

4月20日，"上海五院第三批援鄂医疗队胜利凯旋，50位队员平安归来，向五院报到！"他向吕飞舟院长交还队旗。

"如果不参与这场战役，我会抱憾终身"

记者：我们从新闻报道里得知，疫情初期您中断了国外的进修学习返回国内，您能介绍一下当时的情况吗？

施劲东：2020年春节新冠肺炎疫情发生时，我正在意大利进修学习。开往武汉的列车上有前辈和同学，留守上海的有同事和同仁，而我却远在意大利，当时真是寝食难安。

看到疫情日益严峻，病例数与日俱增，医院两位护士大年夜逆行武汉，我感觉到形势十分严峻，于是除夕当天就向医院提出终止进修、提前回国参加抗疫的申请。覆巢之下，焉有完卵，不扑灭武汉疫情，上海和全国一样都有危险，我的家人也有危险。什么是祖国？其实就是自己的家人、朋友、同事，身边认识的、不认识的这些人组成的。无论你是白族，还是汉族，我们都有一个共同的名字，那就是"中国人"。那不勒斯国家肿瘤中心的负责人说"你回国是去参加抗疫，去救自己的同胞，我们支持你！"短短三天就紧急帮我办理好回国手续，甚至提前颁发了进修证书。1月28日，我回到上海投入医院的疫情防控工作中。

　　总有人问"医生护士这个群体非常特殊，每每疫情暴发，总是会有很多医护逆行，你们为什么有这个勇气，哪怕以命换命？"希波克拉底誓言不是说说的！初进医学院，我们就庄严宣誓，献身医学，热爱祖国；竭尽全力除人类之病痛，助健康之完美。从那时开始，无论是在医学院，还是踏入工作岗位，这种责任和精神也就不断地影响着每一位医务工作者。前辈、师长的言传身教，长年累月的潜移默化，不知不觉"健康所系，性命相托"也就成为了医生护士的职业使命。

　　在疫情暴发时，每一位医生和护士都会自己进行评估，我到底适不适合去武汉，去了武汉我是否能够帮得上忙，还是可能会添乱？我作为一名经验丰富的呼吸与危重症医学科的医生，我觉得自己最适合去做这件事情，武汉也需要我这样的医生，这就是我们的责任，我们的使命。如果不参与这场战役，我一定会抱憾终身的。

　　记者：回到国内后，您接到的任务是什么？

　　施劲东：当时我们医院呼吸与危重症医学科揭志军主任压力非常大。因为他是闵行区的新冠肺炎专家组组长，五院又是闵行区传染病医院，领导认为我回来以后能够帮上他的大忙。而且原医务科科长年前工作调动，突如其来的疫情来势汹汹，管理力量亟需加强，于是我被任命为医务科临时负责人主持工作。

　　回沪第二天，我就立即接手疫情防控的现场指挥工作，协助医院领导梳理方案、制定规章制度、组织疑难病例和危重病例会诊，迅速理顺防疫流程和上报制度，为上级部门决策提供客观依据。

　　2003 年，我刚参加工作不久就遇到了 SARS。2013 年在揭志军主任的带领下，我们科室收治了全球首例人感染 H7N9 禽流感病例。两场疫情我都全程参加了战斗，有十分丰富的临床经验，这些经历也带给了我信心。

　　特别是 H7N9 的疫情中，从中央到地方，全社会联防联控、群防群控的工作机制可以发挥出巨大的效力，有效遏制了疫情在中国的发展和流行，中国的疾控体系和应急能力逐步走向成熟。但是没有想到的是，这次疫情的严峻性和复杂性出乎意料。医院在大年夜、年初四先后派出两批四名队员的情况下，还要组建50人的整建制医疗队，奔赴武汉。

大火来临，消防员要站出来；外敌入侵，军人要站出来；疫情暴发时，就是一个医生应该站出来的时候。2月17日深夜，医院接到上级通知。凌晨，医院仅用了一个小时就确认了名单。我们甚至还有点幸福的烦恼，要从200多个报名者中抽调最精干的医护，打电话过去都是二话不说。没有被选到的，第二天还会特意来找我提意见。

作为闵行区的新冠肺炎专家组组长、五院呼吸与危重症医学科负责人，揭志军主任最后没有去成。因为他要驻守闵行、保卫闵行，所以我比较幸运，被医院任命为医疗队队长。为支援武汉，揭志军主任派出了科室所有的精兵强将。最后，我带走了四名医生和四名护士，特意留下了一名副高职称的医生减轻他的压力，在大后方保卫我们的闵行。

西行除魔之出征记

汹汹新冠乱江汉，壮士五十学南山。

西行渡厄冬寒怯，白衣飒飒天下安。

——施劲东写于出征武汉时

记者：您被任命为队长带队出征武汉，给予50名队员的准备时间是非常短暂的，能否介绍一下出发前的情景？

施劲东：第三批队员特别多，我接到任务后是又兴奋、又紧张，因为准备时间不多，而当时的物资又非常紧缺。医务科、院感科、运行保障科、设备科等职能科室为了保障临床医务人员的防护竭尽全力。每天，市卫生健康委员会也都是协调各方，优先提供物资给五院。

对防护物资，医院当时进行了统一调配，口罩、隔离衣都是每天领取当天的量。发热门诊患者在不断地来，隔离留观病房也在不断收治患者，医务人员上岗时是否有足够的防护？医院领导、相关职能科室负责人基本上焦虑紧张到睡不着觉。

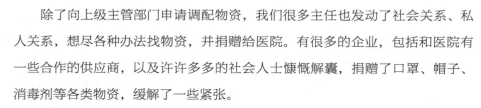

除了向上级主管部门申请调配物资，我们很多主任也发动了社会关系、私人关系，想尽各种办法找物资，并捐赠给医院。有很多的企业，包括和医院有一些合作的供应商，以及许许多多的社会人士慷慨解囊，捐赠了口罩、帽子、消毒剂等各类物资，缓解了一些紧张。

在紧锣密鼓准备防护物资的同时，职能科室人员也全体出动到处"搜刮"生活物资。为了给我们准备出征物资，他们一天之内几乎把闵行区的各大超市能用上的物资，全部搬空。每位队员相应尺码的衣服和鞋子，50 个行李箱整整齐齐，里面装满了各种生活物资。而且医院几乎拿出了全部的"宝贝"。当医防科沈英把医院仅有的 200 个 3M 1860 N95 口罩全部塞到我的包里时，我问"隔离病房那么多患者。我全拿走了，万一有高风险操作怎么办？"她说"不要紧，我再去想办法"。就是在这样物资稀缺的情况下，五院和闵行区倾其所有，把压箱底的防护物资都给医疗队带去武汉，令人感动！

记者：您要去武汉面对未知的情景，与新冠病毒打"硬仗"，您的家人担心吗？

施劲东：我也是个普通人，有儿子、妻子和父母。由于工作的原因，每一次奔赴传染病的前线，家人其实都非常担心，但同样学医的爱人却从来没有过怨言。这次凌晨接到通知，我离家时不敢说自己的决定。但在我赶到医院连夜召集队员、组建队伍时，爱人其实已经在家默默帮我收拾好了行李。

上一次遭遇未知病毒是在 2013 年 2 月。我是全球首例 H7N9 禽流感病毒感染者的主治医师。疫情初期，病因不明，没有人知道会不会像 10 年前的 SARS 一样凶险。在面临生死考验的关头，我和同事克服内心的恐惧，一次又一次进入病房救治患者。

当时，我和 3 岁的儿子有一天都突然同时出现高热，一家人立即被隔离起来接受采样。在等待检测结果的时候，我陷入了极大的矛盾和痛苦中。因为工作，如果我牺牲了，我不会有任何怨言。但是，如果连累了家人，就是我一生的遗憾。在那一刻，我也犹豫，是不是选错了行业，是不是为了家人，应该放弃这个高危的职业？

凌晨3:00，当我接到电话，检测结果显示我和儿子是别的病毒感染，那一刻，我再也无法控制住内心的压抑，泪水夺眶而出。这不是如释重负的释放，而是我对家人长期愧疚的宣泄。

这次去武汉，是我自己的决定，这是一个医者从良心里作出的决定，也是医生这个职业赋予我们的责任。世界上的劳动者有千万种，每一个岗位都有自己的职责，而且我还是一名共产党员。张文宏医生说，关键时刻，党员就要先上。医院第三批50名队员里，有22位党员、1位入党积极分子，占了近50％。在上海第八批援鄂医疗队里，五院的党员占比是非常高的。

我们也会担心，我们也会害怕。但如果这种情况再次出现，作为医护人员，作为共产党员，家人知道我一定会再次冲上去的。

《爸爸的防护服》摘录

记得爸爸刚去武汉时，他的防护服上除了写上自己的名字和单位名称外，有时还会有"武汉加油""早日康复"等字样，或者是一颗大大的红色爱心。他说，这样能让患者们感到上海和武汉是心连心的。后来，我在他的防护服上看到了"施均加油""好好学习"的字样，我知道，这是爸爸想家了，也想我了。再后来，当援鄂医疗队开始有序撤离时，我在爸爸的防护服上看到了一幅盛开的梅花，不禁想起了"风雪送春归，飞雪迎春到"的诗句，爸爸告诉我，武汉的山花已经盛开了，春天来了。

——施劲东儿子施均

"每到关键时刻，医护人员总会把患者生命放在首位！"

记者：刚到达雷神山医院时是怎样的情况？您和团队取得了怎样的成绩？

施劲东：2月19日，医院第三批援鄂医疗队50人乘坐特殊航班逆行武汉，开始了在雷神山医院日夜奋战的48天。我们和上海六院医疗队携手共管C2病区，床位数48张。我们还先后派出5名医生、8名护士支援ICU病区。

西行除魔之备战篇

援鄂不怕征途远，雷神山下结金兰。

四壁转瞬焕新颜，挥戈返日破新冠。

——施劲东写于武汉雷神山医院

作为一所新建的"战地"医院，雷神山医院一边建设一边收治患者。刚到雷神山，C2病区前一天才建好，我们接收的其实就是一个空荡荡的毛坯房，里面什么都没有。为了早点接收患者，尽快扑灭疫情，我带领所有医生和护士，自己动手去总库房领取物资，披星戴月布置病房。短短48小时，一个崭新的、规范的病房就准备到位了。随后3天，C2病区迅速接收了40多位患者。

同根同源的上海市第五人民医院和上海市第六人民医院，在116年前（1904年）同为工部局建于老靶子路（今武进路）85号的"西人隔离医院"。而今，五院和六院再次携手，共同接管的武汉雷神山医院C2病区实施精细一体化管理，以上海的标准提供高质量医疗服务，在各医疗队中收治患者数遥遥领先。巧合的是，C2病区收治的患者最终居然定格在了116位！并且保持了零死亡、零转阳、零感染的纪录，获得雷神山医院的高度肯定与赞赏。

我还担任雷神山医院会诊专家，负责C1、C2和C3病区出院患者审核工作。在雷神山医院早期存在复阳的情况下，我们制定出适用于疫情后期的出院标准，随后该出院标准被雷神山医院推广至全院所有病区。我一共负责审核超过200例患者。

记者：新冠病毒的高传染性带来了被感染的高风险，在工作中是否有十分危险的情况发生？

施劲东：我们在雷神山遇到的故事，就像无数新闻镜头里呈现的那样。每天，起死回生和生离死别，就在我们身边轮回上演。这些人世间最让人情不自禁的事件，却又是每天最习以为常的事情。

雷神山医院接收的新冠确诊患者，或者病情很重，或者存在很多并发症，都是短时间内无法治愈的"硬骨头"。而且，常常是几十个患者一起收进病房。收患者的第一天，我在隔离病房不吃不喝工作了近 7 个小时。其中有一个患者，刚下救护车就呼吸衰竭，全身紫绀，情况非常危急。早期确实准备不足，我和同事当时没有护目镜，只戴了面屏，就马上用呼吸机给他无创通气。

但是呼吸机总是低压报警，说明有漏气，可是我们由于全副武装不能用皮肤感受气流，面屏又起雾，眼前一片模糊，只能尽量凑到患者面前检查哪里漏气。这种操作对医护人员是巨大的威胁，但进入工作状态的时候，我们完全忘记了自己，用了 20 分钟，终于把患者从死神手中夺了回来。每到关键时刻，医护人员总是会把患者的生命放在首位！

回到驻地，自己越想越害怕，但作为队长，我不能表现出来。我必须管理好队伍，尽快解决物资问题，优化防护流程，保证所有队员的安全。一直到一周后没有发病，确定自己没有被感染，悬着的心才真正落了下来。

记者：在接诊新冠患者时，为避免感染，您和队员们采取了哪些预防措施？

施劲东：队员们每日入舱前，要检查好装备，有序进舱。病区有专用入口迎接患者。隔离病房内的氛围，看似科幻或梦幻，实则困难和危险。队员们进舱前不敢喝水，病房内又十分闷热，戴上两层口罩后呼吸不畅，护目镜会起雾阻挡视线，而且多层手套十分影响触感。

穿一次性纸尿裤是为了能长时间坚持在舱内工作，减少防护用品消耗。很不好受，也蛮搞笑的。为什么呢？就是穿上小便后就很重，吊着的那种感觉，后面我们都不穿了。宁可进入隔离病房之前，一个小时之内不喝水，憋着。有一些队员对 N95 口罩过敏，一过敏就流鼻涕，哗哗的流下来，但是口罩又怕水，怎么办？只能默默的把它吸到嘴巴里面，再吞下去。

穿戴这些装备实在是碍手碍脚，给大家带来很大的体力消耗和挑战。但是防控的最大挑战不是在全副武装的舱内，而是在出舱时。需要小心翼翼脱装备，否则就有被感染的风险。要认真仔细，聪明伶俐，还得会一点点瑜伽动作才能顺利完成！

虽然在出发前院感科已经组织过穿脱防护服的集训，但是要熟练掌握技巧，还是需要反复练习。领队洪洋副院长和我要求人人进行考核，合格后才能入舱，我们不能容忍一丝丝错误。因此不少队员在驻地反复练习。

好在团队里有两位感控专家黄建芳医生和王鹏医生保驾护航。他们非常严格，黑脸铁面，有人甚至还被骂哭。因为我们必须要有充分的准备，具备专业技能和学识，才能在救治患者的同时，保护好自己。

因为要反复练习，防护物资被咬牙狠心"浪费"了一点，我们都很心疼。但做这个决定，也是因为有后方的全力支持。相对来说，当时我们的防护等级是很高的。让我最感动的就是出发那一天，我们医院把库存的物资，如手消液，还有一些口罩，全部都给了医疗队。到了当地以后，医院后续又想方设法克服困难，给我们寄送物资。因为没有受到物资短缺的制约，我和队员们才能勇敢战斗，顺利地完成这个任务。

"党员先锋模范作用会影响医生和护士，还会影响患者"

记者：作为医疗队队长和雷神山医院临时党委C2病区党总支第三党支部书记，您觉得党组织和党员在前线发挥了怎样的作用？

施劲东：在武汉我一共收到17份入党申请书，5位队员"火线入党"。3月3日晚上是我在驻地第一次作为支部书记主持会议，发展了两名队员成为预备党员！我带着口罩，听着两位同志充满感情的申请表述，自己也感同身受！医疗组长张高峰也是党员，他对患者极端地认真负责，每天都要进舱，护士长实在看不下去了，最后拒绝给他发防护服，阻止他每天进入隔离病房。

党员的先锋模范作用不止会影响医生和护士，还会影响患者。在隔离病房中，除了医生、护士和患者，就没有别的人了。患者所有的治疗和生活起居，全部是护士承担。我们的护士非常辛苦，脸上带着护目镜、面屏、N95口罩、外科口罩，身上穿着手术服、隔离衣、防护服，脚上两个鞋套，手上至少两层手套，一干至少4个小时。他们的辛苦，患者也都看在眼里，记在心里。

我们病房有一位 93 岁的老先生，有一次查房他拿出共产党章程，说"上海的医生和护士对我实在太好了，我要感谢你们，感谢中国共产党，我也要加入中国共产党"。有位 80 多岁的老奶奶，每次查房时发现她总是关着灯、关着电视。她说，不要白白浪费电，我们已经给国家，给你们添麻烦了。

3 月 4 日是我们病区的大喜日子，首位患者"毕业"了！雷神山的出院叫"毕业"！这是一对夫妻，10 天的相处，每次查房时他们都会对我说"谢谢"。当他们含着激动的眼泪告别我们，和牵挂的女儿团聚时，大家都很开心，内心感到无比满足。全体队员的辛勤付出是值得的，这就是对医生护士从医初心和使命最好的激励吧！

这是一段难忘的经历。我们有 8 位队员在武汉度过了温馨又难忘的生日，由于防护纪律不允许聚集，只能在电梯间、走廊放个桌子简单地为他们庆生。我们一起分享了蛋糕，许下了美好的心愿。随着疫情的逐渐控制，雷神山会成为历史，但我们留下的印迹和彼此之间的情谊，相信会永生难忘！

在这次抗疫战争中，中国人民展现出众志成城的伟大精神，也体现出中国共产党一心为百姓，带领全国各族人民攻艰克难，必将实现伟大中国梦的奋斗精神！

记者：面对疫情的考验，您是否担心会有队员承受不住压力？

施劲东：队员们会失眠，会焦虑痛苦，他们承受了很大的压力，但都坚持下来了，表现很出色。我们医院医护人员从年初开始就全体待命，纷纷取消春节外出计划。部分科室和部门取消了休假，春节期间没有休息，一直坚守在岗位上。

2 月 19 日出发的时候，大家情绪比较激动，我看到很多人抹着眼泪，很多人拥抱着家人。到了武汉，我们就成为了一个大家庭，有着同一个方向，同一个心愿，大家凝聚在一起，相互支撑着。

队员沈秀竹推迟了婚礼，她和男朋友都是我院的护士。两个人是同时报名的，她的男朋友朱亮在 3 年前还和我一起去援滇。但由于朱亮是手术室护士，所以这次援鄂没有选他。在武汉，沈秀竹不止一次地埋怨我不带朱亮去。50 名

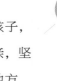

队员中有 3 位是湖北人。感染性疾病二科医生李新宇有两个年龄很小的孩子，丈夫是我院骨科医生，正在支援云南，但她还是把孩子交给了自己的母亲，坚持要去武汉。她说，她是武汉人，在武汉读的书，师长和朋友们在那个地方，都在抗击新冠肺炎疫情一线的战场上。96 年的李青青医生也是湖北人，瞒着自己的妈妈报了名。她的妈妈一直到我们去了一个月以后才知道，自己的女儿在武汉。肾内科李鹏医生也是主动请战，一定要回到家乡。

到了武汉当地，其实大家就没有那么紧张了。因为看到武汉的道路是空荡荡的，就像是一座沉睡的城市。我们的心情很沉重，大家只想着赶紧把这些患者治好，怎样把这座城市给唤醒，就没有别的心思了。虽然有些人胆子小，有些人胆子大，但只要有勇气来到武汉的，个个都是好汉。

记者：经历了这次考验，您认为最大的收获是什么？

施劲东：太多的感谢和感恩，无法一一言表！正如医疗队领队洪洋副院长所说："我们逆行武汉，不负此生，但不要让它成为今后的光环。我们是医生护士，只不过换了一个地方工作，做个医者应该做的事，仅此而已。"今天，我们把自己还给上海，扛起责任，守"沪"再战！

两个月前选择从意大利回来，却不曾想到欧洲反而成为重灾区。那不勒斯国家肿瘤研究中心的求助，触动着每一位在那里进修过的医生护士的心。我加入了爱心援助委员会，负责技术支持，大家踊跃捐款捐物、献计献策，3 天内筹款 123 914 元，紧急购买防护物资。相知无远近，万里尚为邻！历经艰难辗转，捐赠的防护物资总算到了那不勒斯。疫霾笼罩下，连打招呼都变成了手肘对碰！我也希望地中海早日传来战胜疫情的好消息，遥祝师友俱平安！

于我而言，我愿负重前行，换来岁月静好。这是我作为一名医生，矢志不渝的初心和使命！

吴凡：受命当下，引领未来

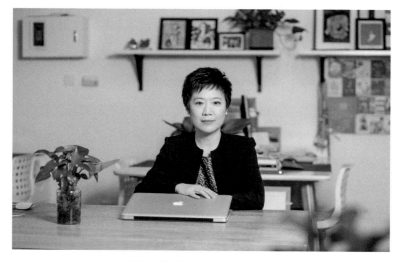

复旦大学上海医学院副院长吴凡

说起吴凡，很多人称她为"疾控女侠"。

新冠疫情发生后，吴凡第一时间投身上海市和国家疫情防控，时刻研判疫情趋势为政府精准施策建言献策；牵头应急科技攻关项目，科技赋能抗疫，指导科学防控；参加世界卫生组织联合考察组，总结中国防控经验，与国际同行分享中国防控方案；及时解读疫情，普及防控知识和技能，引导舆情，化解社会焦虑，讲解中国故事、大国担当；创新体制机制，探索构建上海市重大传染病和生物安全"全链式"科技平台。

现任复旦大学上海医学院副院长、上海市预防医学会会长的吴凡，曾参与筹建我国第一个疾病预防控制中心——上海市疾控中心，曾任上海市疾控中心主任、上海市卫生健康委副主任等职，她亲历"非典"、禽流感、疫苗风波……尤其是2013年建言上海果断关闭活禽交易市场，为中国有效阻击人感染禽流感H7N9立下汗马功劳，获国家和世界卫生组织高度评价。

吴凡始终保持革故鼎新、开拓进取的勇气，以全球的视野、创新的思维、敢为人先的精神，为上海这座特大型城市的公共卫生安全不懈努力；她以科技为引领，促进研究成果转化为疾病预防控制亟需的适宜技术，在城市公共卫生安全保障和疾病预防控制领域做出了卓越的创新贡献。

创新思维，前瞻性布局战略科技储备

在新冠疫情防控初期，吴凡敏锐地意识到只有运用科技的力量才能最终战胜新冠病毒，才能使上海从容应对下一次的未知突发公共卫生事件。立足面对未来新发突发传染性疾病和重大生物安全事件，她创新思维，率先提出在战略层面进行"全链式"科技部署，建立长效机制，并启动实施生物安全重大科技计划，开展有组织的科技攻关行动，做好"平战结合"创新科技人才和技术的战略储备。

她的建议获得上海市领导高度重视并予采纳。她牵头筹划的市级重大科技专项"重大突发传染病关键核心技术攻关及防控体系建设"，已纳入《关于加强公共卫生应急管理科技攻关体系与能力建设的实施意见》，上海市科委、市卫健委等多个部门已联合发布。

作为公共卫生学科专家，吴凡牵头负责上海市科委应急科研攻关项目"上海市新型冠状病毒感染的肺炎流行病学研究"，聚焦新冠肺炎传播能力、传播方式，构建基础模型对疫情发生发展做准确预测和预警，研发"传染病智能溯源管理系统"，助力密切接触者排摸以及感染者感染来源追溯，六大研究成果今年3月发布并及时应用于疫情防控。

吴凡在全国率先提出了动态风险评估的理念，针对传染病、公共卫生危险因素、伤害等领域进行风险识别和评估分析，甄别监测重点领域和重点风险，自主研发建立了集信息收集、综合分析、实时预警和应急处置为一体的大型活动公共卫生安全保障综合监测预警系统。

应对新发、突发传染病的"防控快、防控准、防控全"的难题，吴凡坚持科技创新思维，带领团队依托国家传染病科技重大专项项目"呼吸道病原体高通量快速组合检测技术及现场应用"，创新应用新技术、新方法构建了覆盖我国95％以上肠道和呼吸道传染病病原的组合检测技术体系，能"快、准、全"地检测各类新发、再发传染病病原，大大缩短了筛查检测时间。

吴凡在全国创先构建腹泻病综合监测网络和急性呼吸道感染（SARI）综合监测网络，掌握完整病原谱、致病原因及病原体耐药特征，有效提高病原的发现能力和新发传染病的早期预警能力，快速指导此类疾病的临床诊断治疗和研究，促进医防融合。急性呼吸道感染（SARI）综合监测系统运行未满1个月，就在全球首次发现人感染禽流感H7N9病例，为本市在第一时间启动应急防控预案、落实关键防控措施奠定了基础。

坚持科学研判，专家"大脑"与政府行动须"合拍"

疫情期间，吴凡的"主战场"在研判疫情，为上海市及国家提供政策咨询，并向国际社会发出中国专家的声音。

疫情发生后，吴凡作为上海市政府新冠肺炎疫情防控领导小组专家组成员第一时间参加防控工作，她以科学严谨的态度以及长期积累的传染病防控经验，对新冠病毒的传播性、致病力作出准确判断，第一时间提出"及时发现病人，快速感染溯源，100％密接隔离管理"的关键措施，参加51次上海市新冠疫情防控研判专家会，密切跟踪研判疫情进展，在关键节点为上海市防控工作提供决策咨询和防控建议。

作为中国大陆高校公共卫生领域的唯一代表，吴凡参加了中国—WHO新

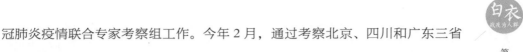

冠肺炎疫情联合专家考察组工作。今年2月，通过考察北京、四川和广东三省市疫情防控情况，对比世界各国的实际，吴凡提出：建议其他国家和地区可以根据社会经济发展水平、疫情流行情况、文化习俗等参考我国不同的省市，这些地区更能为其疫情防控工作提供参考样板，可以说"总有一款适合他们"。"我们要把中国所做的工作，以及为什么这样做，通过科学和专业的解释获得他们的理解和认同。"2月24日，中国—WHO联合专家考察组在京召开新闻发布会，充分肯定了中国政府在新冠肺炎防控中所取得的成绩：为全球防控积累了科学认知、提供了专业证据、总结了成功经验、赢得了宝贵的时间。

通过网络连线，吴凡先后向远在美国、意大利、法国、芬兰、马来西亚、澳大利亚、墨西哥等地的海外侨胞及国外抗疫一线分享上海和中国的抗疫经验。

与此同时，吴凡也在中华预防医学会新型冠状病毒肺炎防控工作中积极发声。她和专家组其他同仁一道，仔细分析各个地区的疫情走势，并形成具有针对性的指导意见，撰写工作报告和专题建议报告近30份提交国家卫健委。

受命出任上海专家组成员，牵头上海市新冠病毒肺炎流行病学研究的应急科研项目，吴凡自称这次是"二线队员"。"大家都很忙，所以根据市领导的指令，需要有人在如此'光速'的节奏里，不断静下来回顾事态发展，分析、预判下一步走势。"吴凡说，她就是这次专家组里"几颗静下来的脑袋"之一。

在吴凡看来，上海乃至全国的公共卫生体系及管理运作机制正在经历一次前所未有的"大考"，多年来常抓不懈的"平战结合"（和平时期—战争应急时期）防控重大传染病模式进入了真正的实战。

新冠疫情的确诊病例增速趋于放缓，这是专家"大脑"与政府行动"合拍"的结果。"历次疫情面前，政府始终坚持科学决策、理性应对，这点很重要。"吴凡说。

"所有今日的冷静应对，都来自于昨日的星夜兼程。"吴凡说，居安要思危，有备才能无"患"。

鼓励全民行动应对"大考","疾控女侠"变身"科普达人"

许多人对疫情期间时常出现在荧幕上解读疫情的吴凡印象深刻。

面对流言，她铿锵回击；面对恐慌，她淡定释疑。新冠肺炎防控期间，吴凡出席 12 次上海市新冠疫情防控新闻发布会，作为上海市预防医学会会长，代表闻玉梅、宁光院士等 12 位医学专家在上海市新闻发布会上宣读《疫情防控健康科普上海专家共识》，并通过各类媒体围绕市民关心的问题介绍上海的防控措施，答疑解惑 50 余次，科普金句更是频出： 在疫情防控"这个关键时刻千万不能麻痹大意，千万不能心存侥幸，千万不能放松措施。"吴凡的"三千万"给大家敲了警钟；"战疫没有局外人，每个人都是参与者、贡献者"极大地鼓励了每个市民参与防控；在疫情常态化防控阶段，她基于科学证据提出"口罩＋社交距离"作为一对灵活措施指导公众日常防护深受好评。吴凡坚定而掷地有声的解答给了大家无穷的力量，给了大家战胜疫情的信心。

作为我国第一档直播的医学科普广播节目兼职主持人，吴凡利用自己的专业优势，从 1993—2002 年 10 年间主持了上海东方广播电台的《健康乐园》，不仅传播了健康知识，更是练就了她应对突发公共卫生事件风险沟通的技能。

面对甲型 H1N1 流感、人感染禽流感 H7N9、手足口病、日本福岛核电站泄漏、黄浦江抗生素污染超标、疫苗安全事件等各类突发公共卫生事件或突如其来的健康热点问题，吴凡总是在第一时间总是站在最前沿，面对媒体释疑解惑及时回应社会关切，宣传健康科普知识和防控措施，引导公众积极参与科学防控。

受上海市卫生健康委委托，她带领上海市预防医学会组织专家策划编写的 2019 年《上海市民居家健康知识读本》被上海市科委评为 2020 年上海市优秀科普图书，作为上海市政府健康大礼包向全市 800 多万户家庭免费发放；2020 年的《知识读本》再次由她牵头组织编写。"健康科普是每个人抵御疾病的无形防护服"，作为疾病预防控制专家，吴凡道出了健康科普的重要意义。

　　身处教育系统的吴凡，也受聘于上海市教委的专家组。如何开学复课，校园防控有何妙招，为教育系统做科普，也成为吴凡的工作内容之一。2 月 24 日是复旦大学春季学期原计划开学的第一天，全体复旦学生迎来了一堂特殊的网上第一课。

　　根据上海市教委相关要求，复旦大学开设"新冠肺炎防控第一课"，让全校学生从临床医学、流行病学、社会治理等多角度了解相关防控知识与政策，提高科学防控能力。这一堂重要课程的"重磅"授课者是吴凡和被称为"硬核教授"的上海医疗救治专家组组长、华山医院感染科主任张文宏。作为公共卫生学科的博士生导师，吴凡深知向大学生群体开展科普教育的意义。她从流行病的角度介绍新冠肺炎在全国和上海的流行情况和趋势，提出应采取的防控策略，并特别介绍校园内的防控措施。

　　该课程当天在各平台累计播放量超过 200 万，被人民日报、新华社、央视等 60 余家中央及沪上主流媒体报道，广受师生和网友好评。4 月 24 日，吴凡出席上海市新闻发布会解读开学工作指南；4 月 26 日，她参与"疫"线对话答疑上海市健康大讲堂，支招沪上学生、家长和学校复学返校安全防控点。

关注当下、思考未来，能"静"不能"慢"

　　如果说，每个人职业生涯中有几段高光时刻，迎战上海 H7N9 禽流感疫情，算是吴凡的高光时刻之一。

　　1991 年，她从上海医科大学（现复旦大学上海医学院）毕业，进入上海市卫生局的第一个工作岗位就在防疫处，也就是今天的疾控处，1998 年参与筹建我国第一个疾病预防控制中心——上海市疾控中心。过去 20 年里，她亲历"非典"、禽流感、疫苗风波……尤其是 2013 年，正是她建言上海果断关闭活禽交易市场，为中国有效阻击"全球恐慌"的人感染禽流感 H7N9 立下汗马功劳，获国务院和世界卫生组织高度评价。

　　人感染禽流感 H7N9 距离我们其实并不遥远，就在 2013 年。那一次，世卫组织带着全球医学专家组来到上海，最后给出了 6 个字的评价总结——"灵敏、专业、高效"。

当时身为上海市疾控中心主任的她，是绝对"一线"。那年的吴凡，上午在市里开各种会议，下午出席媒体通报会；下午 4:30 以后召开市疾控的内部集中讨论会，大家一起发现问题、研判问题；晚上 6:30 再赶去参加市里的工作组会议；到晚上 8:00 再回到市疾控布置第二天的任务；晚上 10:30，继续开内部研究会议……

此次疫情期间，身处"二线"却"身兼多职"的吴凡工作流程有些不同：时常出现在不同的城市，早上 7:00 多飞机落地，8:30 开视频会，然后开始各种考察、评估、沟通、商议，晚上 10:30 开完当天的视频会，紧接着还有各种小组会、碰头会，常常持续到半夜。直至次日凌晨 1:00、2:00，一天的工作才算告一段落。

她还在争分夺秒的忙碌中思考公共卫生人才培养问题。吴凡在核心期刊《中国卫生资源》上发表文章"大健康视域下的医学人才培养'组合拳'"。

"做好疫情防控工作，直接关系人民生命安全和身体健康，直接关系经济社会大局稳定，也事关我国对外开放。这次突发疫情警示人类长远安全的大科学布局问题应该早日形成，其中人才培养是关键问题之一。"她在开篇处写道，"健康中国战略对医学人才培养提出了新的要求，医学教育也必须坚持以人民健康为中心，与时代发展同频共振，在大健康视域下，多学科深度交叉融合，打出医学人才培养'组合拳'。"

"关注当下，思考未来"，领命成为"静下来的脑袋"，但吴凡知道，她不能慢下来。

（来源：文汇、央视新闻、新民晚报、新华网、上观新闻）

（综合整理：陈思宇）

胡必杰：从医三十余载，愿一生悬壶

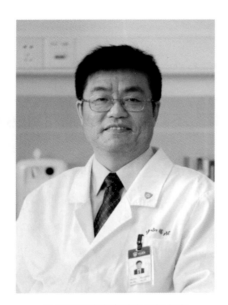

中山医院感染病科主任胡必杰

　　1月20日，上海报道首例新冠肺炎确诊病例，上海市公共卫生临床中心就正式进入"应急状态"，这里是上海集中收治确诊患者的定点医疗机构，被誉为上海"战疫堡垒"。

　　从1月27日开始，中心收治的病例数激增，而这一周正是中山医院感染病科主任胡必杰教授带队进驻的那段时间。作为全国新型冠状病毒肺炎医疗救治专家组成员、上海医疗救治专家组成员，胡必杰从进驻中心那刻起，几乎一天也没有休息过。

在这座"战疫堡垒"中，每天、每小时甚至每分钟，胡必杰和驻守于此的沪上最强医学"大脑"们都在为患者的治疗出谋划策。除了每天视频查房，设法遏制肺炎重症化、指导重症和危重症患者治疗、判断外，胡必杰还参与"上海方案"的撰写。

在医护人员的不懈努力之下，公卫临床中心的治愈出院率不断攀升，交出了一份份令人振奋的"生命成绩单"。如今，这里的战疫仍在继续，形势依然不容松懈。不过，胡必杰表示，经过几个月与病毒的正面抗衡，大家都有了充足的信心。

"新冠疫情防控是场持久战，作为医生，守护好人民的生命健康是我们的天职。为此，我们将继续努力坚守着。"胡必杰说道。

"上海方案"不断完善，让患者得到更好的治疗

17 年前，胡必杰参加了 SARS 的防控工作，他曾作为国家卫生部和世界卫生组织联合工作组的一员，前往河南、河北、山西等地，每天出入 SARS 病例的隔离病房。这次武汉确诊首例病例以来，他就一直关注这方面的信息，并研究整理这些信息，在公卫临床中心，胡必杰继续带领团队奋战在救治患者的第一线。

记者：1 月 27 日，您作为第二批医学专家带队进驻公卫临床中心，刚到中心时面临的状况如何？

胡必杰：刚刚开始的时候，我们一天 24 小时待在中心里。当时的设想是不同医院的团队每个星期轮岗，第一周是张文宏带领的华山医院团队，第二周我带领中山医院团队进驻。但是在我们进驻的那一周，患者的数量一下子上升了，从起初的每天几例上升到了一二十例。

刚进驻中心的时候，工作的强度非常大，早晨一早就起来，晚上还要不断

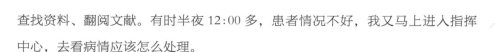

查找资料、翻阅文献。有时半夜 12:00 多，患者情况不好，我又马上进入指挥中心，去看病情应该怎么处理。

我们的医疗队尽管对肺部感染有较多的诊治经验，但是新冠肺炎可以用"狡猾"来形容，它和之前的病毒性肺炎有太多的"不一样"。我们查房的时候，一开始觉得有些患者症状很轻，胸部 CT 上病灶也不多，像流感或是轻症肺炎，但是几天后，一下子就病情加重。我是在进驻公卫临床中心 3～5 天的时候发现这个情况的，所以，那段时间，只要有机会，我就在各个场合呼吁增加医疗护理力量支援中心。那两周，我几乎每晚都睡不着觉。后来，上海各医院的专家团队陆续前来增援，为抗疫增添力量。

记者：之前大家开玩笑说公卫临床中心内专家们"每天都在吵架"，前线抗疫的真实场景是怎样的？有没有什么印象深刻的人和事？

胡必杰：我们"吵架"其实就是学术争论。在公卫临床中心，我们几乎每天都在争论治疗方案，还有一些病例的研究总结。

刚开始的时候我是真着急，比如说痰液化验结果，我觉得应该在最快的时间拿到。一些患者抵抗力差，除了新冠病毒，也会有合并细菌性、真菌性感染，要做痰培养，之前可能要等 2～3 天才能拿到报告，但对于非常时期医疗决策而言，哪怕早一天出结果也能增大救治成功的希望。于是，我们对流程做了改进：今天做的痰培养，第二天早晨先拍张照片发到工作群里，让专家组的人员全部能看到，我们可以先通过肉眼观察大概是哪类或哪种菌，从而推测耐药性、及时调整抗生素。这里还有不少流程在不断优化改变。其实不仅在公卫临床中心，我相信国内的很多医院也通过这次的救治，在优化流程，这对于患者的救治将发挥很大作用。

在前线抗疫的这段时间，医院的领导、同事都很支持。其实这段时间中山医院本部同样非常忙碌，比如发热门诊的管理、传染病的流程防控，没有医院全体同事的支持，我在前线也很难安心做好。

来自社会、学校、医院的力量也让我们感到很温暖。之前医院每个星期会送蔬菜、水果到家里，学校也出台了一些政策，为我们提供切实的帮助和支持。前段时间，我通过滴滴呼叫，坐上了免费为一线医务人员提供的专车，这也是社会给医护人员的支持。我很多家人都是医务工作者，他们都了解防控知识，也能理解我们医生的职责，他们也在背后给了很大的支持。

记者：您现在仍坚守在公卫临床中心，现在这里整体氛围和最初入驻时有什么区别？未来一阶段的工作重点有何变化？

胡必杰：目前，国内本土疫情逐渐得到控制，虽然还是面临着境外疫情输入压力，但是现在和第一阶段的心境完全不一样了，至少没有那么大的精神压力了。最近我已经逐步恢复了中山医院的部分工作，也有我的患者盼望我复诊。

进入公卫临床中心一个月的时候，"上海方案"慢慢形成雏形，我们对用药也有了经验积累，我们越来越有信心说"上海方案"在实践中不断调整，疗效不断提高，让我们的患者得到越来越好的治疗。

最近，我也陆续在参与国际交流和案例咨询，包括与美国、欧洲（英国、葡萄牙等）、东南亚（新加坡等）、新西兰、南非、巴拿马、哥斯达黎加、摩洛哥等海外专家进行交流，我们将成功的经验与他们分享。我也参加国内的咨询会和培训，告诉同行们我们这次对疫情的研究判断，以及对"上海方案"的经验总结。

我们还做了《新冠肺炎防治复旦中山方案》的全球发布，向全球传递经验，分享我们作为一家大型综合性医院，疫情来临后应该怎么做好防控救治工作，包括资源、人员的配备，流程的调整，以及医院行政和救治层面等多方面的架构。

记者：3月2日，您在公卫临床中心"火线入党"，也受到大家的关注。在您看来，这一经历将对您继续坚守抗疫一线以及今后职业生涯产生怎样的影响？

胡必杰：受张文宏说"党员要先上"的影响，我也想有更多机会冲锋在前。在前线抗疫的环境里，很容易受到影响。我身边党员很多，他们确实以更高标准和要求自律，这也激励我树立更高的目标。加入党组织后，会有更多的机会让我冲在前面，在重大事件面前发挥我的专业优势，今后我也会以更高的标准来要求自己。

记者：经过这次疫情，感染病科进入了公众的视野，作为中山医院感染病科与感染管理科的主任，您如何看待这一学科的定位和未来发展？

胡必杰：中山医院感染病科是 2003 年 SARS 以后响应国家要求成立的，2015 年开始设立病房，我从呼吸科调出，开始运作感染病科。科室第一批成员有潘珏教授和 5 位住院医师，人员规模在逐年扩大。

目前科室医生共有 15 位，人员虽然不多，但对国内医院的科室建制的借鉴意义很大。之前的感染病科是按照传染病科建设的，比较局限，在国际上，感染病科涉及处理各种微生物引起的感染，包括非传染性的感染性疾病。所以在这一背景下，我提出要成立感染病科，医院的领导很重视，认为这是一个发展的方向。

这次疫情也警示我们，感染性疾病非但没有离我们而去，反而离我们更近了，而且对人类的影响可能是巨大的，人类与微生物的斗争远远没有结束。所以，感染病科要发展，但发展不是一句空话，这个学科怎么定位，更多要看到它的社会价值，要通过这个学科带动相关学科的发展。其实每个科室都和感染病科有关，呼吸科、心内科、外科都是如此。感染病科水平上去了，对其他相关学科也有相互促进、共同提高的作用。

对于医护人员而言，平时自身也要练好内功，时刻做好准备；同时，相关硬件软件建设都要完善，包括发热门诊、病房的建设，以及人力资源配备，政策倾斜等，多管齐下提升学科水平。

"从医 30 多年，越来越喜欢医生这个职业"

1979 年，胡必杰从浙江考入原上海第一医学院，毕业后进入了中山医院呼吸科，做了 30 年的呼吸科医生，之后做了 5 年的感染科专家。他告诉记者，医学是一个越学越有意思的学科，从医是一项充满成就感的事业。

记者：您当时选择学医从医的初心是什么？

胡必杰：我出生在一个医学世家，我们胡氏家族成员中有 40 多位从医，我从小在这样的氛围中耳濡目染。在我读小学的时候，我的父亲就开始有意识地让我背一些解剖学的知识，比如人有几块肌肉，有几块骨头，还会教我背一些抗生素的名称，可以说，我的启蒙教育就是医学知识教育。

考大学填志愿的时候，我当时的分数还可以，不过我原本是希望去读理工科的，当时感觉考医学专业没有挑战性。在填志愿的时候，我和父亲有了分歧，他希望我第一志愿填报上海第一医学院。那时候上海第一医学院是国内影响力很大的学校，最后我还是听从了父亲。

不过，当我真正进入医学院学习后，我越学越发现医学这个学科有意思。在医学领域，未知的东西比较多，可以让我们去探究，而探究后还能够救人一命，这就是很幸福的事了。

记者：在您 30 多年的职业生涯中，有哪些对您影响深远的人和事？

胡必杰：首先是我的父亲，他是一位皮肤科医生，到现在为止，他还会对一些疾病继续钻研，我秉承了这个习惯，也喜欢经常思考钻研。

还有就是我的两位导师，硕士阶段的导师李锡莹教授和博士阶段的导师何礼贤教授，他们都是国内研究肺部感染很有影响力的专家，我也是中山医院专事肺部感染的第一个研究生。

两位导师的共同特点是对临床的要求特别高。在我读硕士阶段，有一次要定制一个用于肺部感染诊断的防污染毛刷，要去联系上海一家厂家，厂家路途遥远，何礼贤教授陪着我一起骑自行车几个小时往返。何礼贤教授看胸部平片和 CT 也很独到，他孜孜不倦地教我们从细微之处发现病灶，如今我在这一领域取得的成绩，也得益于导师对我的影响。我和导师之间的关系如同家人，十分融洽，记得读研究生的时候，我经常去李锡莹教授家吃饭，教授每每盛情款待，也让我在周末改善了伙食。

记者：您对医学生、青年医生有什么寄语？

胡必杰：首先要建立正确的世界观，想清楚你为什么想学医。每个人的信

仰不一样，适合的职业也不一样。你想赚钱就不要学医。学医是赚不了大钱
的。学医更多是一种信念，你为社会作出的贡献是体现在救治每一个患者之
上。学医也是一个辛苦的过程，但是你的辛苦会得到回报，学医从医能够创造
更美好的社会，让人类更加健康。

　　此外，还要有积极向上的心态，抱有更多的价值观和责任感。其实，作为
感染病科医生，成就感就很强，也比较幸福。因为感染病科是真正能治愈疾病
的科室，我们把病原体搞清楚了，经过有效的治疗，相当部分的患者可以完全
恢复，患者很开心，我们医务人员也获得了一种成就感。在我看来，职业和事
业是分不开的，要有将事业和职业合二为一的心态。从医 30 多年，我现在越来
越喜欢医生这个职业，我是把这份职业当作事业来追求。很多人问我，做医生
这么辛苦，累不累？但我其实并不感觉累，可能一位患者得了几个月甚至几年
的病，通过我的努力，能把他治愈，解除他的病痛，这会让我感到很开心。

　　　　　　　　　　　　　　　　　　　　　（文字：付怡雪　张欣驰）

张文宏：站在风口上，只为发出专业的声音

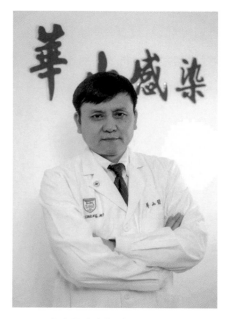

华山医院感染科主任张文宏

2020 年伊始，张文宏"火"了。

从 1 月的"党员先上""不要欺负老实人"开始，张文宏在媒体上爆出了不少"硬核"金句。简洁、耿直、幽默的说话风格使他成为了"网红"医生和"硬核男神"，为大众所喜爱。

在这次疫情中，作为上海市新冠肺炎医疗救治专家组组长、华山医院感染

科主任的张文宏像一枚"定海神针"，带领团队制定方案，抗击疫情，并给大众开展科普，带来专业的防护知识，增添信心。

北京时间 5 月 29 日上午 9：00，张文宏准时出现在央视新闻新媒体平台的直播画面中。受教育部委托，复旦大学承接设立"留美学子线上健康咨询和诊疗服务平台"，作为首场讲座专家，张文宏以"新冠疫情全球传播态势预判与留美学生防疫建议"为题，拉开了这一线上援助平台系列活动的序幕。

"不了解是产生恐惧最主要的原因，和大家对话是想让大家更了解此次疫情真实的情况，了解得越多，恐惧的就越少。我就是大家的兄长，会竭尽所能对大家的疑问给予准确的回答。"连线伊始，张文宏对大洋彼岸的留学生们如是说。

这已是他第无数次参与国际连线，美国、法国、英国、非洲……他的专业知识在通过不同的平台向全球传递。"我谨代表所有在美同胞，向您表示由衷的敬意和感谢！"3 月 26 日，在接受驻美大使馆邀请同在美留学生、华侨华人连线后，驻美大使崔天凯向张文宏写了一封亲笔信，感谢他所作出的贡献。

张文宏除了要接受采访、发出专业的科普声音外，还有一项从疫情之初持续至今的工作——查房。最多的时候，他每天要查房 200 多位患者。

硬核圈粉："如果感染科成为'网红'，说明专业的声音被广大民众听进去了"

大部分人并未见过张文宏在抗疫一线忙碌时的样子，但一定见过张文宏在媒体镜头前越来越深的"黑眼圈"，以及他的"硬核"忠告。疫情发生以来，留守上海的张文宏在出任上海市抗新冠肺炎医疗救治专家组长、扑在抗疫一线之外，还带着团队科研攻关、撰文科普，践行着一个华山感染人的初心。

记者：在疫情暴发这几个月以来，您和您的团队一直是这种非常紧急的工作状态吗？

张文宏：没有，他们平时也是这么干的。但是疫情以来，团队自发地去做了很多很多事情。除了和疾控一起完成第一株病毒基因组的测序之外，在确诊新冠的第一时间，我们就依托自己的实验室把整个检测系统建立了起来，为防疫赢得了时间。所以我们中国是属于第一批具备自己检测新冠病毒能力的国家。我不会等大家慢慢建，我们自己全部建了。

疫情期间，我们华山感染科兵分三路铺开工作。一个团队对接国际，把最新的科研成果写成文章在国际上发表，给全球抗疫提供最新的研究发现；另一个团队在公众号"华山感染"上向公众开展疫情科普；还有一个团队整理完成中国第一本专业的新冠病毒书《2019 冠状病毒病——从基础到临床》，融合到现在为止基础的研究、临床的研究、诊断、治疗、共识等。

记者：您怎么看待您做这些科普工作？

张文宏：我们要向公众传播疫情信息，就要将医学上对这件事情的最本质的理解用公众听得懂的话讲出来。我们"华山感染"的微信公众号是过年前准备开始写的，从疫情发生之初一直写到今天，从国内疫情写到国际疫情，其中我也执笔了很多重要的文章。这项工作的意义在于，若干年以后回过头来看，能够从我们的公众号中看到对疫情的报道、对核心内容的理解，这就是我们对这次战疫作出的一个非常完整的记录。

2 月 2 日，《张文宏教授支招防控新型冠状病毒》数字版线上发布，随后被翻译成了英语、意大利语、波斯语、越南语等多个语种免费向世界公开。虽然印了 100 多万册，但是没有收取一分钱版权费，能为全球抗疫作出贡献，我们觉得欣慰无比。

科普工作其实很重要。一方面，应对疫情，需要公众来配合我们采取的防疫策略，因此我们需要向公众发出客观的声音，解释我们现在防疫策略的道理。比如我当时提出来要"闷两个礼拜"，实际上经过了一系列科学推断。"闷"字用英语说叫 stay at home（待在家里）。但是，"待在家里"这个表达就远远不如一个"闷"字，而且"闷"体现了 social distance（社交距离）。"两个礼拜"代表了病毒的潜伏期，用来区分是否感染，但是要让没有学过医的老百姓理解这背后复杂的医学原理，是有一定难度的。实际上，现在国外也都在"stay at home"。

另一方面，我写的第二篇关于国际抗疫的文章，发布第二天冲上微博热搜第一名，转发和阅读量达到了10亿，这是我自己觉得难以想象的一件事情。如果一个公众号具有上亿影响力，我们就应该通过这个渠道给民众传达关于疫情的信心、关于疫情的科学防控方式，同时也可以破除很多谣言。

记者：您开通了微博之后火速引起关注，粉丝量迅速突破百万，您开通微博的初衷是什么？

张文宏：我看到很多以"张文宏"的名义写的疫情分析或者名言警句，似乎合情但不合科学道理，也就是说合情但不合理，可能会对社会产生一些误导。所以我开通了微博，想借此渠道传播第一手信息和观点。

记者：在这次疫情防控过程中，您不但充当了这样一种客观的声音，您还成为了一名"网红"医生。您怎么看待被称为"网红"这件事？有没有给您带来困扰？

张文宏：采访、曝光，这不是我的工作内容。对我来说有意义的曝光只是在非常关键的时间点，比如我们国家防疫政策出来，或者国际抗疫策略出来，当所有人觉得不理解的时候，我觉得我们应该发出正确的声音。

在疫情面前，如果感染科整个学科因此成为"网红"，那说明感染科的专家在疫情防控中起到了作用，专业的声音被广大民众听进去了。在暴发公共卫生危机的时候，如果有专家发出一个公正的、具有影响力的声音，来引导民众以及整个社会往正确的方向去走，这对全民防疫的决心会起到一个非常重要的推动作用。所以我希望每个学科在重大的社会事件出来的时候，都能够做一个"网红"。

实际上，我老早以前讲过，随着疫情的结束，"网红"这个称号就不再有意义，不管你自己是安静也好，不安静也好，自然一切都会慢慢地平静下来。因为疫情不在，你去"红"什么"红"呢，你说是吧？

记者： 5月中旬，上海通报了两例本地输入性新冠肺炎病例，引起大家的热议。对此您有什么看法？

张文宏： 首先要承认目前国际上仍处于疫情发展中期，中国处于疫情后期。有症状的患者已经得到充分的隔离救治，但是仍会有少量无症状患者。目前属于无症状患者的消化期，发现比不发现好。两名患者来沪时均没有症状，而后相继被确诊。在疫情新常态下，此后各地会有偶然散发确诊病例是大概率事件，大家应该做好这样的心理准备。

其次，就算现在没有散发病例，在国际社会再次互通重启后，也会出现这种情况，大家要习惯。但是公共卫生体系必须强大，这可以防止小火星酿成大火。广大民众也要继续对疫情有敬畏之心，应该要适应勤洗手、在相当长的时期内保持适当的社交隔离（大量人群聚集时佩戴口罩等）等措施。

目前两例输入性的本地病例均被顺利筛查出来，尚没有发现二代病例，不过还需要继续监测。上海目前已建立的联防联控体系（海关、道口、疾控、医院、社区的联合）、检测体系（目前上海已有多个新冠病毒核酸检测定点机构）、病例追踪能力，已经能够即时筛查、早期发现、及时切断传播途径。只要每个人各司其职，民众能够很好地保护自己，就能让我们的城市免于再次发生病毒播散与肆虐。

"卫士"底气："焦虑是我们的主要特征"

2003年，SARS暴发，时任华山医院感染科主任翁心华收到任命，担任上海市防治SARS专家咨询组组长。他坚持的"上海标准"，帮助上海实现了仅8人感染的奇迹。

2013年，H7N9禽流感病毒来袭，张文宏团队主动接触10余病例，并蹲守实验室一个多月进行测序研究，最终确定感染源，及时发现H7N9人传人风险，使疫情得到及时有效防控。

2014年，非洲埃博拉病毒暴发，张文宏组织感染科医生第一时间报名，亲自带队远赴非洲参加救援，参与当地疫情控制。

2020年，这次新冠肺炎疫情中，除夕夜，华山医院感染科副主任医师徐斌等人参加上海首批医疗队，打点行装，出征武汉。

记者：在您看来，感染科医护人员在此次战疫中担负了怎样的责任？

张文宏：翁心华教授曾有过一个形象的比喻，将感染科医生比成了"消防员"。这是这么多年来感染病医生的职责所在，因为总归会有传染病暴发的时候，冲在前面的都是医护人员。

而现在，"消防员"不够，感染科医生更应该做"卫士"。

消防员是着火的情况下去救火，这就滞后了。现在新冠肺炎这个火把全世界烧得一塌糊涂。我们的医生去武汉，这个就是消防员。但是如果更早一点，在这个病毒还没有蔓延、暴发之前，就集中地把它给识别出来，消灭掉，发警报，这就是一个卫士的作用。

此外，感染科医生还是一支"平战结合"的常规部队，在为国家保驾护航，日常有大量的感染性疾病需要这支部队随时应战。

记者：您曾在演讲中提到，自己是个非常焦虑的人，所以特别适合做感染科医生。您怎么看待焦虑这个特质？

张文宏：焦虑是现代人普遍的状态，但感染科医生特别焦虑的原因和感染科本身具有极大的不确定性有关。

第一，每一个病来自各种不同的病原体，所以一旦对这个不同病原体的识别能力不够，这个患者生存的机会可能就会很少。第二，在感染性疾病里，经常会出现一些突发的事件，像这次的新冠疫情。

没有焦虑就没有准备。我一直在想，如果这次新冠疫情在上海发生，我们会怎么做？你必须为这个事情做准备。

只有在技术上和配套医疗设施上的"冗余"，才有面对例如此次新冠疫情之类的"黑天鹅事件"的底气。所以"焦虑"就势必会成为像我们这种感染科医生的主要特征。

缘定医学："'书呆子'碰到了一个腾飞的中国"

一切源于 33 年前那个"必然"的决定。1987 年，在浙江省重点中学瑞安中学就读高三的张文宏毅然放弃了保送进入另一所著名大学的机会，转而考入上海医科大学（现复旦大学上海医学院）临床医学专业。从 1996 年—2020 年，张文宏在华山感染科，一干就是 24 年。

记者：为什么选择了医学、选择了感染科？

张文宏：在中学里我一直担任学习委员，是个"书呆子"。我语文挺好的，作文也挺能写，但是考不上中文系，我数理化都不错，但是（全国）竞赛得不了奖。后来我就发觉自己文科和理科都不拔尖，但是综合能力还不错，而医学就是一门整合了文、理、社会学的综合性学科，是在我看得见、可以理解的范围内，比较适合自己的。

上医是全国最一流的医学院之一，在国内外都具有极高的声誉，所以对我一个乡下人，当时能够冲到上海来读书，也是蛮激动的。

我是上医招收的最后一届六年制本科生，再加上硕士 3 年、博士 4 年，总共学习了 13 年。

本科实习时，我被分配到华山医院传染科（现感染科）。当时传染科主任是被业界称作感染界"福尔摩斯"的著名临床医学专家翁心华教授。经他手里治疗了很多疑难杂症，所以在实习的时候，我被这个科室所深深吸引，毕业的时候被分配到这里；但是同时我又考上了研究生，于是我面临了一个抉择。在翁教授的建议下，我选择了后者。

3 年之后，我硕士毕业，还是一心想进感染科。当时正值 90 年代中后期，由于世界范围内的经济发展、生存条件改善，以及抗生素、疫苗的广泛使用，许多常见的传染病被攻克，传染病学科发展进入了一个低谷。在 1996 年我刚来的时候，科室里很多比我年纪大的"60 后"医生都辞职了，如果当时没有那么多人走我也没有留下来的机会。从 1996 年到现在，我在华山感染科度过了 24 个年头。

记者：您在华山医院感染科的这些年，受到了前辈的哪些影响？这些影响对于您现在的工作有什么指导意义？

张文宏：自 1955 年创建至今，华山感染科已经拥有 65 年的历史。早在创建之初，业内有识之士已认识到，中国的感染病学科应该与国际接轨，与抗生素、公共卫生事业等结合，向"大感染"学科回归。这也是华山感染人多年努力的方向。戴自英教授获英国牛津大学博士学位后回国，把抗菌药物和感染性疾病的基础概念从西方引进。戴教授的接班人——我的导师翁心华教授把临床感染性疾病的治疗和诊断发挥到了极致。华山感染在疑难病救治领域展现出的对新发传染病、输入性传染病的强诊断能力，也得益于前辈专家多年的积累。

在刚进传染科工作后的很长一段时间内，学科发展并不景气，当时翁教授安抚我：只要熬过最艰苦的时候，以后总会慢慢好起来的。翁老师在非常艰苦的环境里，几十年如一日践行着自己的初心，他这一辈子最喜欢的就是临床，带着学生们做了一系列疑难杂症的病例研究，所以他的言传身教对学生的影响是很大的。他是一个做事公平的人，也是一个温和的人，我很少看到翁教授对自己的学生发脾气，但为了给下属争取利益，他会跟领导吵架，他做一切都是为了整个学科的发展。

我们今天所做的一切其实都是在向翁教授学习，所以我也很少发脾气。另外大家也看到，有时候我会比较高调，跟翁老师也是一样的。有时候为了学科发展，我们就必须出来喊几声。尤其像是在这种疫情时期，如果作为感染科不出来说话，就更没有人知道我们的重要性。所以很多时候，我们出来增加一些曝光度，事实上也都是为了学科的发展。我们要通过科学的道理，让政府理解、让整个社会理解，我们这个学科才有机会得到进一步发展。正像翁教授一样，他做的一切都是为了整个学科的发展，为了让自己的学生将来有发展空间。

除此之外，他在医学领域真的是到了一个非常高的境界，他对疑难性疾病的诊断水平可谓到了一个神乎其神的程度。大家也看到今天我们华山感染科在很多疑难病领域也有很好的表现，比如猪疱疹病毒的跨物种传播是我们在国际报道的，非洲锥虫病输入是我们在 72 小时内迅速捕获病原体并完成基因组测序最终把患者救活，这种高效率正是因为我们已经展现了对新发传染病、输入性传染病的非常强的诊断能力。

翁老师退休时，我在想，如果他不来查房，是不是我们这个学科的水平就会大幅度下降？所以我上任以后最主要的一件事情就是要大幅度地把科学研究能力转化成临床能力。一些疾病即使不能凭经验来判断，也能用高精尖的科学技术来弥补，因此我们可以快速诊断一些疾病，比如这次新冠肺炎，上海申报的第一株新冠肺炎病毒株就是我们与疾病预防控制中心一起合作完成它的基因测序的。在新冠肺炎的诊断技术上，我们跟国际上毫无差别。翁老师启示我们，一定要在技术层面做到跟国际前沿技术零距离接轨。现在我们可以比较自豪地说，我们就达到了这样一个水平，我们掌握了国际上目前的最新技术与检测手段，而且我们的病种比国际上大多数的医院还要丰富。所以在这方面，我们具有极大的信心。在将来，我们要以非常前沿的技术，拿出最科学的数据，为我们的国家做一个"吹哨人"。

记者：您认为现在的青年一代，尤其是青年医学工作者、医学生应当如何规划好自己未来的发展方向？

张文宏：我觉得自己是幸运的一代。个人的发展，事实上都是在国家大的发展框架下去进行的，我们"60 后"的成长正好与中国刚刚腾飞的时间也完全契合。而走在我们前面的像钟南山院士、李兰娟院士等一批人，国家复兴刚刚起步的时候这些学科是他们领导的，他们是很辛苦的，所以我们跟跑的这批人是非常幸运的。对于我来说只不过就是一个"书呆子"碰到了一个腾飞的中国。

一定要对未来有信心，你看像我这样的"书呆子"跑到外地都有立足之地。但是不要忘记了一点，我们每个人的发展都跟国家的发展紧密相连，所以要将自己发展的步伐和国家发展的步伐紧紧结合在一起，机会其实一直会有，要持续地保持追求。

（文字：吴文恬　陈思宇）

曾玫：医者仁爱，心有大爱

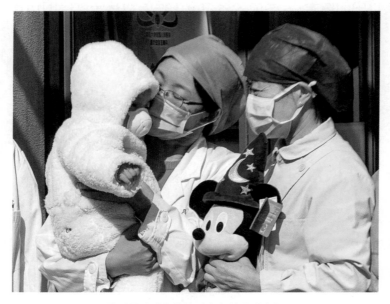

儿科医院感染传染科主任曾玫（中）

　　作为上海市新冠肺炎儿童患者定点收治医院，1月19日，儿科医院接诊了第一例新冠肺炎患儿，至3月13日，11名患儿全部出院，上海市新冠肺炎确诊儿童本土病例清零。

　　"现在是最需要我们的时候。作为传染科医护，遇到疫情就该当仁不让，不用多说什么，这是我们的职业所在。"疫情来袭，儿科医院感染传染科主任曾玫带领团队走上前线。

她是危机中的医者，也是团队的管理者，凭借多年经验未雨绸缪，亲自接诊第一例患儿以身示范，以专业规范诊疗，以关爱凝聚力量。

她是父母的女儿，也是患儿的"临时妈妈"，在父母家人的理解支持下，一头扎进病房，与团队医护一道，把爱带给患儿，把安心带给家长。

她是医者仁心的传承者，也是践行者，不仅对患儿充满仁爱，更怀着对家国的大爱，"火线入党"的她说："要一如既往做一名踏踏实实、无私奉献的医务工作者。"

危机中的医者："尽最大努力减少疾病对孩子健康的伤害"

疫情初期，曾玫所在的儿科医院就开展了全面的准备工作。划分病房、加强防护、做好预案……作为传染科的主任，曾玫越发忙碌者。她亲自接诊第一例新冠肺炎患儿，为团队医护们打了一剂"强心针"。在上海本土的儿童病例清零后，曾玫又带领团队投入救治境外输入病例的工作中。

记者：我们从已有报道中得知，1月上旬您已经预感到了此次疫情，医院也开展了多次演练等备战工作，您能介绍一下当时的情况吗？

曾玫：医院每年都会做一些关于新发和突发传染病、公共卫生事件的演练，而且当时也正是流感的高峰期。

1月上旬，我们就知道武汉发生了不明原因的肺炎，见于成人当中，但疫情不是很明朗。我们长期从事传染病工作，就知道这个病毒有可能进一步在人群当中发展，而当我们知道是冠状病毒以后，那就更要提高警惕了。一旦有病例在武汉以外的地方，比方在上海地区传播，那必然会出现儿童病例，这个时候我们就要做好充分的准备。

应对新发传染病不是一个人、一个科室能做的，需要调动全院的力量。在医院领导的指挥协调下，多部门进行演练，感染传染科、感控科、门急诊、发热门诊，还有医务部、信息网络管理中心、后勤保障部，都要做相应的准备。

就我们感染传染科而言，主要是做了 4 个方面准备。一是防护要全面升级，每一名员工，包括我们病房的勤务工人，都要做好防护，培训必须要到位；二是要跟其他部门和科室保持协调，及时沟通；三是病房的空间要腾出来，划分好区域，布局要合理化；四是要制定预案，患者来了，我们该怎么办，怎么筛查、怎么分诊、怎么评估、怎么整治。即便是新发传染病，我们也不能在一无所知的情况下去面对，要知道这个病在武汉的情况怎么样，有什么好的办法去治疗。

记者：作为第一批穿上防护服进入病房救治新冠患儿的儿科医生，能否请您具体介绍一下收治的第一例患儿和开展救治的情况吗？

曾玫：1 月 19 日晚上，我们收治了第一例患儿，这是个 7 岁的孩子。我们了解到孩子曾经和爸爸一起到过武汉，回到上海后爸爸就出现了症状，被确诊了，随后他也被诊断为新冠肺炎患者。我接诊了这位小患者，按照医院此前已经做好的收治新冠肺炎患者预案，启动了所有重大新发传染病防护措施，孩子从专门的通道转入病房，妈妈也同时接受了防护培训，一起陪护孩子住进一间独立的隔离病房。初期我们还没有做出不允许家长陪护的决定，后来面对越来越严峻的疫情形势，考虑到陪护家属密切接触有被感染的风险，医院要求所有新冠患儿不陪护，由医护人员 24 小时陪护患儿。这也是一个不得不做的决定，也是 10 年来第一次出现传染病隔离病房患儿没有家长陪护的情况。

这名患儿是轻症，有点发烧，我们就对症治疗，不给他用各种各样的药，也不给他打针。当时有两个方面考虑。一来，孩子的病情就是上呼吸道感染，没必要打针；二来，可以减少不必要的接触暴露，降低医护人员感染的风险。事实证明，我们取得了理想的治疗效果。后来我们就沿用并不断完善这个方案，都得到了很好的效果。

第一例患儿的成功治疗与顺利恢复给了我们经验和信心。

记者：诊治新冠肺炎患儿期间，您的一天是怎么度过的？

曾玫：作为感染传染科主任和医院专家组成员，除了带领团队接诊患者，也要参与制定和修订新冠肺炎相关工作流程及临床方案。我更多的工作是专业决策、协调、监督落实、沟通、汇报。

每天进出病房的，是我们科室的主治医生和护士，他们每天查看病情、陪伴患儿，并和患儿家属保持沟通。当然，第一例患儿是我亲自接诊的，也是为了给大家示范，只要防护到位就没必要害怕。

那段时间确实是很忙的，我们每天都要 7:00 以后才能结束。忙忙碌碌，感到很充实，又看到患儿经过我们的治疗一个个康复了、稳定了，就非常有成就感。

记者：上海市新冠肺炎确诊儿童本土病例清零时，您是什么感受？此后您的主要工作有哪些呢？

曾玫：当时清零了，我们是很激动的，说明我们的战疫工作取得了第一个阶段的胜利，为上海市的公共卫生安全尽了一份力量。但同时也有失落感，我们跟孩子朝夕相处产生了感情，真的舍不得孩子走。

本土病例清零以后，很快境外输入病例就来了，而且比当初的本土病例还要多。我们又进入了战时状态。这次我们更有信心，无所畏惧，相信我们肯定能赢，定能不负医院和孩子家长的重托。同时，我们也有更有经验以确保医护人员零感染。

此外，我们传染病团队已经开始做一些预防和治疗上的前瞻性研究，做好长远准备，尽最大努力减少疾病对孩子健康的伤害。

团队的领导者："我们要比任何时候都更坚定和坚强"

面对团队取得的好成绩，曾玫说，训练有素、规范实践以及全院的支持是成功的法宝。被称为感染传染科"定海神针"的她带领着团队，在疫情来时沉着应对，取得第一阶段胜利后继续探索。在她的领导与关爱下，年轻的医护们不辱使命。

记者：疫情期间，科室工作状态和氛围如何？

曾玫：我们科室的工作状态和氛围一直很好，平时大家都团结友爱、和谐融洽，而且配合协调。我们每年都要经历季节性的传染病暴发，一暴发就忙得不可开交。也许是忙习惯了，我们从来不抱怨，只要能够把患者看好，大家就不计较自己的付出，哪怕牺牲休息时间来完成工作。所以这次我们也很快进入战斗状态。

我跟团队说，不必过于害怕，因为我们平时就是一个训练有素的团队，在这个时候更要表现出我们的自信，发挥出我们的能力。既然发生了，就要面对现实，做好自己的工作。现在是最需要我们的时候，我们要比任何时候都更坚定和坚强。

记者：您所在的科室有很多年轻的医护人员，面对这些患儿，他们有没有什么具体的困难，您是怎么帮助他们的？防疫期间，您有没有从他们身上感受到特别的力量？

曾玫：在上海宣布启动一级响应之前，我们医院的医护人员就已经取消了休假，投入抗击疫情的战斗中。尤其是年轻的医护人员，他们的敬业精神和工作潜能在这次疫情中完全表现出来。

困难肯定有的。我们年轻的医生护士没有经历过太多传染病的暴发事件，一开始确实有担心。大家都是有家人的，有的家里有年长的父母亲，有的孩子还很小，万一自己感染了，传给家人怎么办？

我跟他们说："你们不要怕，第一个新患者我先接诊。"第一天让他们学习，先不直接接触患者。同时特别强调做好防护，保护好自己。我们的夏爱梅护士长经验丰富，每天帮他们检查有没有穿好防护服。后来大家两两相互监督，看看有没有防护不到位的地方。经过一周的工作，我们很快适应了，两周以后，基本就克服了恐惧。患者一来，迅速进入状态。遇到采集呼吸道标本这项风险最高的工作，大家也都不会推脱或者畏畏缩缩的，而是主动去采，团结合作。

有4位年轻的医生，刚刚做爸爸妈妈，他们其实完全可以不在岗位的，但是他们说在这个时候不离开集体，不离开岗位，要跟大家在一起来面对这样一场考验。其实对我来讲，也很需要他们，因为我们是团队作战，我们是最默契的伙伴。

由于采取了儿童单独隔离的措施，所以照顾这些孩子的任务自然就落到了我们医护人员的身上。科里的年轻人每次进入病房，就要连续几个小时不吃不喝，给孩子做检查、擦洗身体、换纸尿裤、喂奶粉、哄睡觉……保育员的角色，对许多同事来说都是第一次，这次经历让他们一下子成熟了。别看他们年纪不大，但在对待这些小患儿的时候，都十分有耐心、有办法。在这样的时刻挺身而出，轮班负责患儿的陪护工作，这些无畏的年轻人，都是好样的！经过这场战疫，我为年轻的同事们感动。

记者：经过近 2 个月的共同战疫，儿科医院收治的 11 名患儿无一发生病情恶化，治愈率 100%。您认为是什么因素让团队取得了这样的好成绩？

曾玫：训练有素、规范实践以及全院的支持是我们成功的法宝。

首先是我们的平台，感染传染科是儿科医院的传统优势学科，我们一直很注重临床实践的训练，在实践中掌握了传染性疾病的规律。第二，我们重学术，讲科学，理论与实际相结合，与前沿相结合。那么第三，我们对传染病是身经百战，科室建立 60 多年，有积淀，有传承，有发扬。还有全院的支持，不仅是物质上的，更有技术上的、精神上的。

面对确诊病例时的从容应对，来自医院跨前一步的准备。从 1 月 16 日起，医院就做好了详细的预案。在接诊首例患儿前，已演练了好几次门急诊预检分诊、如何详细筛查疑似患儿、询问流行病学史等。到真正应对的时候，防护品用得很快，特别是春节期间，物资采购很困难。但是在卫生健康委员会的支持下，医院迅速行动，我们在防护用品上的困难很快得到解决。

院内感控也是很重要的一个方面，就像我们医院感控科王传清主任所说的，"平战结合"是院内感染控制的常态。在抗击疫情的最初 20 多天里，医院针对新冠肺炎患者诊治，陆续出台了十余项制度，涉及负压病房调整、防护用品穿脱流程等方方面面的细节。

记者：之前的报道中也提及团队为患儿定制治疗方案，并已发表了一些成果。现在是否又有一些新的进展？

曾玫：全新的病毒并不可怕，我们要善于找规律。从开始应对疫情以来，我们的团队就基于以往经验基础上做了大量充分评估和准备，形成了一些基本判断：首先，平时处理了这么多种感染呼吸道的病毒疾病，不管是哪种病毒引起的疾病，绝大多数儿童患者尤其是轻症患儿是可以自愈的；另外，目前没有针对新冠肺炎的特效抗病毒药物，推荐试用的抗病毒药物临床效果并不明确，因此我们决定对于非重症的儿童患者，不用抗病毒药物，给予对症处理，并且密切观察病情变化，及时干预；重症病毒性呼吸道感染疾病治疗总体原则是相似的。

其实对于一些特定的方面，比方说抗病毒治疗，还有免疫调节器的使用、激素的使用，目前还达不成共识。另外我觉得不必强调我们跟人家不同。包括这种抗病毒方案，还有一些特殊方案，应用的时候要个体化，尤其是同一个方案在没有得到有效的证据的情况下，不要乱用。所以现在我们就客观一点，务实一点，希望我们总结的经验能够跟国际上达成共识。

患儿的"妈妈"："让爱传递，这就是我们所希望的"

病房里，曾玫和同事们既是医护，又是"妈妈"，既心疼这些小患者，又舍不得他们离开。与7个月大的小优优分别时，曾玫忍不住亲吻的瞬间被捕捉下来，温暖了全城。回忆起来，她的语气中满溢着爱。从医20多年，她深感耐心和温柔是女性医务工作者无可取代的力量。

记者：李强书记点赞了您和护士长抱着7个月大患儿出院的照片，大家也称是"温暖全城"的照片。您记得当时的情景和心情吗？最后两名患儿出院后，您和同事们是什么样的感受？

曾玫：抱着小优优出院，我觉得好开心好激动，我们可宝贝她了！入院第一晚，小优优哭了，我们护士哄了她一个晚上。第二天她就适应我们了，看到我们就知道笑。她经常是跟我们笑的，好懂事。

出院那天见到妈妈，小优优哭了。我说哎呀，在病房都不哭，怎么见到妈妈哭了？那个时候我们心里就在想，可能7个月的小孩是懂的，看见妈妈就知道表达委屈了。

当时我心里有一阵小难过，眼眶有点湿，上前抱抱她。抱的时候，就忍不住亲了她，那一瞬间被捕捉下来。我们真的很爱小优优。

我们终于把这些孩子都健康地交给家长了。最后两个孩子在这里住了将近四周，他们的父母亲该是多么地想孩子，孩子又是多么地想父母，如今他们能够跟家人团圆，我们感到无比高兴。同时，我们也为胜利完成对本土病例的救治任务而感到自豪。团队成员在这两个月的工作当中凝结了更深厚的情谊，也更加默契了。

记者：在救治的时候，家长是不能陪在孩子身边的，肯定非常担忧，您是如何帮助他们缓解忧虑的？

曾玫：作为医生，在治病救人的同时，也要给予患者心理上的支持，帮助他们战胜恐惧。说实话，消除家长内心的恐惧和焦虑并不容易。我们收治的都是小患者，家长不能陪伴孩子左右，担心孩子的病情，不停地给我们打电话。这边电话搁下，那边电话又起，电话里的声音焦躁不安。我们也很理解他们的担忧，一遍遍地安慰、开导。

我们医生和护士都会跟家长保持沟通，尤其主治医生。做儿科医生这些年来，我也让自己不断换位思考，想家长之所想。要帮助家长焦虑，沟通技巧很重要。一方面，把真实的情况告诉家长，才能让他们产生更强的信任感，当他们情绪稳定一些以后，一定也能够理解我们的工作。有了家长的信任和理解，我们也能更好地进行治疗。另一方面，同样是家属谈话，先说好的结局还是坏的结局，效果大不同。我一般不喜欢直接把"最坏的结果"告诉家长，而是会婉转告知；同时想办法先说好的一面，让家长看到希望。我们理解家长的心情，但理性对待，相信我们，才能一起打赢这场仗。

记者：孩子出院以后，他们的家长和你们还有联系吗？他们会给你们说一些什么？

曾玫：当然出院的时候，很多家长都表示感谢，甚至流眼泪了。出院以后大家就慢慢回到了正常的生活轨道。这也是一个实际的情况，有的时候就把感情留在心里，不是要一直表达出来。一个被感动的人，用这份感动去帮助另外的人，让爱传递，这就是我们所希望的。

记者：经过这次战疫，您是是否对女性医务工作者这一身份所具有的特殊力量有了更深入的认识？

曾玫：女性更加耐心、细心和温柔，女性儿科医务工作者更能够像妈妈一样给孩子呵护，我觉得这是女性做儿科的优势。有充足的耐心，才能跟孩子有效沟通；也不能粗心，稍有粗心就可能遗漏病情；当然，我们团队里的男同事也挺温柔的，但和女性的温柔不一样。

医者仁心的践行者："心里一定要装着患者，装满仁爱"

有理想、有爱心、讲科学、强本领，这既是曾玫对年轻医务工作者的期待，也是她自身的真实写照。20 多年的从医历程，培养起她对事业的热爱，也加深了她对国家的赤诚。作为一名在战疫中"火线入党"的战士，一名传承着复旦和上医精神的医者，她担起保护儿童健康、保护公共卫生安全的责任，医者仁心和丰富经验给了她战胜疫情的底气："我们一定有办法，说困难大，那么办法更多！"

记者：您为什么会选择做一名感染传染科的儿科医生并坚持做好 25 年？

曾玫：1994 年我刚开始工作的时候，想法确实比较简单，分配什么就做什么。我的职业感情是在实际工作当中慢慢培养的。

随着社会发展和城市化进程，传染病又发生了很多的变化，从低潮到复燃，其间也有新发传染病。在应对这些传染病的锻炼过程当中，我才真正地爱上了我的专业：能助力解决传染病的问题、公共卫生的问题、预防接种疫苗的问题、抗生素的问题……我非常想帮助患者解决问题，这就要求自己掌握更多的知识。在求知和实践的过程当中，我越来越体会到自己这份职业的魅力——能为患者解除病痛，能给个体和群体的健康带来帮助。

记者：您也承担着传染病学的教学工作，您是否也会把这次疫情期间的经历和经验加入授课内容？

曾玫：之后上课，我肯定会把实战经历和切身感受告诉学生，希望能够影响到他们，培育起更多对传染病专业的兴趣，让更多优秀青年加入传染病防治的队伍。

记者：您觉得作为感染传染科的儿科医生，最重要的品质是什么？您希望传递给年轻医护人员和医学生们怎样的理念？

曾玫：要有理想，有爱心，一心一意为患者，心里一定要装着患者，装满仁爱，在这样的动力下，讲科学、强本领，不断地更新知识，给患者提供最好的治疗。尤其是面对患儿，孩子是最娇嫩的，一定要做到正确诊断、规范治疗。

我们一直奉行以患者为中心的原则。所以作为传染病医生，遇到疫情自然是当仁不让，这是我们的职责所在，不用多说什么，就上去好了。

记者：您在疫情期间"火线入党"，请问是什么触动了您？

曾玫："1994 年 7 月从上海医科大学毕业后，我开始从事儿童传染感染病专业工作。25 年的从医路程，我深深体会到个人的成长与国家、与中国共产党共命运，是党和国家培养了我，给了我学习和深造的机会。在党的召唤和指引下，我树立了崇高的理想，立志做一名人民的好医生、儿童健康的守护者。每每回想曾经度过的每一天，我心潮起伏，没有强大伟大的中国共产党的领导，就没有我们今天安定的局面、幸福的生活和走向世界的自豪感，就没有举国之力打赢这场战疫的可能性。"

这是我在入党申请书当中写的一段话。其实心中始终对党组织满怀崇敬，经过这次抗疫战斗，更加深刻体会到中国共产党领导的中国无比强大，把人民的利益始终放在首位，这更坚定了我的入党信念。

医院还成立了前线党支部，党支部书记是我的师妹。年轻的医生护士和我的学生中也有好名党员，他们都以实际行动诠释了先锋模范作用，也让我深受触动。

"火线入党"是一种自豪，更是一种要求。这是我人生中非常不平凡的一刻。在疫情防控这个关键时刻，能够成为一名光荣的预备党员，是一种荣誉，更是一份激励。我将永远记住这个神圣、不平凡的时刻，继续在疫情防控一线，积极工作，不畏生死。

记者：面对新形势，您对接下来工作有些什么样的思考？

曾玫：我想我还是要一如既往做一名踏踏实实、无私奉献的医务工作者。

新冠肺炎疫情的考验还没有完全结束。但是我想，任何考验和挑战，都让我们更加勇敢和坚强，让我们更加无所畏惧地去征服。因为我们的责任就是要保护儿童健康，保护公共卫生安全，我们一定有办法，说困难大，那么办法更多。

（文字：田雨阳　李沁园）

卢洪洲：

打造战疫堡垒　守护城市公共卫生安全

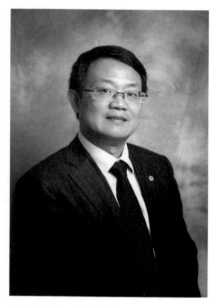

上海市公共卫生临床中心党委书记卢洪洲

　　面对突如其来的新冠肺炎疫情，上海市公共卫生临床中心始终坚持科学组织、科学防控、科学救治，按照"集中患者、集中专家、集中资源、集中救治"的原则，集全市优势医疗资源抗击疫情。通过科学防控、精准治疗，切实有效地救治患者、控制疫情，展现了良好的综合救治能力和整体服务水平。在抗击新冠肺炎的前沿阵地，公共卫生临床中心党委书记卢洪洲已经和新冠病毒搏弈了接近半年时间，他带领着团队，用坚守换来了城市的健康。

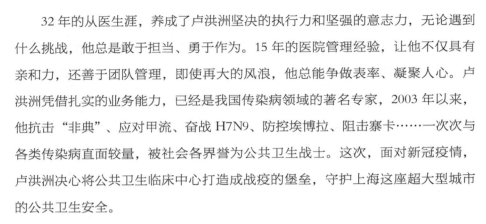

32 年的从医生涯，养成了卢洪洲坚决的执行力和坚强的意志力，无论遇到什么挑战，他总是敢于担当、勇于作为。15 年的医院管理经验，让他不仅具有亲和力，还善于团队管理，即使再大的风浪，他总能争做表率、凝聚人心。卢洪洲凭借扎实的业务能力，已经是我国传染病领域的著名专家，2003 年以来，他抗击"非典"、应对甲流、奋战 H7N9、防控埃博拉、阻击寨卡……一次次与各类传染病直面较量，被社会各界誉为公共卫生战士。这次，面对新冠疫情，卢洪洲决心将公共卫生临床中心打造成战疫的堡垒，守护上海这座超大型城市的公共卫生安全。

记者：去年 12 月，媒体报道武汉出现不明原因肺炎新闻后，您及时收集相关信息，组织开展各类防控和救治培训班。能介绍一下当时的情况吗？

卢洪洲：公共卫生临床中心作为一支应对各类传染病的特种部队，一直秉承"平战结合"的发展理念，形成独具特色的"公卫模式"。

武汉报道不明原因肺炎病例后，上海市公共卫生临床中心凭借高度的敏感性，连续两天开展了具有针对性的实战演练。这个演练完全模拟收治不明原因肺炎患者流程进行，公共卫生临床中心医疗、护理、后勤、医技等部门全部参加了演练。1 月上旬，公共卫生临床中心由党政主要领导牵头，成立了应急委员会，下设医疗、护理等 6 个工作组。1 月中旬，为了切实做好防控工作，未雨绸缪的公共卫生临床中心已对人员梯队、感控培训、预案流程、物资保障等疫情防控举措做了全面部署，4 栋负压病房 327 张床位全部进入待命状态。

此外，我去年 12 月 17 日还前往武汉金银潭医院开展专题讲座和培训，就如何做好传染性疾病的救治和院内感染控制等诸多内容进行了讲解。没想到之后武汉暴发了疫情，这次误打误撞的培训对金银潭医院来说非常及时。截止到目前，武汉金银潭医院院内感染人数在武汉地区排名低位，当时金银潭医院院长张定宇还经常给我打电话表示感谢。

记者：您作为全国新型冠状病毒感染的肺炎医疗救治专家组成员，始终冲锋在抗击疫情的第一线。在公共卫生临床中心抗疫的日常是怎样的？在和上海同道携手抗疫的过程中，有什么印象比较深刻的人和事？

卢洪洲：自 1 月 20 日公共卫生临床中心应急收治任务正式启动后，我就把换洗衣服都带到了单位，把家安在了医院宿舍，这样一来可以及时处理各种紧急救治工作，节约了大量时间。当时，我和市级专家每天上午和下午各有一次视频查房，通过网络与应急病房内的床位医生视频连线，对每位患者进行"过堂"，确保及时发现问题，及时解决，这也是践行"提升治愈率，降低病死率"的目标。有时候，遇到疑难病例，我也会和市级专家进行病例讨论，寻找最优治疗方案。

今年 1 月底至 2 月这段时间里，也就是上海新冠疫情最严重的时候，我与专家组的成员常常因为要抢救患者而一起讨论、会诊至凌晨三四点，稍微休息两三小时，早上又要起来接着工作。那段时光是我在抗疫期间最难忘的经历。除了集中精力救治新冠患者，我还通过视频会议的方式与世界卫生组织共同探讨新型冠状病毒，帮助起草和修改相应指南，为全球抗疫尽绵薄之力。

在救治新冠肺炎过程中，我和市级专家都有相同的感受：新冠肺炎病情进展太快，然而患者存在个体差异，预示开启疾病重症化的细胞因子风暴随时可能开启。记得 2 月上旬，我们接收一位确诊病例：患者无咳嗽和胸闷，只是发热了 3 天。可是根据 CT 检查和化验结果，直觉告诉我：没这么简单！这个看起来情况似乎不错的患者就被直接安排收进了重症监护病房。事实证明，我的判断是完全正确的，当晚患者的病情就加重，肺部出现弥漫性病变，细胞因子风暴如期而至，当即就被宣布患者为重症病例。多亏救治团队的"火眼金睛"提前识别，并给予"一人一策"的综合治疗方案，及时稳定了病情，让患者很快转危为安。类似这样抢救经常发生在半夜，而每次帮助患者度过难关，让我由衷地感受到身为医者的成就感和自豪感。

携手抗疫过程中，让我印象比较深刻的就是广大医护人员在疫情暴发时，一纸战书、主动出征，一句誓言、舍我其谁，一种使命、日夜攻关，大家与时间赛跑，与死神拉锯，尤其很大一部分护士是"90 后"，甚至"95 后"，让我非常感动。

记者：作为上海防控新冠肺炎的"桥头堡"，公共卫生临床中心取得了哪些阶段性成果？进入疫情防控新阶段，公共卫生临床中心的工作重点和工作氛围有何变化？

卢洪洲：作为上海防控新冠肺炎的"桥头堡"，公共卫生临床中心的出院率一直维持在90%以上，较好地完成了"提升治愈率，降低病死率"的目标。

就是在边摸索、边总结、边调整的救治过程中，最终凝聚我和多位专家智慧的《上海市2019冠状病毒病综合救治专家共识》顺利发布，这不仅凝结了抗疫期间上海救治的经验及成果，更为全国乃至全球的新冠肺炎救治提供了宝贵的"上海经验"。

此外，我十分重视一线医护人员的感染控制管理，只有医护人员避免感染，才能更好地救治患者，为全社会抗疫提供信心保障。所以，我要求将院内感染控制到落实到每一处细节，由于培训到位、监督保障、硬件助力，截止到目前没有发生医护人员院内感染，朝着"打胜仗、零感染"最终目标又迈进了一步。

当前，疫情进入到严防境外输入的关键阶段，作为医疗专家，我只要有时间，就会通过网络视频为非洲国家、"一带一路"国家做国际培训，将中国的抗疫经验分享给世界。但是，作为上海的前沿阵地，我们的救治工作依然不能麻痹，不能厌战，不能松懈。我和我的同事将始终坚守在这里，直到最后的胜利。

记者：公共卫生临床中心在本次新冠肺炎疫情的临床救治中，有哪些可借鉴的经验？

卢洪洲：公共卫生临床中心成立以来，我们就是应对各类传染病的"特种兵"，是守护城市公共卫生安全的"预备役"。通过这次疫情，我觉得"平战结合"的发展理念很重要。"平"时，公共卫生临床中心是以感染性疾病救治为特色的综合性医院，每年都会开展收治新发和突发传染病的应急演练；"战"时，公共卫生临床中心直面额各类新发和突发传染病，为上海城市公共卫生安全保驾护航。我们广大医护人员对负压病房、消毒隔离、感染控制已经习以为常。所以，当真正的疫情来袭，我们的医护人员能够从容应对、忙而不乱。

我和市级专家组发现新冠肺炎患者的年龄、基础疾病、淋巴细胞计数等指标和细胞因子风暴的发生以及疾病重症化进展密切相关，是疾病向重症转变的关键预警指标。这个重大发现，为我们在救治过程中采取早期针对性干预措施、阻止疾病的进展，提供了重要参考和依据。

我带领团队在全球范围内最早注册使用羟基氯喹治疗新冠感染（注册码：NCTO4261517）。羟基氯喹原本是用于治疗类风湿、疟疾等疾病的药物，把它用在新冠上其实扩大了适应证范围。在安全的前提下，我也做出了一些临床研究，并且发现使用羟基氯喹无抗新冠病毒作用，可能具有一定的免疫调节作用。此外，除了评价多种抗病毒药物以外，我还创新性地在患者中开展了恢复期血浆治疗新冠重症患者的研究，通过研究发现恢复期血浆在使用中具有良好的安全性。

其实，无论是轻症还是重症，患者救治的关键就是一个"早"字，即早发现、早隔离、早治疗。就上海的情况来看，能够及时在早期发现并第一时间入院治疗，大部分患者病情还是在朝好的方面发展。只要在早期阶段发现，经过科学治疗，绝大部分的感染者的病情都会稳定下来，并逐渐得到改善，肺里面的病变会逐渐吸收，所以"三早"原则非常重要。

对于临床救治，我们通常的救治策略是个体化的对症治疗方案，也就是"一人一策"，对于呼吸衰竭的重症患者，应尽早使用呼吸机、气管插管，必要时采取人工肺等治疗手段，避免出现多脏器衰竭。

记者：在抗疫期间，很多医护人员在公共卫生临床中心"火线入党"，党支部的战斗堡垒作用和党员先锋模范作用如何在抗疫的过程中发挥？

卢洪洲：应急病房启用后，公共卫生临床中心党委第一时间成立应急病房临时党支部，鲜红的党旗在疫情防控的第一线高高飘扬，并以应急病房临时党支部为工作抓手，在医疗救治、关心关怀、党员管理、弘扬典型、党建共建等方面开展工作。先后两批来自全市18家医院共48名奋战在上海战疫一线的医护人员"火线入党"。

临时党支部充分发挥战斗堡垒作用，凝心聚力、鼓舞士气，积极发挥党员立足本职、带头奉献、拼搏有为的先锋模范作用，有效组织和带领应急病房医护人员共克时艰、全力以赴投入抗击疫情、救治患者的工作中，为打赢新冠肺炎疫情防疫阻击战贡献了力量，凸显了基层党组织强大的组织力、凝聚力和战斗力。"我志愿加入中国共产党"成为疫情防控中的最强音。

记者：您在这次疫情期间，有哪些科研成果分享给大家？作为抗疫专家，您认为上海作为超大型城市应该如何完善城市公共卫生安全体系？

卢洪洲：5 月 20 日，*Nature* 全文发表了我的科研团队联合瑞金医院陈赛娟团队揭示 COVID‑19 的分子流行病学和临床表现特征的研究成果。这一成果对于进一步认清新型冠状病毒的分子流行病特征、疾病发生发展特性，为重症患者早期诊断和治疗，以及为药物和疫苗研发提供了重要的参考依据，为最终战胜 COVID‑19，保护全人类生命安全做出重要的贡献。

此外，我参与的"上海市 2019 冠状病毒病综合救治专家共识""硫酸羟氯喹治疗研究""新冠肺炎患者重症化危险因素分析"等多篇重量级学术论文也成功发表。

通过这次疫情，我们清楚地看到，上海作为超大型城市，应该完善重大疫情防控体制机制，健全公共卫生应急管理体系，加快补短板、强弱项、增能力，努力走出一条超大城市公共卫生安全治理之路，构筑起保障人民生命安全和身体健康、守护上海城市安全的坚固防线。例如，员梯队制度、经费保障制度、相应的法律法规等制度的逐步完善落实，相信上海有能力成为全球公共卫生体系最健全的城市之一。

记者：作为坚守感染病领域一线 30 余年的前辈，您有什么话想对青年医学生说？

卢洪洲：我对广大的医学生，有 4 点期望。

一要热爱专业。因为热爱是一种态度，这是做好一切工作的基础和基石。

二要勤奋努力。勤奋努力是一种后天的智慧，缺乏勤奋、缺乏吃苦精神，往往会与成功失之交臂。

三要永续创新。对于一个人来说，对于一项事业来说，也许一个创新是容易的，但是要永续创新则是困难的。

　　四要团队协作。青年人才要在这个团队中发挥自己的独特作用，同时也要学会融入团队之中，发挥更多、更好的积极作用。

（文字：范忻忻）

附 录

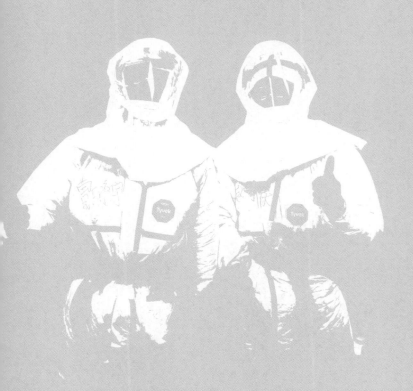

复旦上医抗疫大事记

1月23日

接国家卫生健康委员会指令，中山医院重症医学科副主任钟鸣被指派奔赴武汉前线。他立刻取消了原计划的家庭之旅，在小年夜义无反顾地动身前往武汉。钟鸣也是上海医学专家里第一个驰援武汉的。他在出发时留下的一张背影照被称为"最美逆行"，刷屏网络，引无数人泪目。

1月23日

从1月23日起复旦大学附属公共卫生临床中心、儿科医院作为上海定点医院，承担了全市所有300余名确诊患者的治疗工作，学校11家附属医院开设发热门诊，承担了大量急诊工作，为守住上海城市安全、守护人民健康、打赢疫情防控阻击战筑牢了坚强防线。

1月24日

复旦大学上海医学院成立防控新型冠状病毒感染肺炎疫情工作领导小组和工作组。组长：袁正宏、桂永浩，成员：杨伟国、张艳萍、徐军、吴凡、汪志明、毛颖。领导小组办公室设在上海医学院党政办公室。

1月24日

除夕上午，一场新型冠状病毒研讨会在复旦上医紧急召开。复旦大学党委副书记、上海医学院党委书记袁正宏和上海医学院副院长毛颖、吴凡等，与来自基础医学院、公共卫生学院、生物医学研究院、生命科学学院、中山医院、华山医院、公共卫生临床中心、闵行医院等单位的科研管理部门负责人及专家教授 30 余人参会。会议围绕近期发生的新型冠状病毒感染肺炎疫情，结合各单位、各研究团队的前期研究基础和优势展开热烈讨论，体现上医人的使命感。

1 月 24 日

除夕夜，上海的 136 名医务人员组成的医疗队紧急驰援武汉。其中有 26 位复旦上医人的身影，他们分别来自附属中山医院、华山医院、金山医院、上海市第五人民医院、华东医院、浦东医院、青浦区中心医院（筹）。他们中的很多人接到电话，还没来得及吃完年夜饭就匆匆收拾行李赶到机场。

1 月 27 日

复旦大学上海医学院召开疫情防控工作领导小组第一次全体会议，认真学习贯彻习近平总书记关于新型冠状病毒感染的肺炎疫情防控工作的重要讲话精神和中央领导小组要求，落实教育部、上海市以及学校有关工作部署，研究讨论医学院疫情防控工作。院领导现场检查校园防控情况。

1 月 28 日

根据复旦大学上海医学院疫情防控领导小组会议精神，即日起编制《复旦大学上海医学院疫情防控信息》，由党政办公室负责。

1 月 28 日

汤钊猷院士、闻玉梅院士、葛均波院士、金力院士、樊嘉院士、马兰院士等沪上 12 位院士联名向市民发出倡议书，共同向全社会呼吁：科学认知新发传染病，配合排查、及时就医、做好防护。

1月27日、 28日

正月初三、初四，先后又有16位复旦上医"白衣天使"随着上海援鄂大部队一起奔赴抗击疫情前线。他们分别来自附属中山医院、华山医院、金山医院、上海市第五人民医院、华东医院、闵行医院、青浦区中心医院（筹）、徐汇医院（筹）。

1月29日

按照中央应对新型冠状病毒感染肺炎疫情工作领导小组要求和教育部、上海市的统一部署，根据复旦大学推迟2020年春季学期开学通知精神，上海医学院发布关于2020年春季学期开学前相关事宜的补充通知。

1月29日

自疫情暴发以来，上海复旦大学教育发展基金会第一时间配合学校抗疫整体部署，发起设立复旦大学抗击新型冠状病毒肺炎医疗基金等项目，同时积极做好物资捐赠对接与服务，为学校及各附属医院抗疫工作顺利开展提供了重要保障。

复旦大学校董，美国国家工程学院院士谢明教授在得知学校设立基金后，第一时间捐赠1 000万元支持学校的科研攻关，奖励科研人员。

1月29日

上海市医疗救治专家组组长、华山医院感染科主任张文宏在接受媒体采访时，喊话"党员必须先上！"走红网络。在抗击疫情期间，张文宏以其专业精神、勇于担当和风趣幽默受到大众的追捧。

1月30日

一场特殊的远程"前线入党"仪式在上海的中山医院和武汉的金银潭医院

两地同步举行。驰援武汉的中山医院重症医学科外科监护室 A 监护的护士长徐璟在前线"火线入党"。

2月1日

复旦大学党委书记焦扬、校长许宁生分赴上海市公共卫生临床中心和儿科医院调研新型冠状病毒肺炎疫情防控和患者救治工作，并看望慰问奋战在抗击疫情一线的医务工作者。复旦大学党委副书记、上海医学院党委书记袁正宏、复旦大学常务副校长、上海医学院院长桂永浩等陪同调研慰问。

2月3日

复旦大学上海医学院党组织党员战疫专报即日起编制，由上海医学院党委组织部、宣传部负责。

2月4日

复旦大学上海医学院以电话会议形式，召开防控疫情工作领导小组第二次全体会议暨党委会扩大会议，贯彻落实上海市委市政府、市教卫工作党委和学校的要求，通报了上海医学院前期总体防控疫情工作情况，并就下一步防控工作进行部署。袁正宏主持会议，代表党委提出 5 点工作要求。桂永浩传达市政府工作会议精神、市教卫工作党委和学校的要求，部署上海医学院疫情防控工作。上海医学院党政班子成员和相关职能部门负责人通报了各条线近期防控工作情况。

2月4日

是日立春。一支由 46 位救援队员、6 辆移动救援车组成的华山医院赴鄂国家紧急医学救援队驰援武汉抗疫战斗第一线。这支救援队以"整建制""移动野战医院"的形式为提高武汉当地疫情防控医疗水平做出华山人的努力。出征前，焦扬，袁正宏，桂永浩等赶来为勇士们"壮行"，焦扬代表复旦大学党委、全体师生向这支英勇的队伍致以崇高的敬意和衷心的祝福。

2月7日

在闻玉梅院士的指导下，上海市疾病预防控制中心和复旦大学基础医学院新型冠状病毒科研攻关团队密切配合，由上海市疾病预防控制中心挑选多例确认病例的鼻/咽拭子样本用于实验，复旦大学基础医学院新型冠状病毒科研攻关团队通过使用两种细胞系（vero-E6 和 Huh7 细胞）接种样本，从一例病例样本中，成功分离并鉴定出新型冠状病毒（2019-nCoV）毒株。这是上海首株分离的新型冠状病毒株，经进一步纯化、扩增和鉴定后，将为新型冠状病毒疫苗、抗病毒药物研制和致病机制研究等提供重要的毒种资源。

2月7日

元宵节前一日，按照国家卫生健康委员会统一部署，中山医院136人医疗队出发前往武汉投入医疗援助，医疗队由30名医生，100名护士，6名行政管理人员组成，涵盖重症医学科、呼吸科、传染病科等学科，均为科室骨干。焦扬、袁正宏、桂永浩等为援鄂医疗队队员践行。焦扬代表复旦大学党政领导和全体师生对136位白衣勇士在元宵节前夕，在党和人民、在祖国最需要的时候，响应党的号召、呼应人民期待奔赴武汉表示最崇高的敬意和最衷心的感谢。

2月8日

上海市委书记李强专程来到复旦大学附属中山医院、附属徐汇医院（筹）等医疗机构，看望值守一线的医生护士，并代表市委、市政府向全市广大医务人员致以亲切慰问和节日问候。

2月8日

为支援第二天即将出发的华山医院第四批援鄂医疗队出征的物资，学校星夜紧急动员校友、校董和社会力量，得到校友企业复星集团紧急增援防护服 500 件、防护口罩 2 000 只；蔡彤、汪新芽校友夫妇增援防护口罩 2 000 只；在上海市妇联的协调下，上海市三八红旗手联谊会、上海市女企业家协会联合上海市儿童基金会、上海东海慈慧公益、宝洁集团、波司登公司等连夜组织了护目镜 1 000 副，羽绒服 800 件、肥皂、电热毯、纸尿裤、方便食品、泡腾片等一大批生活物资和食品，赶在医疗队出发前送到了华山医院。

2 月 9 日

华山医院援鄂四纵队 215 名"白衣将士"向武汉开拔，医疗队集结院内精兵强将，以整建制接管华中科技大学同济医学院附属同济医院光谷院区的 ICU，收治最危重新冠肺炎患者，用高水平医疗技术和精良的装备为危重症患者带来康复的希望。焦扬、袁正宏、桂永浩等为即将奔赴前线的医务工作者们壮行，并送上殷殷嘱托。

2 月 15 日

中山医院向全国募集企业迅速转化投产的、来自新冠肺炎疫情武汉前线的"上海发明"——一次性医用防护鼻罩正式签订专利权实施许可合同，投入量产，为武汉以及全国的白衣卫士在医疗场所提供进餐饮水时的贴心守护。

2 月 16 日

应国务院应对新型冠状病毒肺炎疫情联防联控机制（医疗救治组）通知要求，华山医院再次选派 4 位重症医学科专家增援华中科技大学同济医学院附属同济医院光谷院区 ICU，此次增援为了进一步充实"国家队"的力量，为更多危重症的患者赢得生命的主动权。

2 月 19 日

500 余名医护人员组建的上海最大规模援鄂医疗队出发驰援武汉，支援雷神山医院。其中，就有来自上海市第五人民医院的 50 名医护人员。

2 月 20 日

经儿科医院传染科医护人员的精心治疗，上海市年龄最小的新冠肺炎确诊患者齐齐连续两次新型冠状病毒核酸检测呈阴性，当日上午出院。记者抓拍到宝宝和和儿科医院传染科主任曾玫分别时的温馨一幕，照片被刊登于《新民晚报》头版，获得上海市委书记李强点赞。

2 月 21 日

上海市教卫工作党委书记沈炜一行来到复旦大学上海医学院，实地调研检查新冠肺炎疫情防控落实情况。沈炜对复旦大学上海医学院在疫情防控中的做法给予充分肯定。他表示，面对疫情，上海医学院的校园防控、医疗救治、科研攻关"三条战线"工作开展有力有序到位，为打赢疫情防控阻击战贡献了智慧和力量。

2 月 24 日

上午 10:00，复旦大学"新冠肺炎防控第一课"正式上线，上海医学院副院长、"疾控女侠"吴凡和华山医院"硬核教授"张文宏开讲。两位权威专家从临床医学、流行病学、社会治理等多角度出发，普及新冠肺炎知识，为科学防控新冠肺炎"支招"。

2 月 25 日

68 岁的新冠肺炎患者杨先生曾经呼吸衰竭、插管治疗，一度生命危在旦夕，经过多学科专家团队积极治疗终于转危为安，成为上海首位治愈出院的危重症新冠肺炎患者。

2月25日

由复旦大学研究生会枫林工作委员会团队发起，33所高校医学研究生携手共同唱响这首充满正能量的歌曲《爱因为在心中》。通过这段共同创作的MV，医学生们唱出自己的心声，向前辈致敬，向奋斗在一线的白衣战士致敬。

2月25日、26日

在武汉抗疫前线，面对疫情，共产党员们以身作则，冲锋在前，发挥了先锋模范作用，也感召着身边的队员们向党组织靠拢。中山医院援鄂医疗队员薛渊、华山医院援鄂医疗队员张伟燕、华东医院援鄂医疗队员吴志雄在武汉抗疫前线"火线入党"。

2月25日、26日

袁正宏，桂永浩和上海医学院领导班子成员分别赴基础医学院、公共卫生学院、药学院、护理学院、生物医学研究院、脑科学研究院、放射医学研究所和实验动物科学部，对各单位新冠肺炎疫情防控工作情况和开学准备情况开展督导检查。

2月26日

一堂面向复旦大学上海医学院16级临床八年制专业本科生的"传染病学"课程在"云端"开讲。当天课程的授课老师正是身处武汉抗疫前线的华山医院国家紧急医学救援队队长、感染科副主任张继明。在方舱医院，张继明和同学们在线交流互动，为同学们上了最生动的一课。

2月27日

中共复旦大学上海医学院委员会、复旦大学上海医学院发布《致抗击疫情一线复旦上医人的一封信》，代表全体复旦上医师生员工和校友向奋战在抗疫一线的复旦上医人致以最崇高的敬意和最真挚的感谢，期待白衣战士完胜病疫、平安凯旋。

2月27日

武汉同济医院光谷院区 ICU 首例 ECMO 救治危重症患者成功脱机。来自华山医院和武汉同济医院不同科室的 8 位专家组成跨医院、多学科会诊小组，经过 9 个昼夜的连续奋战，终于将患者从死亡线上拉了回来。

2月29日

中山医院原创 MV《我们等你回家》发布，致敬奋战在一线的白衣战士，期盼英雄们平安凯旋。

3月1日

复旦上医举行"众志成城、共克时艰"——在鄂学生同心战疫主题党日，袁正宏等与 46 名上海医学院在鄂学生党员在"云端"连线，在鄂学生党员分享他们的所见所感，师生共同汲取抗击疫情的冲锋动力和必胜信心。

3月2日

2020 春季学期正式开课。研究生网上教学于 3 月 2 日全面开启。前一周起，已有 207 门次医学本科课程启动了 2020 年春季学期首次网上教学，其余 211 门次课程于 3 月 2 日起按进度实施。

3月2日

上海两家定点收治医院——儿科医院和上海市公共卫生临床中心，分别举行了庄严神圣的入党宣誓仪式，包括儿科医院曾玫、夏爱梅，中山医院胡必杰，市公卫临床中心凌云、陈楠、张屹俊、徐婷婷、张雯霞、宋小雨、干静静、董文芳、石英群等在内的一批白衣战士"火线入党"。

3月3日

复旦大学上海医学院 2016 级临床医学八年制的同学迎来了特殊的一课。屏幕另一端为同学们开讲的正是中山医院援鄂医疗队领队、中山医院副院长朱畴文。从课程视频录制到在线答疑，朱畴文都是在武汉抗疫一线的繁忙工作之余完成。

3月4日

复旦大学上海医学院召开党委会，专题学习习近平总书记给在首钢医院实习的西藏大学医学院学生的重要回信精神，以及习近平总书记在北京考察新冠肺炎防控科研攻关工作时的重要讲话精神。

3月4日

学校成立 7 个在鄂学生临时党支部。复旦上医在鄂学生临时第一党支部和第二党支部成立后，开展党群结对"1 + 1"活动，加强对在鄂学生的健康关怀、心理慰问、交流学习。

3月5日

华山医院 ICU 团队、中山医院重症救治医疗队被授予"全国卫生健康系统新冠肺炎疫情防控工作先进集体"称号。中山医院副主任护师王春灵，华山医院主任医师、教授李圣青，华山医院主任医师、教授张继明，华山医院副主任护师张静，中山医院主任医师罗哲，中山医院主任医师钟鸣等 6 位同志被授予"全国卫生健康系统新冠肺炎疫情防控工作先进个人"称号。

3月5日

在武大人民医院东院，中山医院支援湖北医疗队队员刘凯医生在护送患者做 CT 的途中，让已经住院近一个月的 87 岁老先生欣赏了一次久违的日落。落日余晖下的两个身影，患者和医生，87 岁和 27 岁，这个瞬间，刻骨铭心。这张照片感动了亿万人。

3月6日、7日

中山医院、华山医院 11 名援鄂医疗队员在武汉前线光荣入党。他们分别是来自中山医院的王春灵、梅静骅、刘子龙、陈轶洪、王喆，来自华山医院的姜华、汤晶、李丽、朱禛菁、高鹏、曹晶磊。

3月8日

"三八"国际劳动妇女节，中共中央政治局委员、国务院副总理孙春兰向奋战在疫情防控第一线的广大妇女同胞，转达习近平总书记和党中央、国务院的亲切关怀和节日祝福。在视频连线同济医院光谷 ICU 医护人员，听到华山医疗队第四纵队领队李圣青汇报做到了三位 ECMO 患者百分百成功脱机时，孙春兰竖起了大拇指为医疗队员点赞。

3月8日

3月4日，华山医院支援武汉医疗队队员夏敬文副教授的父亲因急性心梗去世。3月8日，上海市副市长宗明上门慰问夏敬文家属。

3月9日

由国家儿童医学中心儿科医院党委倡议发起的"沪鄂童心守护行动"项目正式启动。儿科医院借助互联网平台，举行大型义诊"沪鄂童心守护 云端专家义诊"，举办"首期儿科医生抗疫网络研讨会"等一系列活动，为两地孩子搭建一座跨越沪鄂的医教艺合力"空中课堂"。

3月10日

最早投入使用的方舱医院——武汉洪山体育馆武昌方舱医院在运行了 35 天

后宣布休舱。2月4日出征武汉的华山医院支援武汉国家紧急医学救援队是第一批进驻武昌方舱医院的医疗队。华山医院副院长、国家紧急医学救援队领队、武昌方舱医院副院长马昕表示，休舱只是个逗号，不是句号，不获全胜，绝不收兵！

3月10日

复旦上医的留校师生和物业员工、保安们纷纷撸袖献血，彰显了"团结、服务、牺牲"的复旦精神和"为人群服务"的上医情怀。

3月11日

上海市新冠肺炎疫情防控新闻发布会上，疫情防控公共卫生专家组成员吴凡代表闻玉梅、宁光、吴凡、江帆、张文宏、卢洪洲、董健、谢斌、吴立明、邹海东、朱仁义、崔松12位医学专家，发布《疫情防控健康科普上海专家共识》。

3月12日

一系列来自武汉抗疫一线的临床实战"公开课"启动录制制作。参与授课的全部为中山医院赴武汉医疗队的医疗专家。第一课开讲的正是刷屏网络的落日余晖后的人文关怀。

3月14日、 15日

上海市第五人民医院援鄂医疗队员胡德雪、高梦娇、陈园在前线"火线入党"。

3月18日

上海援鄂医疗队开始分批有序撤回，华山医院国家紧急医学救援队5辆移动救援车回沪，这支队伍出征时46人，首批返回20人，以医技、医辅和后勤保障人员为主，其他医护人员转战同济医院光谷院区，与在 ICU 的华山医疗队会合，继续投入战斗。

3月18日

华山医院 ICU 护士金丽莉、北院急重症医学科副主任医师周鑫健、北院 ICU 护士黄燕 3 名同志在上海抗疫一线上海市公共卫生临床中心，宣誓入党。上海第二批援鄂医疗队员、华东医院 CCU 护士长唐军在武汉前线光荣入党。

3月19日

中山医院援鄂医疗队员蒋进军、张晓云、冯智凌、高磊、吴溢涛、张璐、陈翔，附属上海市第五人民医院赴武汉医疗队员黄莉莉在武汉前线"火线入党"。

3月20日

上海复旦大学教育发展基金会在复旦上医接连举行两场捐赠仪式。复旦大学抗击新型冠状病毒肺炎医疗基金向上海两家定点收治医院——上海市公共卫生临床中心和儿科医院捐赠善款，用于奖励奋战在抗疫一线的医务工作者。同时，基金还奖励了 511 位奔赴武汉的复旦大学各附属医院援鄂医疗队员，此后还奖励了 11 家附属医院发热门诊岗位的一线医务人员。

3月20日

为响应沪上 12 位医学专家联合发布的《疫情防控健康科普上海专家共识》、呼吁广大的医务工作者参与到健康科普之中的号召，复旦大学健康科普青年讲师团启动线上科普工作，相关科普作品在"快手""抖音""哔哩哔哩"网站全面上线。

3月20日

儿科医院第二批 6 名儿科白衣战士林怡翔、张敏捷、王相诗、田鹤、杨蕾、张玉鸿"火线入党"。

3月20日

国家和上海市卫生健康委员会启动指导在境外的援外医疗队员应对新冠肺炎疫情的相关工作。在接到上海市筹集抗疫物资的相关通知后，复旦大学上海医学院医院管理处在各附属医院的密切配合下，仅用了一天时间，就为复旦大学支援摩洛哥医疗队筹集到八万余件、148 箱抗疫医疗物资，体现了"复旦上医速度"。

3月21日

华山医院原创战疫 MV《春暖武汉》发布，医院以此曲献给所有在武汉前线奋战的白衣战士，盼英雄早日平安归来。

3月22日

上海第三批援鄂医疗队返沪，其中包括中山医院、华山医院、华东医院、上海市第五人民医院和华山医院北院 10 位医护人员。距离 1 月 28 日他们出发已 55 天。冬去春来，他们在武汉第三医院光谷院区救治新冠肺炎患者，与疫魔抗争，为一个又一个患者带来了生的希望。

3月22日

奋战在武汉战疫前线的华山医院第四批援鄂医疗队员倪丽、伍卫权、邹海、魏礼群、袁如玉、陈洁、周丽慧、秦伟成 8 名同志"火线入党"。

3月23日

当天正式上线开课的复旦大学上海医学院"医学微生物学"的在线课堂上，实验室里出炉的最前沿的新冠病毒相关科研成果，第一时间出现在医学生们的课堂上，成为最鲜活的"教材"。基础医学院医学微生物学教学团队，正是在进行新冠课题攻关的百忙之中完成课程录屏及相关教学准备。

3月24日

复旦大学上海医学院以网络视频会议形式召开2020年春季工作部署会。袁正宏，桂永浩部署医学院年度党政重点工作，对做好全年工作提出要求，要努力实现写好深化医学教育管理体制改革的下半篇文章、奋力夺取疫情防控和事业发展双胜利的工作目标。院领导杨伟国、张艳萍、徐军、吴凡、汪志明、毛颖就分管领域重点工作作布置。会议主会场设在治道楼和汉堂。机关部门负责人，各学院、研究平台、附属医院和实体科研机构负责人近150人在33个分会场参加会议。

3月26日

徐汇区与复旦大学上海医学院区校疫情联防联控工作座谈会在上海医学院举行。会上，徐汇区和上海医学院相关部门负责人分别交流了区校联防联控工作情况。双方就下一阶段疫情防控过程中需要相互配合和支持的工作进行了深入研讨。

3月27日

中山医院援鄂医疗队员程敏慧、柯璐璐、李菁菁、李倬哲、苏迎、陶淑君、吴婕、郁慎吉8位同志"火线入党"。

3月28日

一场连接上海与摩洛哥的空中对话举行。为加强疫情期间对复旦大学支援摩洛哥医疗队队员的保障支持和防控指导，同时加强沟通、了解队员的实际困难和需求，更好地解决医疗队的现实问题，复旦大学上海医学院医院管理处组织召开复旦大学新冠肺炎疫情期间援摩洛哥医疗队保障工作视频会议。

3月30日

华山医院和华中科技大学同济医学院附属同济医院总院区、同济医院光谷院区视频连线，双方就医院全面战略合作签署协议，结成全面战略伙伴关系。

3月31日

上海援鄂医疗队700多人"大部队"返沪，其中包括中山医院、华山医院、金山医院、上海市第五人民医院、华东医院、浦东医院、闵行医院、青浦区中心医院（筹）等200余名医疗队员。

4月1日

中山医院赴武汉136人医疗队返沪，从2月7日出征，这支医疗队在武汉前线奋战整整55个日日夜夜。医疗队整建制接管武汉大学人民医院东院区两个重症病区，累计救治新冠肺炎患者152人，治愈119人，将专业、严谨与精细的"中山标准"深度复刻到武汉前线。

4月3日

应赫尔辛基大学医院集团要求，通过上海市欧美同学会北欧分会与复旦大学上海医学院沟通协调，复旦大学上海医学院与芬兰赫尔辛基大学医院集团两地抗击新冠肺炎疫情的著名医学专家成功召开线上交流会议。

4月4日

复旦大学上海医学院举行集体哀悼和清明追思缅怀活动。院领导和来自抗疫一线的8名医务工作者一同向上医先贤们敬献鲜花，寄托哀思。华山医院第一批返沪医疗队队长、普外科主任医师陈进宏带领 30 名医学生重温医学生誓词。

4月6日

首位驰援武汉的上海医生、中山医院重症医学科副主任钟鸣和上海市第五人民医院 50 名白衣战士返沪。至此，从上海出发的复旦上医 497 位援鄂英雄悉数荣归。

4月8日

由上海市卫生健康委员会和复旦大学上海医学院指导、中山医院主办的应对新冠肺炎复旦中山网络国际论坛暨《新冠肺炎防治复旦中山方案》全球发布会在中山医院成功举办，并利用 5G-SA（独立组网）技术，向全球直播。

4月14日

中山医院、华山医院、金山医院、上海市第五人民医院、华东医院、浦东医院、闵行医院、精神卫生中心（筹）、青浦区中心医院（筹）279 名援鄂医疗队队员结束在青浦的 14 天集中医学观察，顺利"出关"和家人同事团聚。

4月15日

中山医院第四批赴武汉医疗队 136 人顺利解除隔离观察。当天下午，一场简朴而隆重的欢迎仪式在中山医院举行，焦扬，上海市卫生健康委员会副主任秦净出席活动并讲话。袁正宏、桂永浩，上海医学院领导以及中山医院党政领导班子成员，抗疫医疗队队员家属，队员所在科室负责人、支部书记，各职能部门负责人共同庆祝这个"中山逆行勇士们"回家的日子。

4月17日

华山医院抗疫英雄表彰大会举行。华山医院副院长马昕总指挥率领的 4 批支援武汉医疗队员和感染科主任张文宏教授率领的支援上海市公共卫生临床中心医务人员共 287 人受到隆重欢迎。焦扬，秦净，袁正宏，桂永浩，上海医学院领导，以及华山医院党政领导、职能部门、临床医技科室代表出席活动。

4月18日

复旦上医举行"让党旗在战疫一线高高飘扬"抗疫专题党课，党课采用线下线上相结合的形式开展。在专题党课上，华山医院副院长、华山医院援鄂医疗队总指挥马昕做《复旦人的战疫故事》专题党课。儿科医院传染科病房主任、前线抗疫团队成员曾玫，中山医院呼吸科主治医生、援鄂医疗队队员刘子龙，华山医院神经内科护士、援鄂医疗队队员朱子薇为医学生们分享入党初心，真情讲述战疫英雄的感人事迹和精神力量。上海医学院在鄂学生临时党支部成员，各单位学生党员和2020年度入党积极分子代表等近200人，分别在线上和线下会场参加了本次党课的学习。

4月20日

上海前往武汉驰援的"最早逆行者"，中山医院重症医学科副主任钟鸣，以及上海市第五人民医院的50名"雷神战士"解除隔离，顺利"出关"与亲人同事相聚！至此，从上海出发的复旦上医497位援鄂战士已全部解除隔离，平安归来！

4月22日

复旦大学党委发布《中共复旦大学委员会关于开展向抗击新冠肺炎疫情医护人员学习的决定》，号召全校师生向抗疫医护人员学习，学习他们信念坚定、顾全大局的政治品质，大爱无疆、心系人民的敬业精神，迎难而上、奋勇争先的责任担当，知重负重、敢打敢拼的过硬作风，不忘初心、牢记使命、奋发有为。

4月23日

应美国范德堡大学医学中心邀请,张文宏教授、胡必杰教授,与范德堡大学医学中心成功连线,分享交流了新冠肺炎防控经验。会议前期得到了吴凡,上医校友、范德堡大学医学中心戴奇教授的大力支持。会议由双方联合举办,复旦大学上海医学院医院管理处处长王艺与范德堡大学医学中心医学系主任W. Kimryn Rathmell 教授双方共同主持。范德堡大学医学中心近500名教职人员、医院医生共同连线参会。

4月22—26日

复旦大学上海医学院组织开展疫情防控应急处置联合演练,进一步做好疫情防控期间的各项开学准备工作。

4月27日

根据复旦大学上海医学院防控领导小组的工作部署,在复旦大学安排总值班的同时,上海医学院加强枫林校区管理实行总值班制,具体由党政办公室统筹安排,由医学院机关同志轮流担任总值班。

4月29日

复旦上医开展疫情防控和师生返校开学工作检查。袁正宏、桂永浩,相关院领导和部门负责人实地走访了疫情防控指挥中心和总值班室、校医院枫林医务室、学生生活园区、体育场以及基础医学院、公共卫生学院、护理学院、生物医学研究院、放射医学研究所,对开学疫情防控工作、应急处置布置等开展督导检查,并看望返校师生员工和在岗值班人员。

4月30日

在第71个"五四"青年节来临之际,由校团委和医学宣传部共同主办的

"初心·传承"战疫青年故事会暨第九届复旦大学十大医务青年分享会举行。分享会在复旦上医举行，并在各附属医院团委设立分会场现场直播，来自 14 家附属医院和医学相关院系的近 200 名师生医护人员代表共同线上参会互动，在线观看直播人数 13.3 余万。

5月8日

"致敬仁心、因爱共生"暨"陈春花知识实验室"向"一健康基金"捐赠仪式在复旦大学上海医学院举行。捐赠仪式现场，设立在上海复旦大学教育发展基金会下面的专项基金——一健康基金收到陈春花知识实验室携共生伙伴正和岛一起捐赠的 403 万善款，用于支持病毒疫苗的研发以及鼓励疫情前线的医护人员和科研工作者。

5月10日

妇产科医院携手武汉大学中南医院以"'医'心抗疫，乐与同行"为主题，通过两地线上连线，直播系列活动等方式，表达了上海、武汉两地医务工作者对天下母亲的祝福。

5月11日

在第 109 个护士节来临之际，"山河无恙·不负使命"致敬最美复旦上医战疫天使暨"5·12"国际护士节庆祝活动在复旦大学上海医学院举行。19 家附属医院及附属中山医院厦门医院共设置 21 个分会场进行现场直播。各附属医院分管院领导，护理部门负责人及奋战在抗疫一线的护理人员代表出席分会场，通过线上线下的方式共庆节日。

5月11日

在学校各方和医学院各单位的共同努力下，上海医学院临床医学专业和护理学专业毕业生临床实习正式恢复。

5 月 13 日

复旦大学上海医学院召开防控领导小组第十次会议，通报第二阶段工作，讨论当前重点工作。

5 月 18 日

复旦大学上海医学院 2020 年度致敬"医路奋斗者"微视频大赛颁奖仪式暨最美"医路奋斗者"访谈分享会举行。此次活动以线上线下相结合的模式展开。朱畴文、钟鸣、罗哲等援鄂医疗队员代表，妇产科医院副院长李笑天，生物医学研究院副院长蓝斐，公共卫生学院 2011 届校友宿昆，华山医院 2017 届校友周峰，华山医院援鄂四纵队护理组组长许雅芳，华山医院援鄂四纵队护理组组员林琳等此次"医路奋斗者"获奖微视频中的主人公们，作为特邀嘉宾与现场和线上的师生们共同分享了自己的奋斗故事和奋斗初心。

5 月 20 日、 21 日

为进一步了解疫情期间复旦大学上海医学院学生临床实习和学习生活情况，检查各实习医院落实防控要求、确保实习质量和实习安全的情况，袁正宏，桂永浩分别带队赴附属医院和临床实习校外住宿点检查指导医学生临床实习工作。

5 月 22 日

复旦大学战疫青年故事分享会于线上、线下同步举行。各附属医院抗疫一线医护人员组成的战疫青年讲师团代表讲述一线工作经历，展现复旦上医青年担当，激励广大师生不惧风雨、勇挑重担。复旦大学抗击疫情"云课堂"、复旦大学战疫青年说系列微课视频，于活动现场发布。

5月26日

复旦大学公共卫生学科群行动计划暨复旦大学唐仲英公共卫生高研院发布会、唐仲英基金会支持复旦大学附属儿科医院项目签约仪式在复旦大学上海医学院举行。唐仲英基金会捐资1.2亿元留本基金，积极响应复旦大学加快公共卫生学科群建设需求，和复旦大学携手共建"复旦大学唐仲英公共卫生高级研究院"；捐赠人民币3 000万元整，襄助复旦大学附属儿科医院儿童恶性肿瘤精准诊疗中心与区域诊治网络体系建设。现场还发布《复旦大学加快公共卫生学科群建设行动计划》，前瞻性地从"大公共卫生"层面进行学科整体布局和规划，加快高水平公共卫生学科群建设。

5月27日

"待到山花烂漫时"——复旦大学抗击新冠肺炎疫情专题展览在复旦大学图书馆医科馆正式揭幕，现场展出约500件珍贵抗疫实物展品以及抗疫图片展板等，其中很多展品均为首次向公众展出。开幕当天，院士名家捐赠者代表闻玉梅院士，驰援武汉和驻守上海抗疫一线的医护人员捐赠者代表朱畴文、马昕、洪洋、张文宏、罗哲、钟鸣、张继明、李圣青、施劲东、曾玫等也亲临现场观展，并结合捐赠的抗疫实物和观众分享了一个个感人的瞬间。

5月29日

北京时间2020年5月29日上午9:00（美东时间5月28日晚上9:00），教育部为在美留学人员开通在线健康咨询和诊疗服务启动仪式在复旦大学上海医学院举行。张文宏医生以"新冠疫情全球传播态势预判与留美学生防疫建议"为题，拉开了这一线上援助平台系列活动的序幕。

5月30日

张文宏教授因在疫情防控中带领一线医护人员全力投入医疗救治，同时给公众提供及时的科普引导，从临床专家角度缓解民众焦虑，作出了突出贡献，荣获第二届全国创新争先奖。

援鄂医疗队员全名单

中山医院

工作单位	姓名	部门/科室		岗位类别
中山医院	朱畴文	消化内科	医生	副院长、领队
中山医院	余 情	教育处	行政	临时党支部书记
中山医院	钟 鸣	重症医学科	医生	
中山医院	蒋进军	呼吸内科	医生	
中山医院	徐 璟	护理部	护士	
中山医院	屠国伟	重症医学科	医生	
中山医院	张晓云	护理部	护士	
中山医院	罗 哲	重症医学科	医生	第四批队长
中山医院	薛 渊	院长办公室	行政	
中山医院	居旻杰	重症医学科	医生	
中山医院	苏 迎	重症医学科	医生	
中山医院	马杰飞	重症医学科	医生	
中山医院	马国光	重症医学科	医生	
中山医院	刘 凯	重症医学科	医技	
中山医院	郁慎吉	重症医学科	医技	
中山医院	叶 伶	呼吸内科	医生	
中山医院	张 勇	呼吸内科	医生	
中山医院	叶茂松	呼吸内科	医生	
中山医院	刘子龙	呼吸内科	医生	
中山医院	李倬哲	呼吸内科	医生	
中山医院	李佳旻	呼吸内科	医生	
中山医院	刘 洁	呼吸内科	医生	

中山医院	沈勤军	呼吸内科	医生
中山医院	顾国嵘	急诊科	医生
中山医院	韩　奕	急诊科	医生
中山医院	葛　峰	麻醉科	医生
中山医院	梁　超	麻醉科	医生
中山医院	费　敏	麻醉科	医生
中山医院	凌晓敏	麻醉科	医生
中山医院	姚雨濛	感染性疾病科	医生
中山医院	王青青	感染性疾病科	医生
中山医院	冯国栋	神经内科	医生
中山医院	邹建洲	肾脏内科	医生
中山医院	李　锋	消化内科	医生
中山医院	黄浙勇	心内科	医生
中山医院	曹嘉添	心内科	医生
中山医院	钱松屹	心脏外科	医生
中山医院	沈亚星	胸外科	医生
中山医院	王春灵	护理部	护士
中山医院	潘文彦	护理部	护士
中山医院	郑吉莉	护理部	护士
中山医院	齐碧蓉	护理部	护士
中山医院	欧玉凤	护理部	护士
中山医院	龚漪娜	护理部	护士
中山医院	秦　琦	护理部	护士
中山医院	李静怡	护理部	护士
中山医院	黄　慧	护理部	护士
中山医院	陈轶洪	护理部	护士
中山医院	倪晓云	护理部	护士
中山医院	张琳佳	护理部	护士
中山医院	陆晶晶	护理部	护士
中山医院	袁佳雯	护理部	护士
中山医院	黄圣晶	护理部	护士
中山医院	徐佳凤	护理部	护士
中山医院	吴博杰	护理部	护士
中山医院	唐晓燕	护理部	护士

中山医院	毛佳健	护理部	护士
中山医院	俞倩	护理部	护士
中山医院	陈宇菁	护理部	护士
中山医院	郑燕丽	护理部	护士
中山医院	朱妍	护理部	护士
中山医院	周哲玲	护理部	护士
中山医院	高磊	护理部	护士
中山医院	朱奕豪	护理部	护士
中山医院	吴丁韵	护理部	护士
中山医院	董晓赟	护理部	护士
中山医院	顾璘翌	护理部	护士
中山医院	孙丽骏	护理部	护士
中山医院	江莹	护理部	护士
中山医院	裘洁	护理部	护士
中山医院	戴依蕾	护理部	护士
中山医院	高倩	护理部	护士
中山医院	王宜赟	护理部	护士
中山医院	杨秋晨	护理部	护士
中山医院	武瑞秋	护理部	护士
中山医院	徐中慧	护理部	护士
中山医院	杨倩倩	护理部	护士
中山医院	陆红艳	护理部	护士
中山医院	倪佳雪	护理部	护士
中山医院	李欣怡	护理部	护士
中山医院	杨兴艳	护理部	护士
中山医院	郭瑞雪	护理部	护士
中山医院	李敏	护理部	护士
中山医院	印敏	护理部	护士
中山医院	李申	护理部	护士
中山医院	陆敏	护理部	护士
中山医院	奚欢	护理部	护士
中山医院	缪炯睿	护理部	护士
中山医院	赵欣颖	护理部	护士
中山医院	吴婕	护理部	护士

中山医院	潘春凤	护理部	护士
中山医院	吴溢涛	护理部	护士
中山医院	张晓夏	护理部	护士
中山医院	高锦霞	护理部	护士
中山医院	曹 婧	护理部	护士
中山医院	周佩歆	护理部	护士
中山医院	沈悦霖	护理部	护士
中山医院	唐佳佳	护理部	护士
中山医院	黄佳琪	护理部	护士
中山医院	孙苏婷	护理部	护士
中山医院	周采丰	护理部	护士
中山医院	周欣欣	护理部	护士
中山医院	张怡然	护理部	护士
中山医院	李晨喆	护理部	护士
中山医院	郑 霞	护理部	护士
中山医院	左梦颖	护理部	护士
中山医院	刘晓蓉	护理部	护士
中山医院	梅静骅	护理部	护士
中山医院	程敏慧	护理部	护士
中山医院	杨焱焱	护理部	护士
中山医院	陆嘉楠	护理部	护士
中山医院	陶淑君	护理部	护士
中山医院	张 杰	护理部	护士
中山医院	柯璐璐	护理部	护士
中山医院	干依婷	护理部	护士
中山医院	陈晓洁	护理部	护士
中山医院	高 婷	护理部	护士
中山医院	吴雯晴	护理部	护士
中山医院	钱宁宁	护理部	护士
中山医院	冯智凌	护理部	护士
中山医院	叶 君	护理部	护士
中山医院	朱玥婷	护理部	护士
中山医院	张月莉	护理部	护士
中山医院	张 璐	护理部	护士

中山医院	张 莉	护理部	护士
中山医院	陈斐颖	护理部	护士
中山医院	方贤丰	护理部	护士
中山医院	赵 伟	护理部	护士
中山医院	冯佳楠	护理部	护士
中山医院	张贤玲	护理部	护士
中山医院	李春雷	护理部	护士
中山医院	李菁菁	护理部	护士
中山医院	张曰云	护理部	护士
中山医院	盛瑜恬	护理部	护士
中山医院	蒋 菁	护理部	护士
中山医院	王 喆	护理部	护士
中山医院	潘婧莹	护理部	护士
中山医院	朱文超	护理部	护士
中山医院	王汉超	医务处	行政
中山医院	吴 平	总务处	行政
中山医院	陈 翔	医院感染管理科	医生

华山医院

工作单位	姓名	部门/科室	岗位类别	
华山医院	马 昕	骨科	医生	副院长、总指挥
华山医院	张继明	感染科	医生	三纵队队长
华山医院	李圣青	呼吸科	医生	四纵队队长
华山医院	贾 波	医务处	行政	
华山医院	王 兵	后勤保障部	行政	
华山医院	邱智渊	医务处	行政	
华山医院	沈云东	手外科	医生	
华山医院	丁百兴	抗生素研究所	医生	
华山医院	方 勇	重症医学科	医生	
华山医院	丛支磊	急诊科	医生	
华山医院	冯圣捷	重症医学科	医生	
华山医院	孙 峰	感染科	医生	
华山医院	朱 磊	普外科	医生	

华山医院	吴 钢	重症医学科	医生
华山医院	李先涛	重症医学科	医生
华山医院	李 丽	麻醉科	医生
华山医院	李育明	重症医学科	医生
华山医院	李慧洋	心内科	医生
华山医院	杨敏婕	急诊科	医生
华山医院	杨 磊	虹桥院区 ICU	医生
华山医院	周 赟	重症医学科	医生
华山医院	罗忠光	消化科	医生
华山医院	罗猛强	麻醉科	医生
华山医院	苏仕衡	重症医学科	医生
华山医院	邹 海	呼吸科	医生
华山医院	陈 龙	虹桥院区 ICU	医生
华山医院	陈进宏	普外科	医生
华山医院	陈科良	神经内科	医生
华山医院	陈轶坚	抗生素研究所	医生
华山医院	陈 澍	感染科	医生
华山医院	赵 锋	重症医学科	医生
华山医院	倪 丽	肾病科	医生
华山医院	夏敬文	呼吸科	医生
华山医院	奚才华	虹桥院区 ICU	医生
华山医院	徐思远	急诊科	医生
华山医院	袁 燕	血液科	医生
华山医院	曹书梅	麻醉科	医生
华山医院	鹿 斌	内分泌科	医生
华山医院	蒋浩琴	检验医学科	医生
华山医院	谭佳颖	重症医学科	医生
华山医院	薛 愉	风湿免疫科	医生
华山医院	魏礼群	麻醉科	医生
华山医院	袁如玉	呼吸科	医生
华山医院	徐 瑾	药剂科	药师
华山医院	伍卫权	药剂科	药师
华山医院	张 静	护理部	护士
华山医院	卫 尹	护理部	护士

华山医院	万 亿	护理部	护士
华山医院	卫 慧	护理部	护士
华山医院	马珏萍	护理部	护士
华山医院	孔涵恩	护理部	护士
华山医院	毛亚妮	护理部	护士
华山医院	王冬艳	护理部	护士
华山医院	王欢欢	护理部	护士
华山医院	王 佳	护理部	护士
华山医院	王雨佳	护理部	护士
华山医院	王昳丽	护理部	护士
华山医院	王倩露	护理部	护士
华山医院	王 烨	护理部	护士
华山医院	王 琳	护理部	护士
华山医院	王瑞瀛	护理部	护士
华山医院	韦咏梅	护理部	护士
华山医院	冯璐璐	护理部	护士
华山医院	包 悦	护理部	护士
华山医院	卢文文	护理部	护士
华山医院	邓仕淏	护理部	护士
华山医院	邓 蕊	护理部	护士
华山医院	乔 云	护理部	护士
华山医院	乔 乔	护理部	护士
华山医院	任 杜	护理部	护士
华山医院	刘伟娟	护理部	护士
华山医院	刘治平	护理部	护士
华山医院	刘 屏	护理部	护士
华山医院	刘若茜	护理部	护士
华山医院	刘莉莉	护理部	护士
华山医院	刘 萌	护理部	护士
华山医院	刘静霞	护理部	护士
华山医院	印 正	护理部	护士
华山医院	吉 莉	护理部	护士
华山医院	孙佳佳	护理部	护士
华山医院	孙 远	护理部	护士

华山医院	孙　迪	护理部	护士
华山医院	孙　悦	护理部	护士
华山医院	孙　莉	护理部	护士
华山医院	朱子薇	护理部	护士
华山医院	朱孝思	护理部	护士
华山医院	朱欣宜	护理部	护士
华山医院	朱祎凡	护理部	护士
华山医院	朱娴杰	护理部	护士
华山医院	朱榴燕	护理部	护士
华山医院	朱禛菁	护理部	护士
华山医院	毕　鑫	护理部	护士
华山医院	江晓慧	护理部	护士
华山医院	许雅芳	护理部	护士
华山医院	何楚怡	护理部	护士
华山医院	余琦玮	护理部	护士
华山医院	吴思怡	护理部	护士
华山医院	宋　敏	护理部	护士
华山医院	宋甜甜	护理部	护士
华山医院	张小东	护理部	护士
华山医院	张文翠	护理部	护士
华山医院	张叶麒	护理部	护士
华山医院	张伟燕	护理部	护士
华山医院	张梦影	护理部	护士
华山医院	张　雯	护理部	护士
华山医院	张滢悦	护理部	护士
华山医院	张　瑾	护理部	护士
华山医院	张黎艳	护理部	护士
华山医院	张　霞	护理部	护士
华山医院	李金哲	护理部	护士
华山医院	李思杰	护理部	护士
华山医院	李　洁	护理部	护士
华山医院	李海云	护理部	护士
华山医院	李　婧	护理部	护士
华山医院	李梦琪	护理部	护士

华山医院	李雪琴	护理部	护士
华山医院	李婷	护理部	护士
华山医院	李琼	护理部	护士
华山医院	李瑞燕	护理部	护士
华山医院	杜铃琴	护理部	护士
华山医院	杨一鸣	护理部	护士
华山医院	杨玉蛟	护理部	护士
华山医院	杨庆香	护理部	护士
华山医院	杨欢	护理部	护士
华山医院	杨孜雯	护理部	护士
华山医院	杨杨	护理部	护士
华山医院	杨艳	护理部	护士
华山医院	杨媛佳	护理部	护士
华山医院	杨懿冰	护理部	护士
华山医院	汪佳玲	护理部	护士
华山医院	汪嘉妮	护理部	护士
华山医院	汪慧娟	护理部	护士
华山医院	沈怡琼	护理部	护士
华山医院	沙海	护理部	护士
华山医院	谷佳	护理部	护士
华山医院	闵铜新	护理部	护士
华山医院	周与瑾	护理部	护士
华山医院	周叶佳	护理部	护士
华山医院	周丽慧	护理部	护士
华山医院	周佳怡	护理部	护士
华山医院	周健	护理部	护士
华山医院	周敏	护理部	护士
华山医院	周颖	护理部	护士
华山医院	周嘉杨	护理部	护士
华山医院	周瑾	护理部	护士
华山医院	季雯婷	护理部	护士
华山医院	庞启英	护理部	护士
华山医院	林琳	护理部	护士
华山医院	欧阳佳	护理部	护士

华山医院	邵岳英	护理部	护士
华山医院	邵莲菁	护理部	护士
华山医院	邵琼	护理部	护士
华山医院	邹慧祯	护理部	护士
华山医院	金俊捷	护理部	护士
华山医院	金莺	护理部	护士
华山医院	金琦	护理部	护士
华山医院	金慧莉	护理部	护士
华山医院	金蕾	护理部	护士
华山医院	陆文丽	护理部	护士
华山医院	陆言庭	护理部	护士
华山医院	陈丽	护理部	护士
华山医院	陈怡静	护理部	护士
华山医院	陈洁	护理部	护士
华山医院	陈望升	护理部	护士
华山医院	陈琦	护理部	护士
华山医院	陈蓓妮	护理部	护士
华山医院	俞文蕾	护理部	护士
华山医院	俞英	护理部	护士
华山医院	俞雯霞	护理部	护士
华山医院	姚方园	护理部	护士
华山医院	姚志萍	护理部	护士
华山医院	姚静丽	护理部	护士
华山医院	姜野宁	护理部	护士
华山医院	施培红	护理部	护士
华山医院	洪姝	护理部	护士
华山医院	胡玉蓉	护理部	护士
华山医院	胡鸣颖	护理部	护士
华山医院	赵伟	护理部	护士
华山医院	赵虹	护理部	护士
华山医院	赵雯婷	护理部	护士
华山医院	倪娇	护理部	护士
华山医院	倪洁	护理部	护士
华山医院	唐明兰	护理部	护士

华山医院	夏从容	护理部	护士
华山医院	徐山山	护理部	护士
华山医院	徐思敏	护理部	护士
华山医院	徐晨	护理部	护士
华山医院	徐惠	护理部	护士
华山医院	徐鑫怡	护理部	护士
华山医院	秦伟成	护理部	护士
华山医院	袁立	护理部	护士
华山医院	贾燕静	护理部	护士
华山医院	郝彭丽	护理部	护士
华山医院	钱姿斐	护理部	护士
华山医院	钱倩文	护理部	护士
华山医院	顾倩	护理部	护士
华山医院	顾颖婷	护理部	护士
华山医院	崇家懿	护理部	护士
华山医院	曹莉	护理部	护士
华山医院	曹晶磊	护理部	护士
华山医院	盛玉涛	护理部	护士
华山医院	盛红兰	护理部	护士
华山医院	郭祎佶	护理部	护士
华山医院	郭梦月	护理部	护士
华山医院	郭慧琦	护理部	护士
华山医院	陶悦	护理部	护士
华山医院	傅佳	护理部	护士
华山医院	傅晶晶	护理部	护士
华山医院	程阳	护理部	护士
华山医院	程煜	护理部	护士
华山医院	谢莉	护理部	护士
华山医院	黄莹	护理部	护士
华山医院	黄惠娴	护理部	护士
华山医院	黄琦	护理部	护士
华山医院	黄雯	护理部	护士
华山医院	黄静	护理部	护士
华山医院	楼佳	护理部	护士

华山医院	葛圣婷	护理部	护士
华山医院	葛周勤	护理部	护士
华山医院	葛倩文	护理部	护士
华山医院	蒋 超	护理部	护士
华山医院	鲍紫龙	护理部	护士
华山医院	翟耶俊	护理部	护士
华山医院	潘美霞	护理部	护士
华山医院	蔡文静	护理部	护士
华山医院	戴龙梅	护理部	护士
华山医院	瞿春蕾	护理部	护士
华山医院	张 昂	医务处	行政
华山医院	李晨琪	后勤保障部	后勤
华山医院	沈全斌	后勤保障部	后勤
华山医院	殷巍巍	后勤保障部	后勤
华山医院	成 强	后勤保障部	后勤
华山医院	卞凌俊	保卫处	保卫
华山医院	卞恒志	外委方	后勤
华山医院	朱文华	外委方	后勤
华山医院	张登贤	外委方	后勤
华山医院	杨世跃	外委方	后勤
华山医院	周兆强	外委方	后勤
华山医院	陈建础	外委方	后勤
华山医院	唐 凯	外委方	后勤
华山医院	徐 兵	外委方	后勤
华山医院	徐 斌	外委方	后勤
华山医院	钱士法	外委方	后勤
华山医院	王银辉	外委方	保卫
华山医院	张飞龙	外委方	保卫
华山医院	张祥贵	外委方	保卫
华山医院	李仲扬	外委方	保卫

华山医院北院

工作单位	姓名	部门/科室	岗位类别
华山医院北院	毛日成	感染科	医生
华山医院北院	包丽雯	心内科	医生
华山医院北院	伍 宁	胸心外科	医生
华山医院北院	刘丰韬	神经内科	医生
华山医院北院	张有志	呼吸科	医生
华山医院北院	张红阳	消化科	医生
华山医院北院	徐 斌	感染科	医生
华山医院北院	高 鹏	放射科	医生
华山医院北院	章 鹏	呼吸科	医生
华山医院北院	鲁 琳	肾病科	医生
华山医院北院	刘 蓉	护理部	护士
华山医院北院	孙红萍	护理部	护士
华山医院北院	朱天翼	护理部	护士
华山医院北院	汤 晶	护理部	护士
华山医院北院	严书玲	护理部	护士
华山医院北院	吴问香	护理部	护士
华山医院北院	张伟燕	护理部	护士
华山医院北院	张欣云	护理部	护士
华山医院北院	李 莲	护理部	护士
华山医院北院	陈 红	护理部	护士
华山医院北院	姜 华	护理部	护士
华山医院北院	徐东亚	护理部	护士
华山医院北院	郭 倩	护理部	护士
华山医院北院	韩 杨	护理部	护士
华山医院北院	黄嘉琳	护理部	护士
华山医院北院	潘洁琼	护理部	护士

金山医院

工作单位	姓名	部门/科室	岗位类别
金山医院	周海英	呼吸内科	医生

金山医院	张文英	神经外科	护士
金山医院	陆美华	神经外科	护士
金山医院	郭孙升	急危重病中心	护士
金山医院	罗 春	急危重病中心	护士

上海市第五人民医院

工作单位	姓名	部门/科室	岗位类别	
上海市第五人民医院	洪 洋	骨科	医生	副院长、领队
上海市第五人民医院	施劲东	呼吸与危重症医学科	医生	
上海市第五人民医院	丁怿虹	急重症医学科	医生	
上海市第五人民医院	付明生	消化内科	医生	
上海市第五人民医院	刘秀平	消化内科	医生	
上海市第五人民医院	何燕超	呼吸与危重症医学科	医生	
上海市第五人民医院	吴跃跃	内分泌科	医生	
上海市第五人民医院	张学敏	急重症医学科	医生	
上海市第五人民医院	张高峰	心内科	医生	
上海市第五人民医院	李青青	急重症医学科	医生	
上海市第五人民医院	李新宇	感染性疾病二科	医生	
上海市第五人民医院	李 鹏	肾内科	医生	
上海市第五人民医院	金 枝	神经内科	医生	
上海市第五人民医院	陈 园	老年科	医生	
上海市第五人民医院	查兵兵	内分泌科	医生	
上海市第五人民医院	徐 丹	急重症医学科	医生	
上海市第五人民医院	梅周芳	呼吸与危重症医学科	医生	
上海市第五人民医院	都 勇	呼吸与危重症医学科	医生	
上海市第五人民医院	韩凯月	心内科	医生	
上海市第五人民医院	黄建芳	感染性疾病一科	医生	
上海市第五人民医院	石欣怡	护理部	护士	
上海市第五人民医院	黄莉莉	护理部	护士	
上海市第五人民医院	史媛虹	护理部	护士	
上海市第五人民医院	胡德雪	护理部	护士	

上海市第五人民医院	翁玲琍	护理部	护士
上海市第五人民医院	王卫芳	护理部	护士
上海市第五人民医院	王建辉	护理部	护士
上海市第五人民医院	伍婵娟	护理部	护士
上海市第五人民医院	刘文静	护理部	护士
上海市第五人民医院	刘 亚	护理部	护士
上海市第五人民医院	华晓婷	护理部	护士
上海市第五人民医院	孙陆玉	护理部	护士
上海市第五人民医院	严翠丽	护理部	护士
上海市第五人民医院	张 静	护理部	护士
上海市第五人民医院	李卫英	护理部	护士
上海市第五人民医院	李 玲	护理部	护士
上海市第五人民医院	杨艳君	护理部	护士
上海市第五人民医院	汪冬圆	护理部	护士
上海市第五人民医院	沈秀竹	护理部	护士
上海市第五人民医院	沈艳婷	护理部	护士
上海市第五人民医院	辛 舟	护理部	护士
上海市第五人民医院	周慧敏	护理部	护士
上海市第五人民医院	苏宇婷	护理部	护士
上海市第五人民医院	陆翠微	护理部	护士
上海市第五人民医院	柳 玮	护理部	护士
上海市第五人民医院	胡军言	护理部	护士
上海市第五人民医院	胡春花	护理部	护士
上海市第五人民医院	郑 娟	护理部	护士
上海市第五人民医院	秦永芬	护理部	护士
上海市第五人民医院	高梦娇	护理部	护士
上海市第五人民医院	黄春兰	护理部	护士
上海市第五人民医院	黄春萍	护理部	护士
上海市第五人民医院	楚苗苗	护理部	护士
上海市第五人民医院	靳 静	护理部	护士

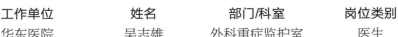

华东医院

工作单位	姓名	部门/科室	岗位类别
华东医院	吴志雄	外科重症监护室	医生
华东医院	蒋伟平	呼吸与危重症医学科	医生
华东医院	陈 贞	外科重症监护室	护士
华东医院	唐 军	心脏重症监护室	护士

浦东医院

工作单位	姓名	部门/科室	岗位类别
浦东医院	冯建军	院感科	医生
浦东医院	黄 琳	呼吸内科	护士
浦东医院	瞿如意	重症医学科	护士

闵行医院

工作单位	姓名	部门/科室	岗位类别
闵行医院	王 宏	心内科	护士
闵行医院	刘文进	老年科	护士
闵行医院	胡兰兰	急诊医学科	护士

精神卫生中心（筹）

工作单位	姓名	部门/科室	岗位类别
精神卫生中心（筹）	邓延峰	精神卫生与精神病学	医生
精神卫生中心（筹）	张艳欣	临床医学精神医学方向	医生
精神卫生中心（筹）	牛卫青	康复科	护士

青浦区中心医院（筹）

工作单位	姓名	部门/科室	岗位类别
青浦区中心医院（筹）	吴毓新	医院感染管理科	医生
青浦区中心医院（筹）	周 锋	呼吸内科	医生
青浦区中心医院（筹）	吴超民	呼吸内科	医生
青浦区中心医院（筹）	钱雪梅	感染科	医生

工作单位	姓名	部门/科室	岗位类别
青浦区中心医院（筹）	王菊莉	呼吸内科	护士
青浦区中心医院（筹）	王融融	外科监护室	护士
青浦区中心医院（筹）	严明英	心内科	护士
青浦区中心医院（筹）	严玲玉	呼吸内科	护士
青浦区中心医院（筹）	李婷婷	血液科	护士
青浦区中心医院（筹）	胡　婷	呼吸内科	护士

徐汇医院（筹）

工作单位	姓名	部门/科室	岗位类别
徐汇医院（筹）	徐家宜	康复科	护士

中山医院厦门医院

工作单位	姓名	部门/科室	岗位类别
中山医院厦门医院	肖　雄	呼吸内科	医生
中山医院厦门医院	谢榕城	危急重症科	医生
中山医院厦门医院	武伟鹏	护理部	护士
中山医院厦门医院	邹宇婷	护理部	护士
中山医院厦门医院	林　林	护理部	护士
中山医院厦门医院	林铭珊	护理部	护士
中山医院厦门医院	连丽娥	护理部	护士
中山医院厦门医院	艾　欣	护理部	护士
中山医院厦门医院	吕意达	护理部	护士
中山医院厦门医院	郭孝坤	护理部	护士
中山医院厦门医院	张思思	护理部	护士
中山医院厦门医院	张育红	护理部	护士
中山医院厦门医院	汤丰榕	护理部	护士
中山医院厦门医院	宋卓菁	护理部	护士

后　记

新冠肺炎疫情发生以来，在这场没有硝烟的战疫中，有这样一群复旦上医人同时间赛跑，与病魔较量。

从 1 月 23 日上海"最早逆行者"中山医院重症医学科副主任钟鸣奔赴武汉前线起，复旦上医总共派出 511 名白衣战士逆行出征，奔赴武汉支援。在上海，一大批复旦上医人为筑牢城市抗疫"铜墙铁壁"而贡献自己的力量。他们有的在防控第一线进行医疗救治，有的争分夺秒开展科研攻关，还有的为建设科学防疫体系献言献策，通过大众媒体传播健康观念和进行科学普及等。在全国乃至世界各地，众多复旦上医师生员工校友们在防疫的各条战线发光发热……疫情之下，复旦上医人始终坚持"正谊明道"的院训，坚持"为人群服务"的精神，演绎着一段段温暖感人又振奋人心的战疫故事。

忠实记录下这段抗疫岁月，是对这些奋战在疫情防控一线的复旦上医人的最高敬意。今年 3 月，在复旦大学上海医学院党委的直接领导下，复旦上医党委宣传部牵头，正式启动本书的编纂工作，希望通过此书辑录复旦上医在这场战疫中涌现出来的鲜活人物、生动故事，以及主动担当的积极作为，将抗疫的点滴瞬间留存为永久的珍贵记忆。

对于战疫中涌现的复旦上医典型人物，复旦上医党委宣传部组织力量，先后完成十余位战疫人物的专访，文稿悉数收录本书之中。这些专访汇集了大量珍贵的一手素材，奋战在武汉和上海抗疫一线的复旦上医人讲述真实的工作场景，以及他们的思考体悟和对于复旦上医精神的阐释。

为尽可能全面地呈现复旦上医人的抗疫图景，复旦上医党委宣传部还就本书素材征集等工作多次召开沟通协调会，并向各机关部门、院系所平台、各附属医院征集素材，征集邀约一经发出，随即得到各方的全力支持，一篇篇生动鲜活的抗疫素材向编委会涌来。

疫情发生以来，在各大主流媒体上的复旦上医抗疫相关报道超过 3 000 篇（条），复旦上医专家学者面向社会进行抗疫科普数百余次，本书精选部分科普报道，展示复旦上医人在抗击疫情过程中积极传播抗疫知识、破除疫情谣言、树立战疫信心的努力作为。

当然，战疫中涌现的鲜活人物、感人故事太多，这也成为编委会同仁们最"甜蜜的烦恼"，精彩太多，篇幅有限，只能忍痛割爱，精选部分予以在本书中呈现。

本书最后，还梳理罗列了复旦上医抗疫大事记和援鄂医疗队员全名单，以及附有我们为每位援鄂医疗队员制作的专属战疫海报。我们希望通过这些内容的呈现，全景式回顾复旦上医的抗疫历程，也向每位白衣战士致以最崇高的敬意。同时，为更好地展现复旦上医精神，本书在章节形式上特意以院歌歌词为主线，将院歌传唱之精神贯穿始终。

本书的编辑出版得到了各方的大力支持，也凝聚着众多领导、专家、医务工作者、科研工作者和所有工作人员的心血。

感谢每一位奋战在疫情防控一线的复旦上医人，或在百忙之中抽空接受采访，或为我们提供珍贵的素材，并对稿件的完善提出宝贵的意见。

感谢复旦上医各机关部门、院系所平台，以及各附属医院的同仁们，尤其是宣传部门各位老师的支持，为本书提供了大量详实的素材，大大丰富了本书的内涵。他们是：汪玲、谢静波、程娓、陈文婷、刘岱淞、齐璐璐、陈勤奋、刘燕、艾静文、王懿辉、沈艳、罗燕倩、沈爱琴、胡静、张慧涨、孙蕊莹、袁涛、吴麒敏、盛科美、李丰云、沈文英、朱菊花、罗朝晖。

感谢各位媒体工作者，特别是那些赴武汉前线报道的媒体同仁们，通过大量深入的采访，用镜头和文字记录下复旦上医人的一个个抗疫瞬间。

感谢"落日余晖"照的拍摄者甘俊超、主人公刘凯医生和王欣老爷爷。这张照片生动诠释了"白衣战疫为人群"的价值追求，因此被选为本书的封面。

感谢出版社的魏岚老师，为本书出版提供了很好的平台，给予了全力的支持和悉心的指导，促成了本书的顺利出版。

感谢校党委宣传部和医学宣传部各位同仁，以及参与稿件采写和海报制作等工作的各位同学，多次对稿件、图片等进行打磨，精益求精，为本书的编辑出版倾注了极大的心血。

用铅字记录下这些瞬间，是对复旦上医人抗疫历程的纪念，更是复旦上医一以贯之精神的传承。希望本书的出版不负众多关注复旦上医的读者的期待！

本书收录的内容截至 2020 年 5 月 31 日。此刻，疫情尚未结束，抗疫仍在继续。无数复旦上医人仍奋战在疫情防控的第一线，在此，向他们致以最崇高的敬意！

如书中文字和图片未标注作者和出处，可随时与本书编委会联系。我们将在再版时补上。

图书在版编目(CIP)数据

白衣战疫为人群:复旦上医抗击新冠肺炎疫情纪实/张艳萍,徐军主编. —上海:复旦大学出版社,2020.10
ISBN 978-7-309-15254-8

Ⅰ.①白… Ⅱ.①张… ②徐… Ⅲ.①复旦大学上海医学院-日冕形病毒-病毒病-肺炎-疫情管理-概况 Ⅳ.①R563.1

中国版本图书馆 CIP 数据核字(2020)第 199771 号

白衣战疫为人群:复旦上医抗击新冠肺炎疫情纪实
张艳萍 徐 军 主编
策划编辑/魏 岚
责任编辑/王 瀛

复旦大学出版社有限公司出版发行
上海市国权路 579 号 邮编:200433
网址:fupnet@ fudanpress. com http://www. fudanpress. com
门市零售:86-21-65102580 团体订购:86-21-65104505
外埠邮购:86-21-65642846 出版部电话:86-21-65642845
上海丽佳制版印刷有限公司

开本 787×1092 1/16 印张 25 字数 367 千
2020 年 10 月第 1 版第 1 次印刷

ISBN 978-7-309-15254-8/R·1841
定价:98.00 元